Series Editor
William T. O'Brien, Sr.

Jasjeet Bindra
Robert D. Boutin

Top 3 Differentials in Musculoskeletal Imaging   A Case Review

Top 3 肌骨影像学鉴别诊断

病例精粹

主　编　〔美〕杰斯吉特·宾德拉
　　　　　　　罗伯特·D. 布汀
主　审　张联合
主　译　郑建军　张景峰

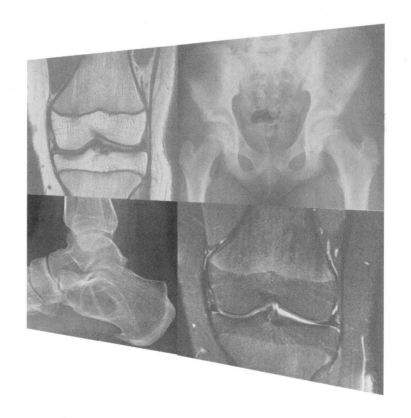

天津出版传媒集团

天津科技翻译出版有限公司

著作权合同登记号：图字：02-2021-080

图书在版编目（CIP）数据

Top 3 肌骨影像学鉴别诊断： 病例精粹 /（美）杰斯
吉特·宾德拉（Jasjeet Bindra），（美）罗伯特·D. 布
汀（Robert D.Boutin）主编：郑建军，张景峰主译 .
—天津 : 天津科技翻译出版有限公司，2023.9
　　书名原文 : Top 3 Differentials in
Musculoskeletal Imaging: A Case Review
　　ISBN 978-7-5433-4374-0

Ⅰ . ① T··· Ⅱ . ①杰··· ②罗··· ③郑··· ④张··· Ⅲ . ①
肌肉疾病—影像诊断—病案 Ⅳ . ① R685.04

中国国家版本馆 CIP 数据核字（2023）第 121346 号

授权单位：Thieme Medical Publishers, New York
出　　版：天津科技翻译出版有限公司
出 版 人：刘子媛
地　　址：天津市南开区白堤路 244 号
邮政编码：300192
电　　话：022-87894896
传　　真：022-87893237
网　　址：www.tsttpc.com
印　　刷：天津新华印务有限公司
发　　行：全国新华书店
版本记录：889mm×1194mm　16 开本　20.5 印张　280 千字
　　　　　2023 年 9 月第 1 版　　2023 年 9 月第 1 次印刷
定　　价：148.00 元

（如发现印装问题，可与出版社调换）

译者名单

主　审　张联合

主　译　郑建军　张景峰

副主译　杨海涛　彭娴婧　金观桥　祁　良

译　者（按姓氏汉语拼音排序）

戴　琦　宁波市第二医院

段莹星　中南大学湘雅医院

方军杰　宁波市第二医院

符丹卉　广西医科大学附属肿瘤医院

黄　义　宁波市第二医院

黄彩云　广西医科大学附属肿瘤医院

江茂情　宁波市第二医院

金观桥　广西医科大学附属肿瘤医院

李　佳　重庆医科大学附属第一医院

刘　日　宁波市第二医院

刘丽东　广西医科大学附属肿瘤医院

刘瑞瑞　宁波市第二医院

彭娴婧　中南大学湘雅医院

祁　良　南京医科大学第一附属医院（江苏省人民医院）

盛　波　重庆医科大学附属第一医院

孙　微　宁波市第二医院

王梦悦　南京医科大学第一附属医院（江苏省人民医院）

王小会　宁波市第二医院

徐　磊　南京医科大学第一附属医院（江苏省人民医院）

徐丹君　象山县第一人民医院医疗健康集团

徐蕴潮　南京医科大学第一附属医院（江苏省人民医院）

闫　昆　宁波市第二医院

颜勇卿　宁波市第二医院

杨海涛　重庆医科大学附属第一医院

杨柳琼　宁波市第二医院

杨珍珍　中南大学湘雅医院

于　凡　重庆医科大学附属第一医院

张景峰　宁波市第二医院

张扬帆　宁波市第二医院

张振怡　长沙市第四医院

赵　阳　广西医科大学附属肿瘤医院

郑建军　宁波市第二医院

朱家祯　宁波市第二医院

主编简介

主编

Jasjeet Bindra, MBBS

Associate Professor of Radiology

Division of Musculoskeletal Imaging

Department of Radiology

University of California, Davis School of Medicine

Sacramento, California

Robert D. Boutin, MD

Clinical Professor of Radiology

Co-Director of Musculoskeletal Imaging Fellowship

Department of Radiology

Stanford Medical School

Stanford, California

丛书主编

William T. O'Brien, Sr., DO, FAOCR

Director, Pediatric Neuroradiology Fellowship

Cincinnati Children's Hospital Medical Center

Associate Professor of Radiology

University of Cincinnati College of Medicine

Cincinnati, Ohio

编者名单

M. Jason Akers, MD
Chief Radiologist
St Mary's Medical Center
Radiology, Inc.
Huntington, West Virginia

Cyrus Bateni, MD
Associate Professor and Chief
Division of Musculoskeletal Imaging
Department of Radiology
University of California, Davis School of Medicine
Sacramento, California

Jasjeet Bindra, MBBS
Associate Professor of Radiology
Division of Musculoskeletal Imaging
Department of Radiology
University of California, Davis School of Medicine
Sacramento, California

Robert D. Boutin, MD
Clinical Professor of Radiology and Co-Director
Musculoskeletal Imaging Fellowship
Department of Radiology
Stanford Medical School
Stanford, California

James S. Chalfant, MD
Clinical Instructor
Department of Radiology
University of California
Los Angeles, California

Jennifer Chang, MD
Assistant Clinical Professor, Neuroradiology
Program Director—Radiology Residency
University of California, Davis School of Medicine
Sacramento, California

Eva M. Escobedo, MD
Professor of Radiology, Musculoskeletal Imaging
Associate Residency Program Director
Department of Radiology
University of California, Davis School of Medicine
Sacramento, California

Philip Granchi, MD
President
Mother Lode Diagnostic Imaging
Sutter Amador Hospital
Jackson, California;
Mad River Community Hospital
Arcata, California

Leslie E. Grissom, MD
Clinical Professor of Radiology and Pediatrics
Nemours duPont Hospital for Children
Thomas Jefferson University (Retired)
Wilmington, Delaware

John Hunter, MD
Professor of Radiology, Musculoskeletal Imaging
Department of Radiology
University of California, Davis School of Medicine
Sacramento, California

Paulomi K. Kanzaria, MD
Associate Program Director
Radiology Elective Director
Department of Radiology
St. Vincent Hospital
Templeton, Massachusetts

Wonsuk Kim, MD
Staff Radiologist
Department of Radiology
Beth Israel Deaconess Medical Center
Boston, Massachusetts

Jennifer L. Nicholas, MD, MHA
Assistant Professor of Pediatric Radiology
University Hospitals Rainbow Babies and Children's
    Hospital
Cleveland, Ohio

William T. O'Brien, DO, FAOCR
Chief of Neuroradiology
Director, Pediatric Neuroradiology Fellowship
Cincinnati Children's Hospital Medical Center
Associate Professor of Radiology
University of Cincinnati College of Medicine
Cincinnati, Ohio

Geoffrey M. Riley, MD
Clinical Professor of Radiology
Director of Community Radiology
Director of Radiology Continuing Medical Education
Department of Radiology
Stanford University School of Medicine
Stanford, California

Rebecca Stein-Wexler, MD
Professor and Chief Pediatric Radiology
Department of Radiology
University of California, Davis School of Medicine
Sacramento, California

Michael A. Tall, MD
Associate Professor
Department of Musculoskeletal Radiology
University of Texas Health Science Center at San Antonio
San Antonio, Texas

Adrianne K. Thompson, MD
Division of Body Imaging
South Texas Veterans Health Care System
San Antonio, Texas

Robert J. Wood, MD
University of San Diego
San Diego, California

Sandra L. Wootton-Gorges[†], MD
Professor of Pediatric Radiology
Director of Pediatric Imaging
University of California, Davis Medical Center and
    Children's Hospital
Sacramento, California

中文版前言

　　随着医学科技的快速发展，肌骨系统疾病的诊断技术不断更新。加州大学戴维斯医学院的 Jasjeet Bindra 教授与斯坦福大学医学院的 Robert D. Boutin 教授精心主编的《Top 3 肌骨影像学鉴别诊断：病例精粹》是一部极具实用价值的肌骨系统疾病影像学著作。本书采取简明扼要的形式，创新性地融入 Top 3 教学理念，提纲挈领地展示了临床病史、关键影像学表现、诊断要点及鉴别等重要信息。病例来源真实，疾病种类丰富，行文逻辑连贯，图片清晰精美，内容注重实践，以典型病例入手，通过举一反三，扩展并深化了对肌骨系统各类疾病的认识和理解，有助于影像科、骨科等专业医务人员全面、迅速地掌握相关知识。

　　在翻译过程中，我们始终遵循原著风格，组织临床一线工作的放射科、骨科医师反复审校，字斟句酌，力求将原著内容准确传递给读者。在本书即将出版之际，特别感谢参与本书翻译工作的各位同仁的辛劳付出。但由于我们的水平有限，难免存在疏漏，还望读者批评指正，感谢大家的支持！

张景峰

2023 年 7 月于宁波

序　言

　　我很荣幸能为《Top 3肌骨影像学鉴别诊断：病例精粹》作序。这是我的同事兼好友、加州大学戴维斯分校放射系副教授Jasjeet Bindra与斯坦福大学医学院放射系临床教授Robert D. Boutin共同编写的一本病例集。Jasjeet在印度新德里的德里大学哈丁夫人医学院获得医学博士学位，随后在加利福尼亚州萨克拉门托市的加州大学戴维斯医学中心完成放射科住院医师和肌骨影像专科医师培训。在放射界，Jasjeet以在肌骨培训项目中的领导才能而闻名，该培训项目对象包括医学生、放射科和骨科住院医师及专科医师。本书是她的教学热情在更高层次的延伸。而Robert，作为在肌骨影像领域广受认可的资深教育家，发表过许多肌骨影像方面的论著。

　　本书采用统一的格式：以尚未确诊病例的关键影像学表现为基础，从实际出发，基于病例给出鉴别诊断参考。这种形式呈现的影像学表现鉴别诊断清单，涵盖临床病史、影像学表现，着重提出前3种最可能的鉴别诊断，并罗列出其他需要考虑的鉴别诊断，旨在帮助受训医师准备美国放射学委员会的资格考试。这本书还有一个非常实用的特点，就是在每个病例的结尾处列出了"要点"。

　　本书分为10个部分，分别介绍了上肢、下肢和脊柱，以及其他肌骨系统疾病（包括创伤、骨与软组织肿瘤、关节病、感染、代谢性疾病和发育异常），共146个病例。每个病例关注其特定的影像学表现，例如，侵袭性骨膜反应、局灶性皮质增厚、骨密度弥漫性增加、局灶性骺板周围水肿和肢端骨溶解等。所有病例都表述清晰，针对性强，且信息完整。书中所选用的各种影像图片（包含X线、CT和MRI）质量优良，经过精心挑选。本书通过一一呈现各种病例，旨在指导读者基于特定影像学表现做出正确的诊断，并掌握最常见最可能的鉴别诊断。每个病例还给出了几篇相关参考文献。

　　总的来说，本书是一本条理清晰、简明扼要的实用指导书，内容丰富、极具参考价值。尽管其主要供放射科住院医师和专科医师使用，但对于任何对肌骨疾病感兴趣的医生，这本书都会成为有用的诊断宝典。我诚挚地向大家推荐这本书，无论是作为个人收藏，还是图书馆馆藏，它都会相当受欢迎。

Adam Greenspan

加州大学戴维斯医学中心放射科和骨科名誉教授

前 言

　　很高兴也很荣幸能够介绍《Top 3肌骨影像学鉴别诊断：病例精粹》这本书。该书主要面向放射科住院医师、肌骨影像专科医师和执业医师。我们相信，本书不仅能够为准备资格考试的放射科住院医师提供帮助，还将为所有在工作实践中需要运用肌骨放射知识的人员构建实用的知识框架。

　　本书由以下10个部分组成：创伤、骨肿瘤、上肢、下肢、关节病、感染、软组织肿瘤、代谢性肌骨系统疾病、脊柱、儿科或发育性肌骨系统疾病。每个部分都包含一系列常见且重要的影像学表现鉴别诊断清单，并且对每个病例提出了之前未曾引起重视的鉴别诊断。书中展示的病例，其最终诊断绝不是本书的重点，而是强调关键的影像学表现及影像学表现鉴别诊断清单，并在此基础上进一步展开讨论。书中每个病例的鉴别诊断和讨论是基于那些关键的影像学表现或影像学表现鉴别诊断清单而展开的，而不一定是基于书中展示的病例。讨论部分罗列鉴别诊断清单，分为前3种最可能的鉴别诊断和其他可能的鉴别诊断，并简要回顾了需要鉴别的病变的重要影像学表现。最后，本书在每个病例的结尾部分都列出了"要点"，以供读者快速回顾关键内容。

Jasjeet Bindra

Robert D. Boutin

感谢我亲爱的父母,他们一直是我灵感的源泉,用爱与善良抚育我长大。

感谢Ramit的爱和支持。

感谢我的女儿,Suhela和Mehr,是她们照亮了我的生命。

Jasjeet Bindra,临床医学学士

致我的父亲Frank,

谢谢您向我展示了医学的奇妙世界。

致我的母亲Charlotte,

感谢您让我明白生命中有比医学更重要的东西。

致我的妻子Kristen,

感谢你每天25个小时,110%的耐心。

致我的女儿Tess和Lila,

听你们妈妈的话!

Robert D. Boutin,医学博士

目　录

第**1**部分

创伤

病例 1

Eva Escobedo

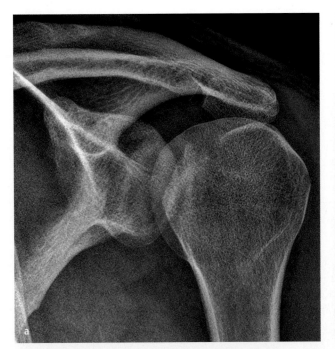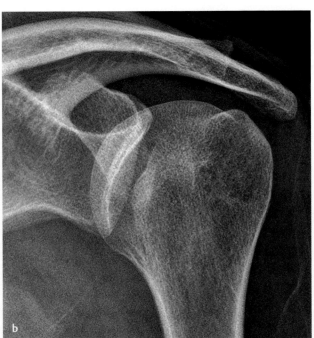
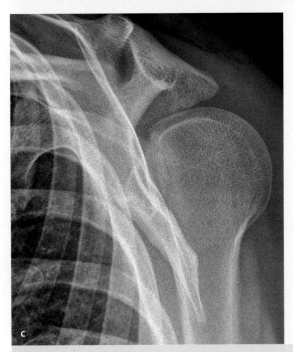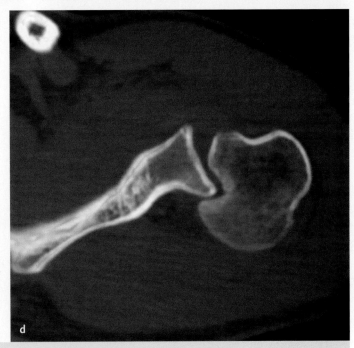

图1.1 （a）肩关节正位X线片显示盂肱关节间隙明显增宽，肱骨头前方靠近关节盂后缘可见一个线样硬化区域。（b）肩关节斜位X线片显示关节盂与肱骨头部分区域重叠。（c）肩胛骨"Y"位X线片显示肱骨头后脱位。（d）肩关节CT显示关节盂后缘嵌入肱骨头，肱骨头前内侧压缩性塌陷畸形。

■ 临床病史

36岁男性，车祸后肩部疼痛（图1.1）。

■ 关键影像学表现

肩关节脱位。

■ Top 3 鉴别诊断

- **肩关节前脱位**：绝大多数肩关节脱位为前脱位，通常发生在肱骨外旋和外展时。其并发症包括关节盂前下缘骨性和软组织的撕脱伤（Bankart 损伤），以及肱骨头后缘压缩损伤（Hill-Sachs 损伤）。肱骨大结节骨折通常发生在老年人。虽然肩关节正位 X 线片已能够显示肩关节脱位，但肩关节腋位 X 线片或经肩胛骨 "Y" 位 X 线片有助于确诊脱位和脱位方向。

- **肩关节后脱位**：肩关节后脱位罕见，占肩关节脱位病例的不到 5%；多由肩关节在屈曲、内收、内旋位时受到由前向后的暴力作用或跌倒时手部撑地引起；X 线片容易漏诊。患者的临床及影像学检查能发现肱骨头处于内旋位。肩关节腋位 X 线片或经肩胛骨 "Y" 位 X 线片有助于确诊。肱骨头前内侧受压变形称为 "反 Hill-Sachs" 损伤，关节盂后盂唇撕裂及后唇旁撕脱骨折则被称为软组织或骨性 "反 Bankart" 损伤。

- **直举性肱骨脱位**：一种继发于肱骨头过度外展的罕见脱位（<1%），X 线片表现为肱骨头外旋至关节盂下方，而肱骨干处于向上高举外展位，这种类型的脱位通常合并神经血管和肌肉骨骼损伤。相较于其他类型的脱位，直举性脱位更易发生肩袖撕裂和肱骨大结节骨折。

■ 其他鉴别诊断

- **假性半脱位/假性脱位**：由于关节积血或关节积液而导致肱骨头下移，X 线正位片表现与后脱位类似，但肩关节腋位 X 线片或经肩胛骨 "Y" 位 X 线片显示肩关节正常。

- **肩袖撕裂**：肩袖大范围慢性撕裂可导致肱骨头向上半脱位，但肩关节腋位 X 线片或经肩胛骨 "Y" 位 X 线片显示肩关节无明显脱位。

■ 诊断

肩关节后脱位。

∨ 要点

- 肩关节腋位 X 线片或经肩胛骨 "Y" 位 X 线片有助于确诊脱位和脱位方向。
- 肩关节正位 X 线片不能观察到关节在位，提示肩关节存在脱位。
- 肩关节后脱位在肩关节正位 X 线片上表现为肱骨头 "灯泡" 征，这是由于肱骨头内旋脱位后骨小梁方向与 X 线方向一致而使透光度增加，形成圆形的灯泡样改变。另一个征象为关节盂后缘嵌入肱骨头形成 "槽线" 征。
- 评估相关骨与软组织损伤时，CT 和 MRI 较 X 线片更敏感。

■ 推荐阅读

Cicak N. Posterior dislocation of the shoulder. J Bone Joint Surg Br. 2004; 86(3): 324–332

Cutts S, Prempeh M, Drew S. Anterior shoulder dislocation. Ann R Coll Surg Engl. 2009; 91(1):2-7

Hassanzadeh E, Chang CY, Huang AJ. CT and MRImanifesta-tions of luxatio erectahumeri and a reviewof the literature. Clin Imaging. 2015; 39(5):876–879

Kowalsky MS, Levine WN. Traumatic posterior glenohumeral dislocation: classification, pathoanatomy, diagnosis, and treatment. Orthop Clin North Am. 2008; 39 (4):519–533, viii

病例 2

Jasjeet Bindra

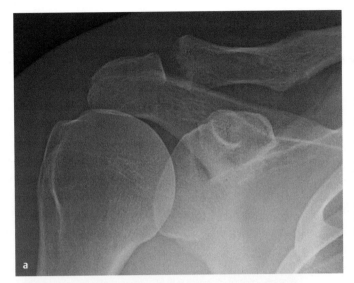

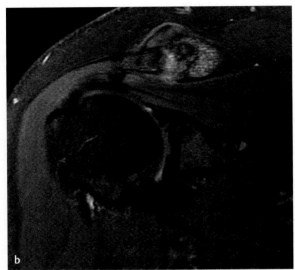

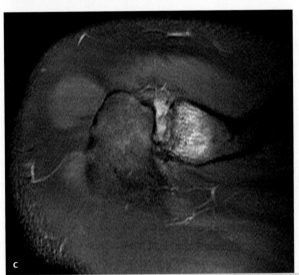

图 2.1 （a）肩关节正位 X 线片显示锁骨远端骨侵袭。（b）肩关节斜冠状位脂肪抑制质子密度加权成像（PDWI）显示锁骨远端骨侵袭伴邻近液体信号。（c）肩关节轴位脂肪抑制 PDWI 显示锁骨远端骨髓水肿。

■ 临床病史

32 岁女性，肩部疼痛（图 2.1）。

■ **关键影像学表现**

锁骨远端骨侵袭。

■ **Top 3 鉴别诊断**

- **创伤**：锁骨远端应力性骨溶解是由于肩锁关节长期反复受力，常见于举重运动员。其临床表现为肩锁关节区疼痛，负重训练时加剧（例如，卧举、俯卧撑、双杠臂屈伸运动、上臂过头相关运动及肩关节水平内收运动）。目前最被接受的病因是锁骨远端反复微创伤导致软骨下应力性骨折和骨重建，肩峰不受累。
- **类风湿关节炎**：类风湿关节炎也可表现为锁骨远端骨溶解，但类风湿关节炎还可合并肩锁关节其他改变（包括肩锁关节骨质疏松、肩峰骨质破坏、盂肱关节骨质破坏伴关节间隙狭窄等）及其他关节改变，特征性的临床及实验室改变亦有助于鉴别诊断。
- **甲状旁腺功能亢进**：甲状旁腺功能亢进表现为全身骨质软化。除了锁骨远端骨侵袭，还可表现为喙锁韧带下方锁骨骨吸收。此外，骶髂关节、胸锁关节、颞下颌关节及耻骨联合也会有软骨下骨骨吸收。

■ **其他鉴别诊断**

- **硬皮病**：硬皮病是一种多系统受累疾病。影像学上常表现为骨溶解和软组织钙化，骨侵袭可以发生，但关节炎表现不是很明显。
- **感染**：化脓性关节炎也可导致锁骨远端骨侵袭破坏，需要重点鉴别。

■ **诊断**

创伤后骨溶解。

√ **要点**

- 创伤后锁骨远端骨溶解最常见于上肢负重训练运动员。
- 类风湿关节炎患者如出现关节周围骨吸收、盂肱关节间隙变窄、关节骨质破坏，可帮助缩小鉴别诊断范围。
- 甲状旁腺功能亢进患者还可有广泛性骨质减少、韧带下及骨膜下骨吸收表现。

■ **推荐阅读**

Currie JW, Davis KW, Lafita VS, et al. Musculoskeletal mnemonics: differentiating features. Curr Probl Diagn Radiol. 2011; 40(2):45–71

Manaster BJ, May DA, Disler DG. Musculoskeletal Imaging, The Requisites. 4th ed. Philadelphia: Mosby Elsevier; 2013

Schwarzkopf R, Ishak C, Elman M, Gelber J, Strauss DN, Jazrawi LM. Distal clavicular osteolysis: a review of the literature. Bull NYU Hosp Jt Dis. 2008; 66(2):94–101

病例3

Eva Escobedo, Jasjeet Bindra

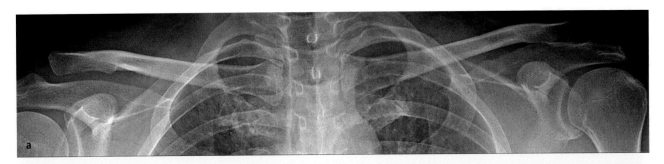

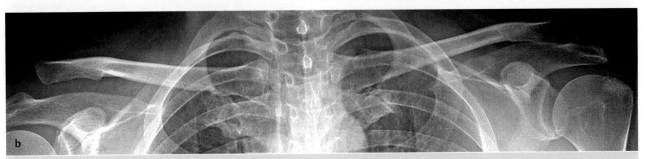

图3.1 （a）双侧肩锁关节X线片显示右侧肩锁关节间隙增宽，锁骨远端向上半脱位。（b）双手提10磅（约4.54kg）重物后，双侧肩锁关节X线片显示右侧肩锁关节间隙增宽，锁骨远端向上脱位程度增加。

■ 临床病史

32岁男性，从6英尺（约1.8m）高处摔倒后右侧肩部着地（图3.1）。

■ 关键影像学表现

肩锁关节间隙增宽。

■ Top 3 鉴别诊断

- **创伤**：肩锁关节损伤在男性中更为常见，通常见于接触性运动、上肢过举性繁重体力劳动和肘关节伸展位时摔倒。肩锁关节间隙>6mm或双侧关节间隙差异>2mm视为异常。肩锁关节脱位采用Rockwood分型。Ⅰ型为肩锁韧带损伤或部分撕裂。影像学上肩锁关节正常。Ⅱ型为肩锁韧带完全撕裂，同时伴有喙锁韧带损伤。影像学上肩锁关节间隙增宽或伴有锁骨远端轻度上翘。Ⅲ型为肩锁韧带及喙锁韧带均发生断裂，锁骨明显抬高，喙锁间隙较正常有20%~100%的增宽。Ⅳ~Ⅵ型为更严重的损伤。

- **锁骨远端骨侵袭**：锁骨远端骨侵袭X线片可表现为肩锁关节间隙变宽。常见原因包括创伤后骨溶解、类风湿关节炎及甲状旁腺功能亢进。创伤后骨溶解通常有反复创伤病史，如举重。类风湿关节炎和甲状旁腺功能亢进是全身性疾病，因此，常见于双侧。

- **术后改变**：肩峰下减压术通过切除肩峰下骨赘或肩峰下表面扩大肩峰下间隙，术后常伴有肩锁关节病，其治疗方法是切除肩锁关节和锁骨远端1cm。因此，术后肩锁关节间隙变宽，甚至宽达2.5cm。

■ 诊断

Ⅲ型肩锁关节脱位。

∨ 要点

- 肩关节损伤中肩锁关节损伤所占比例<15%。
- 肩锁关节损伤最常用Rockwood分类系统（Ⅰ~Ⅵ型），最常见的是Ⅰ~Ⅲ型损伤。
- 同时观察双侧肩锁关节有助于区分是正常变异还是病理性增宽。

- 双侧手臂悬挂10~15磅（4.5~6.8kg）重物后，肩锁关节X线片比非负重位X线片更容易显示病变，特别是有助于区分Ⅱ型和Ⅲ型损伤。
- MRI可用于评估喙锁韧带、三角肌和斜方肌肌腱止点损伤，有助于更准确地分级评估。

■ 推荐阅读

Alyas F, Curtis M, Speed C, Saifuddin A, Connell D. MR imaging appearances of acromioclavicular joint dislocation. Radiographics. 2008; 28(2):463–479, quiz 619

Ha AS, Petscavage-Thomas JM, Tagoylo GH. Acromioclavicular joint: the other joint in the shoulder. AJR Am J Roentgenol. 2014; 202(2):375–385

Macdonald PB, Lapointe P. Acromioclavicular and sternoclavicular joint injuries. Orthop Clin North Am. 2008; 39(4):535–545, viii

Melenevsky Y, Yablon CM, Ramappa A, Hochman MG. Clavicle and acromioclavicular joint injuries: a review of imaging, treatment, and complications. Skeletal Radiol. 2011; 40(7):831–842

病例 4

Eva Escobedo

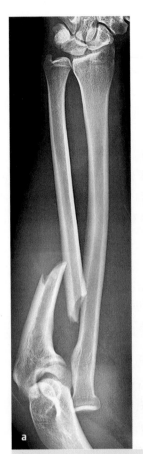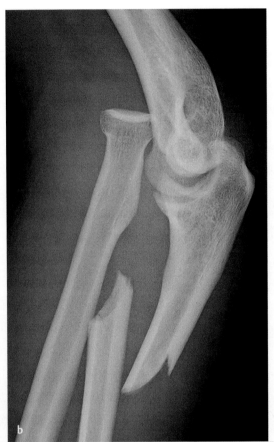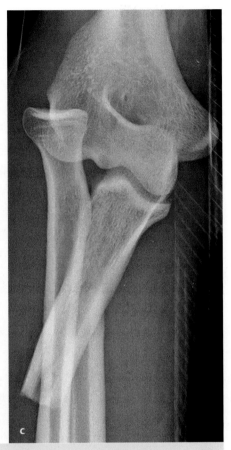

图 4.1 （a）单侧前臂 X 线片、（b, c）肘关节侧位 X 线片和正位 X 线片显示尺骨近端移位骨折和桡骨头脱位。

■ 临床病史

23 岁男性，摔倒时前臂伸展撑地（图 4.1）。

■ 关键影像学表现

前臂骨折并脱位。

■ Top 3 鉴别诊断

- **盖氏骨折**：盖氏骨折是桡骨远端骨折（桡骨远端中下 1/3）伴有下尺桡关节（DRUJ）脱位。桡骨远端骨折时，临床及影像学检查需要注意评估下尺桡关节，因此，X 线检查需包括前臂和腕关节。下尺桡关节损伤的表现包括下尺桡关节间隙增宽、正位 X 线片上尺骨头与桡骨远端无重叠、侧位 X 线片上尺骨头相对于桡骨远端脱位，或桡骨远端缩短＞5mm。该类损伤几乎都需要外科手术治疗。
- **孟氏骨折**：孟氏骨折是指尺骨上 1/3 处骨折伴有桡骨小头脱位。尺骨近端骨折时，需要注意肱桡关节对位情况。在所有体位的 X 线片中，桡骨近端的中心线应穿过肱骨小头。损伤可能累及桡神经的深分支（骨间后神经），因为此神经的起始段与桡骨头关系密切。
- **Essex-Lopresti 骨折**：此型骨折较为罕见，为桡骨头粉碎性骨折合并骨间膜撕裂，并导致远端尺桡关节脱位，桡骨远端向近端移位。由于下尺桡关节脱位在临床和 X 线片上常被漏诊，因此，行腕关节 X 线检查非常重要。如果忽略此脱位，将导致预后不良。

■ 其他鉴别诊断

- **"Nightstick（警棍）骨折**：传统意义上的前臂骨折通常是在轴向负荷下发生，如摔倒时前臂处于伸展位着地，除了原来部位的骨折，常导致其他部位的继发骨折或脱位。与上述传统意义上的前臂骨折不同，警棍骨折是由直接暴力击打所致，只有尺骨骨折，没有关节或桡骨受累。

■ 诊断

孟氏骨折。

√ 要点

- 大多数前臂轴向负荷损伤都遵循一个原则，即 1 处骨或关节的损伤通常伴有第 2 处骨折或脱位，警棍骨折除外。
- 桡骨远端或桡骨头粉碎性骨折，应行 X 线检查以评估下尺桡关节。
- 尺骨近端骨折时，应拍摄肘关节平片以评估桡骨头是否存在脱位。桡骨近端中心线可以确认是否脱位，中心线应始终与肱骨小头相交。
- 如果盖氏骨折、孟氏骨折或者 Essex-Lopresti 骨折被漏诊，则会导致长期的残疾和疼痛。

■ 推荐阅读

Bock GW, Cohen MS, Resnick D. Fracture-dislocation of the elbow with inferior radioulnar dislocation: a variant of the Essex-Lopresti injury. Skeletal Radiol. 1992; 21(5):315–317

Gyftopoulos S, Chitkara M, Bencardino JT. Misses and errors in upper extremity trauma radiographs. AJR Am J Roentgenol. 2014; 203(3):477–491

Perron AD, Hersh RE, Brady WJ, Keats TE. Orthopedic pitfalls in the ED: Galeazzi and Monteggia fracture-dislocation. Am J Emerg Med. 2001; 19(3):225–228

病例 5

Eva Escobedo

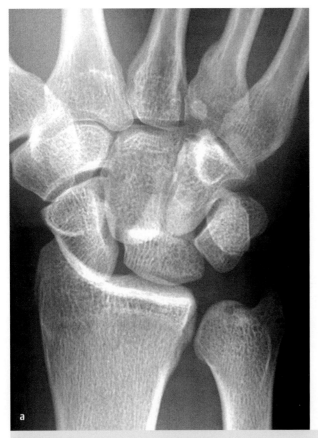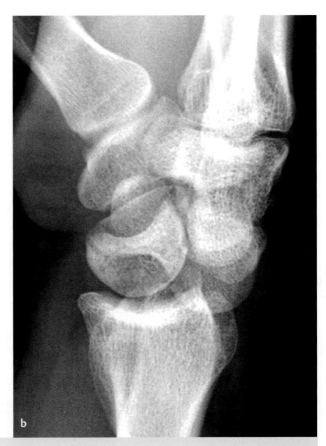

图5.1 （a）腕关节正位X线片未见正常三角形态的月骨和头月关节。（b）腕关节侧位X线片显示月骨位置正常，但头状骨和其他腕骨向背侧脱位。

■ 临床病史

29岁男性，摔倒时手掌撑地（图5.1）。

■ 关键影像学表现

腕骨脱位。

■ Top 3 鉴别诊断

- **月骨周围脱位**：月骨周围损伤是由于外力作用于腕关节使其被迫过伸并向尺侧偏移、后旋，从桡骨到尺骨方向发生一系列的韧带断裂，因此，又称为"进行性月骨周围不稳"。月骨周围脱位处于这过程中的中间阶段。腕关节正位X线片上月骨呈三角形，正常的头月关节连接消失。侧位片上月骨和桡骨远端解剖关系正常，但是头状骨向背侧脱位。
- **月骨脱位**：这种损伤发生在"进行性月骨周围不稳"的最后阶段。因为脱位的头状骨挤压月骨腹侧，破坏其与桡骨的韧带连接，导致过伸力增加，月骨周围脱位可能变成月骨脱位，继而头状骨与桡骨远端重新对位，月骨向掌侧脱位。腕关节正位X线片显示月骨失去正常形态，头月关节异常。
- **腕骨间脱位**：腕骨间脱位是由月三角韧带损伤引起，处于月骨周围脱位和月骨脱位的中间阶段。腕部的正位X线片表现与月骨周围脱位及月骨脱位类似。然而，腕关节侧位X线片示头状骨向背侧脱位，腕关节向掌侧倾斜及月骨半脱位。因此，无论是月骨还是头状骨，均表现为与桡骨远端解剖位置异常。

■ 其他鉴别诊断

- **腕关节 "SLAC"**：月骨进行性塌陷（SLAC）是由腕关节骨性关节炎进展而来，常继发于创伤或焦磷酸钙沉积（CPPD）。病变从舟骨–月骨分离开始，呈一个渐进的骨性关节炎过程，累及桡舟关节，最终影响头月关节，头状骨向近侧移位，导致舟月关节间隙更加明显。

■ 诊断

月骨周围脱位。

√ 要点

- 月骨周围不稳定性韧带损伤可分为4个阶段：从舟月关节开始，经过头月关节和月三角关节（导致月骨周围和腕骨间脱位），最后阶段导致月骨脱位。
- 月骨周围损伤可能是单纯的韧带损伤（较小的损伤）或与骨折有关（更大的损伤），最常见的是累及舟状骨（经舟状骨月骨周围脱位）。
- 腕关节侧位X线片对这些损伤的分类非常重要。
- 发现月骨周围损伤很重要，因为早期治疗可预防慢性腕关节不稳定的并发症和创伤后关节炎。

■ 推荐阅读

Grabow RJ, Catalano L, III. Carpal dislocations. Hand Clin. 2006; 22(4):485–500, abstract vi–vii

Kaewlai R, Avery LL, Asrani AV, Abujudeh HH, Sacknoff R, Novelline RA. Multidetector CT of carpal injuries: anatomy, fractures, and fracture-dislocations. Radiographics. 2008; 28(6):1771–1784

Kennedy SA, Allan CH. In brief: Mayfield et al. Classification: carpal dislocations and progressive perilunar instability. Clin Orthop Relat Res. 2012; 470(4):1243–1245

Scalcione LR, Gimber LH, Ho AM, Johnston SS, Sheppard JE, Taljanovic MS. Spectrum of carpal dislocations and fracture-dislocations: imaging and management. AJR Am J Roentgenol. 2014; 203(3):541–550

病例 6

Eva Escobedo

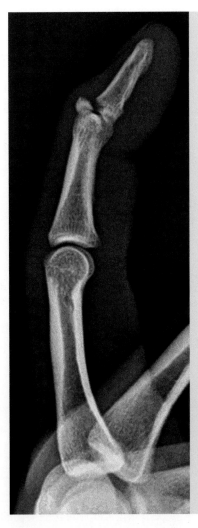

图6.1 示指侧位X线片显示远节指骨基底部关节内骨折。

■ 临床病史

22岁男性，打篮球时示指挤压伤（图6.1）。

■ **关键影像学表现**

手指撕脱骨折。

■ **Top 3 鉴别诊断**

- **伸肌腱止点撕脱**："槌状指"是运动中最常见的闭合性肌腱损伤，通常继发于直接暴力击打背伸的手指（通常是棒球或篮球），可能导致伸肌腱的肌腱或骨性撕脱伤。临床上，患者不能主动伸展远端指间关节，X线片常显示远端指间关节屈曲。如果不治疗，伸屈肌力量的不平衡可能导致鹅颈畸形。

- **掌板撕脱**：掌板是加强关节囊的纤维软骨结构，存在于近端指间关节（PIP）和掌指关节（MCP）。掌板撕脱伤通常见于PIP损伤，继发于手指过伸，导致掌板从中节指骨基底部撕脱。单纯的韧带或骨性撕脱伤可能与背侧脱位有关。骨折累及关节面40%以上，则考虑为关节不稳。

- **指深屈肌撕脱**：指深肌腱撕脱伤（"球衣指"）是由屈曲的DIP关节用力过伸引起，最常见于无名指。大多数肌腱撕脱伤在X线片上观察不到，因此，需要超声或MRI来确诊。在某些病例中，X线片上可以观察到骨性撕脱。

■ **其他鉴别诊断**

- **中央腱断裂**：急性中央腱断裂最常见的原因是PIP关节过度被迫背屈，从而导致中节指骨基底部背侧止点或附近损伤。其他机制包括中节指骨背侧受暴力击打，或PIP关节掌侧脱位。撕脱骨折比韧带损伤少见。常常导致纽扣花畸形。

- **侧副韧带撕脱**：侧副韧带损伤是由桡偏或尺偏的外部作用力引起，可以发生在MCP或任何指间关节，最常见的是PIP关节。X线片可能显示止点有撕脱骨折，并基于骨折碎片的大小和稳定性来确定处理原则。

■ **诊断**

指伸肌腱撕脱（"槌状指"）。

√ **要点**

- 手指的肌腱和韧带撕裂可能合并软组织损伤或撕脱骨折。
- X线片上常见的手指撕脱骨折包括伸肌腱止点撕脱（"槌状指"）、掌板撕脱、指深屈肌撕脱（"球衣指"）和副韧带撕脱。

- 稳定性通常取决于骨折碎片的大小或者关节面受累百分比。
- 虽然很多损伤看似微不足道，但如果不处理，可能导致畸形和功能改变。

■ **推荐阅读**

Alla SR, Deal ND, Dempsey IJ. Current concepts: mallet finger. Hand (N Y). 2014; 9 (2):138–144

Clavero JA, Alomar X, Monill JM, et al. MR imaging of ligament and tendon injuries of the fingers. Radiographics. 2002; 22(2):237–256

Leggit JC, Meko CJ. Acute finger injuries: part I. Tendons and ligaments. Am Fam Physician. 2006; 73(5):810–816

Perron AD, Brady WJ, Keats TE, Hersh RE. Orthopedic pitfalls in the emergency department: closed tendon injuries of the hand. Am J Emerg Med. 2001; 19 (1):76–80

病例 7

John C Hunter, Jasjeet Bindra

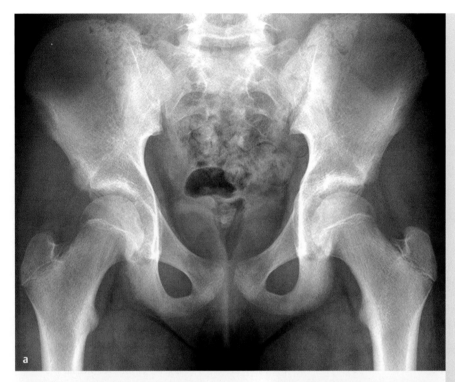

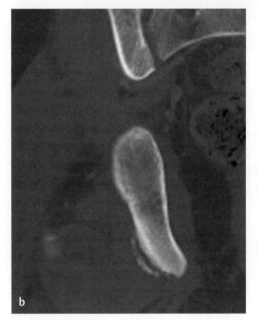

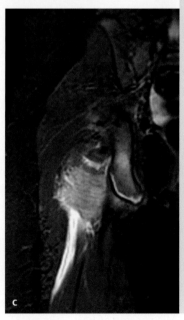

图7.1 （a）髋关节正位X线片显示沿着右侧坐骨结节纤薄的曲线样高密度影。（b）髋关节CT平扫冠状位MPR更好地显示撕脱骨折。（c）骨盆冠状位脂肪抑制T2WI显示骨折区积液和周围软组织水肿。

■ **临床病史**

15岁男性，足球比赛后右臀部疼痛（图7.1）。

■ 关键影像学表现

骨盆撕脱骨折。

■ Top 3 鉴别诊断

- **髂前下棘撕脱（AIIS）**：AIIS常见于创伤或剧烈运动后，由股直肌用力牵拉引起。与大多数骨盆撕脱伤类似，常发生于青少年。AIIS发生在股直肌的起点，髋臼边缘近侧和外侧可见撕脱碎片。在正位X线片上，撕脱的小骨片容易漏诊；而斜位X线片对显示没有移位的小骨片更敏感。
- **坐骨结节撕脱**：此骨折发生在腘绳肌群（半膜肌、半腱肌和股二头肌）的起点，是最常见的骨盆撕脱骨折。撕脱伤是由腘绳肌极度拉伸后收缩引起，通常发生在坐骨结节骨骺闭合之前。影像学上，撕脱

伤愈合时可能具有侵袭性的表现，包括骨溶解和破坏，在这种情况下，病史和CT可能有助于诊断。根据移位程度，急性损伤可能需要切开复位和内固定治疗。
- **髂前上棘撕脱（ASIS）**：ASIS发生在缝匠肌的起点和阔筋膜张肌部分肌纤维附着区域。在髋关节伸展、膝关节屈曲时，剧烈拉扯缝匠肌会引起撕脱，最常见于短跑运动员。ASIS在髋关节X线片上显示为一个三角形的撕脱碎片。

■ 其他鉴别诊断

- **小转子撕脱**：小转子是髂腰肌的止点位置。这种损伤主要发生在青少年足球运动员，由大腿伸展时髂腰肌强力收缩引起。在成人中，这种类型的损伤导致髂腰肌远端肌腱连接处的拉伤或撕裂。非外伤性

成人小转子撕脱伤通常是病理性改变，最常见于转移性疾病。
- **大转子撕脱**：大转子为髋关节旋转肌群的附着处。撕脱骨折可能发生在髋关节的突然变向过程中。

■ 诊断

坐骨结节撕脱骨折。

√ 要点

- 足球和体操是导致骨盆撕脱骨折最常见的运动。
- 同样的损伤机制会导致年轻人撕脱伤和成年人的肌肉肌腱损伤。
- 青少年小转子撕脱伤几乎均为外伤性；在成人中，许多是病理性骨折，最常见的为转移性病变。
- 患者在损伤后愈合的几周内，其影像学和病理学可能与一些恶性病变（如骨肉瘤）相似。此时需要由临床医生、放射科医生和病理科医生共同评估，以免出现严重误诊。

■ 推荐阅读

Fernbach SK, Wilkinson RH. Avulsion injuries of the pelvis and proximal femur. AJR Am J Roentgenol. 1981; 137(3):581–584

James SL, Davies AM. A traumatic avulsion of the lesser trochanter as an indicator of tumour infiltration. Eur Radiol. 2006; 16(2):512–514

Metzmaker JN, Pappas AM. Avulsion fractures of the pelvis. Am J Sports Med. 1985; 13(5):349–358

Wood DG, Packham I, Trikha SP, Linklater J. Avulsion of the proximal hamstring origin. J Bone Joint Surg Am. 2008; 90(11):2365–2374

病例 8

Jasjeet Bindra

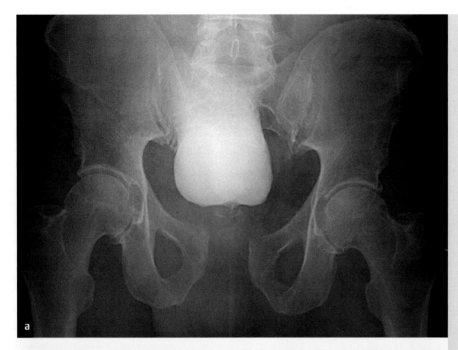

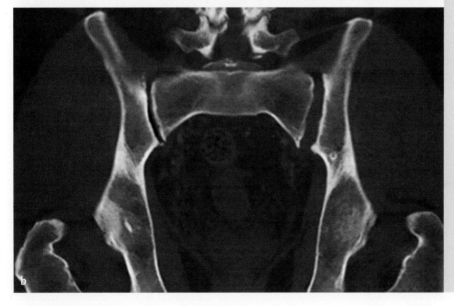

图8.1 （a）骨盆正位X线片显示耻骨联合明显增宽。（b）骨盆CT冠状位MPR显示双侧骶髂关节增宽，左侧尤为显著。

■ **临床病史**

48岁男性，车祸伤（图8.1）。

■ 关键影像学表现

耻骨联合增宽。

■ Top 3 鉴别诊断

- **创伤**：创伤是耻骨联合增宽的常见原因。耻骨联合是骨盆环中最薄弱的部分。在骨盆前后挤压损伤中，首先受损的是耻骨联合，表现为直接断裂，或表现为被一侧或两侧耻骨支的纵行骨折包绕。骨盆前后挤压伤 I 型表现为：耻骨联合分离＜2.5cm，且骨盆后韧带没有断裂。但是，单纯的 I 型前后挤压伤很罕见，因此，有任何程度的外伤性耻骨联合分离的患者都应考虑可能存在骨盆后环损伤。骨盆前后挤压伤 II 型表现为：耻骨联合分离＞2.5cm，并伴有骶髂关节前间隙增宽，这是骶髂关节前复合体损伤所致。骨盆前后挤压伤 III 型表现为：骶髂关节后韧带完全断裂，髂骨翼与骶骨分离。前、后骶髂关节分离在 CT 上显示最佳。垂直剪切损伤也可出现耻骨联合分离，但这种损伤的特征为受伤的一侧髂骨相对于另一侧向头侧移位。

- **围生期增宽**：妊娠期间，在激素特别是松弛素的作用下，耻骨联合可轻度变宽。在产程中有时可以看到＞10mm 的分离，这是阴道快速或长时间分娩或产钳辅助分娩所致。有症状的患者表现为耻骨上方疼痛，行走困难，偶尔有膀胱功能障碍。

- **耻骨炎**：耻骨炎为机械应力导致的耻骨联合慢性炎性反应。在运动过程中遭受反复剪切和分离应力的运动员中最常见，如足球运动员。X 线片显示关节面轻度不规则。有时可见明显的骨侵袭表现，导致耻骨联合增宽。还可以表现为增生性改变，如硬化和骨赘形成。

■ 其他鉴别诊断

- **膀胱外翻**：患者出生时，膀胱黏膜通过下腹壁缺损暴露在周围环境中。耻骨联合增宽，X 线片显示髋骨外旋。

- **皱梅腹综合征**：皱梅腹综合征是一种罕见的疾病，其特征是输尿管明显扩张、隐睾和腹部肌肉明显缺乏。

■ 诊断

外伤伴前后挤压损伤。

√ 要点

- 创伤后耻骨联合分离通常伴有后骨盆损伤。
- 围生期耻骨联合可从轻微增宽到完全分离。

- 耻骨炎常见于运动员，可与骨侵袭和耻骨联合增宽并存。

■ 推荐阅读

Budak MJ, Oliver TB. There's a hole in my symphys is: a review of disorders causing widening, erosion, and destruction of the symphysis pubis. Clin Radiol. 2013; 68 (2):173–180

Khurana B, Sheehan SE, Sodickson AD, Weaver MJ. Pelvic ring fractures: what the orthopedic surgeon wants to know. Radio-graphics. 2014; 34(5):1317–1333

病例 9

John C. Hunter, Jasjeet Bindra

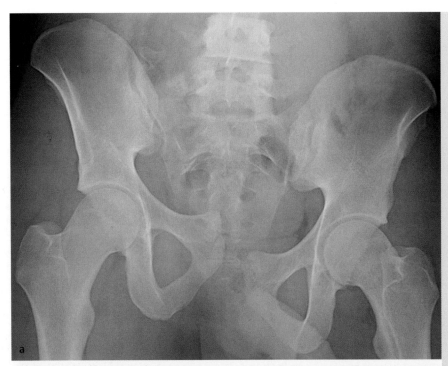

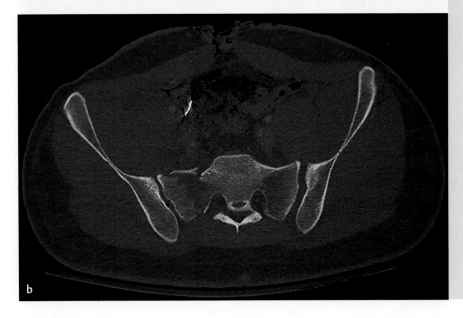

图 9.1 （a）骨盆正位 X 线片显示耻骨联合分离，左侧骶髂关节间隙增宽，右侧骶骨弓状线断裂，右半骨盆垂直向上移位。（b）骨盆 CT 显示右侧骶骨骨折，左侧骶髂关节间隙增宽。

■ 临床病史

22 岁男性，车祸伤（图 9.1）。

■ 关键影像学表现

骨盆环破裂。

■ Top 3 鉴别诊断

- **前后挤压（APC）损伤**：APC损伤也被称为"开书"样骨盆骨折。损伤首先发生在骨盆前部，伴随耻骨联合的分离，或一支或两支耻骨支纵行骨折。如果挤压到此截止，则定义为APC Ⅰ型。如果挤压应力持续存在，骶髂前韧带可能发生撕裂，导致单侧或双侧骶髂关节前区分离。称为APC Ⅱ型。在APC Ⅲ型损伤中，骶髂后韧带断裂，从而导致一侧骨盆完全分离。前后分离在CT上显示最佳。前后挤压损伤常导致严重出血，主要原因是盆腔容量较大，无法压迫止血。
- **侧方挤压（LC）损伤**：LC损伤是最常见的骨盆环损伤类型，通常发生在侧方遭受撞击的交通事故中。髂嵴或髋部受到直接暴力导致一侧骨盆内旋，骨盆变形。在LC损伤中，耻骨前支通常是横行骨折；后骨盆受累程度决定了损伤严重程度。LC Ⅰ型损伤可以表现为骶骨压缩性损伤。通常为骨质疏松老年患者跌倒所致。骶骨翼骨折在骨盆X线片上很难识别，因此，需要密切注意弓状线。LC Ⅱ型损伤表现为一侧盆骨内旋，而不是挤压骶骨，附着于髂骨上的骶髂后韧带发生撕脱并形成新月形骨碎片。LC Ⅲ型损伤除了撞击一侧的LC Ⅰ型或LC Ⅱ型损伤外，还包括对侧前后挤压损伤。
- **垂直剪切损伤**：垂直剪切损伤是骨盆环断裂最严重的形式之一。其特征是一侧盆骨的垂直和（或）向后移位。由于骨盆环前倾，入口位和出口位平片通常比单纯的正位平片能更好地评估移位。在前部，可以表现为耻骨联合分离，也可表现为一个或两个闭孔环垂直骨折。在后方，可表现为骶髂关节断裂、髂骨或骶骨骨折。

■ 其他鉴别诊断

- **复杂性骨折**：某些严重的骨盆破裂不容易归类。复杂性骨折往往包含不止一种类型的损伤。

■ 诊断

垂直剪切损伤。

∨ 要点

- 骨科医生应依据骨盆损伤的机制和骨盆的稳定性进行分类。
- 耻骨联合分离，尤其是 > 2.5cm时，不仅提示耻骨联合断裂，还提示有单侧或双侧骶髂关节韧带断裂。
- 如有横向或重叠的闭孔环骨折，应怀疑存在侧方挤压损伤。
- 如果患者已被压迫绑定包扎，分离间距可能减少并导致难以识别。

■ 推荐阅读

Khurana B, Sheehan SE, Sodickson AD, Weaver MJ. Pelvic ring fractures: what the orthopedic surgeon wants to know. Radiographics. 2014; 34(5):1317–1333

Stambaugh LE, III, Blackmore CC. Pelvic ring disruptions in emergency radiology. Eur J Radiol. 2003; 48(1):71–87

病例 10

Eva Escobedo, Jasjeet Bindra

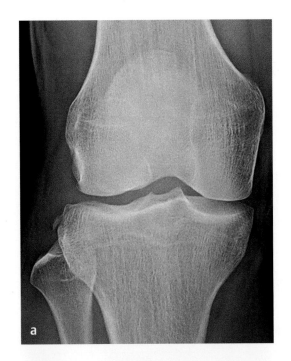
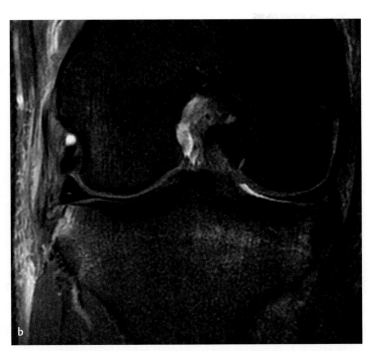
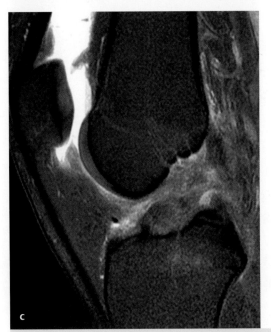

图10.1 （a）膝关节正位X线片显示胫骨平台外侧有一撕脱小骨碎片。（b）膝关节冠状位脂肪抑制PDWI显示骨碎片邻近骨质轻度水肿。（c）矢状位脂肪抑制PDWI显示前交叉韧带撕裂。

■ **临床病史**

23岁女性，橄榄球运动时膝关节受伤（图10.1）。

■ 关键影像学表现

膝关节撕脱骨折。

■ Top 3 鉴别诊断

- **Segond 骨折**：Segond骨折是指胫骨平台外侧缘条状、曲线形或椭圆形撕脱骨碎片，在正位片上最容易观察。其与前交叉韧带（ACL）撕裂高度相关。骨折主要与外侧关节囊中1/3附着点处的撕裂有关。最近，有研究认为Segond骨折与外侧副韧带及髂胫束相关。如果Segond骨折伴有半月板和韧带损伤，建议进行MRI检查。
- **胫骨隆突撕脱**：胫骨前内侧胫骨隆突骨折通常提示前交叉韧带撕裂。最常见于8~14岁未成年人。由于其为软骨结构，儿童撕脱碎片可能很难显示。CT扫描有助于评估骨折碎片的形态和移位程度。MRI在显示非骨性损伤如半月板损伤、软骨损伤和韧带损伤方面具有优势。
- **腓骨头撕脱伤**：腓骨头茎突尖端骨折（"弓形"征）提示弓状复合体损伤。腓骨头外侧骨折表明外侧副韧带和（或）股二头肌肌腱撕裂。以上这些损伤还与交叉韧带损伤高度相关，最常见的是后交叉韧带（PCL）。

■ 其他鉴别诊断

- **髌骨内侧撕脱伤**：这种损伤伴随短暂的髌骨外侧脱位及髌骨内侧支持带撕裂，其图像在CT上显示最佳，但软组织损伤用MRI评估更好。
- **反向Segond骨折**：椭圆形骨碎片代表内侧副韧带的深层撕裂。与PCL和内侧半月板撕裂有关。
- **后交叉韧带撕裂**：胫骨平台后方，靠近胫骨隆突后方的骨折可能提示PCL撕脱损伤。通常发生在胫骨过伸或在胫骨上施加后向力时，如屈膝跌倒或"仪表盘"损伤。在侧位X线片上观察最佳。

■ 诊断

Segond骨折。

√ 要点

- MRI被推荐用于检查Segond骨折，因为除了相关的ACL撕裂外，Segond骨折常合并半月板和其他韧带的损伤。
- 膝关节的小骨片撕脱伤可能提示更严重的韧带损伤和半月板撕裂。MRI可用于评估这些相关损伤。
- 腓骨头撕脱骨折常提示膝关节后外侧相关韧带结构的损伤。如果在进行韧带重建的手术时忽视此点，可能会导致术后关节不稳和韧带重建失败。

■ 推荐阅读

Gottsegen CJ, Eyer BA, White EA, Learch TJ, Forrester D. Avulsion fractures of the knee: imaging findings and clinical significance. Radiographics. 2008; 28 (6):1755–1770

Shaikh H, Herbst E, Rahnemai-Azar AA, et al. The Segond fracture is an avulsion of the anterolateral complex. Am J Sports Med. 2017; 45(10):2247–2252

Venkatasamy A, Ehlinger M, Bierry G. Acute traumatic knee radiographs: beware of lesions of little expression but of great significance. Diagn Interv Imaging. 2014; 95(6):551–560

病例 11

Eva Escobedo

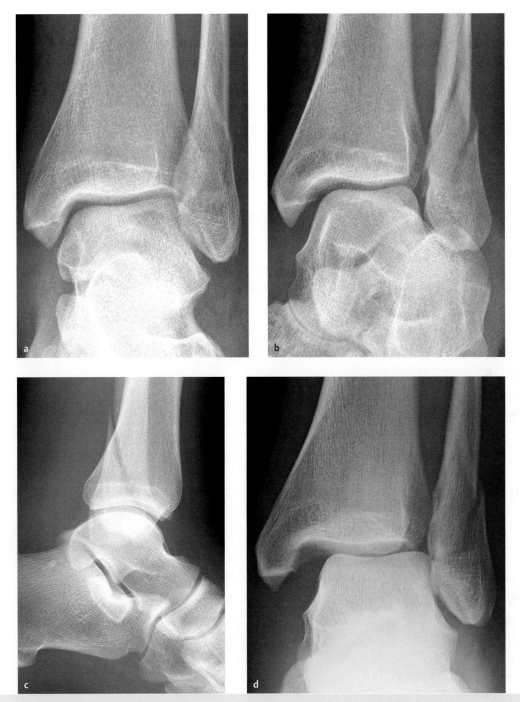

图11.1 （a）踝关节正位X线片和（b）踝穴位X线片显示腓骨远端轻度移位骨折，骨折线从关节水平向近端延伸。（c）侧位X线片显示骨折线从腓骨远端前下侧斜向后上侧。（d）负重X线片显示踝关节内侧间隙和胫腓联合明显增宽。

■ **临床病史**

25岁男性，踢足球时脚踝扭伤（图11.1）。

■ 关键影像学表现

腓骨远端骨折。

■ Top 3 鉴别诊断

- **Weber A 型骨折**：Danis-Weber 分型是踝部骨折最常用的分型之一，其依据是腓骨远端骨折相对于胫腓联合韧带的位置。Weber A 型骨折发生在踝关节远端（低于下胫腓联合韧带）。通常是足旋后位时突然遭受内收的暴力所致，可表现为内踝斜行或横行骨折，而三角韧带和下胫腓联合韧带保持完整。因此，这种损伤通常是稳定的。

- **Weber B 型骨折**：Weber B 型骨折是踝关节骨折最常见类型，发生于足旋后和外旋位。其始于胫腓联合韧带水平，向腓骨下部和外侧延伸。其中一半以上的患者伴有胫腓联合韧带损伤，可能伴有内踝、三角韧带或后踝损伤。稳定性因韧带损伤而异。由于

三角韧带深层是一个重要的稳定结构，通常采用负重位片来评估内侧间隙的宽度，这可提示三角韧带损伤和（或）胫腓联合韧带损伤。

- **Weber C 型骨折**：Weber C 型骨折发生在下胫腓联合韧带以上。损伤机制为足处于旋前外旋或旋前外展位。胫腓骨远端骨折通常提示可能合并下胫腓联合韧带撕裂，可以通过远端胫腓骨间隙增宽来证实。几乎所有的病例都合并有内踝骨折或三角韧带损伤。Maissoneuve 骨折表现为腓骨上段骨折，也属于这一类。Weber C 型骨折是一种不稳定的损伤，需要手术干预。

■ 其他鉴别诊断

- **腓骨的应力性骨折**：腓骨应力性骨折的发生率明显低于胫骨骨折，因为腓骨本身不承重。机制可能涉及肌肉牵拉力和扭转力。最常见于爱好跑步者，发生在腓骨远端 1/3 处。X 线片早期表现为正常或仅有

细微的骨膜反应。

- **Pilon 骨折**：Pilon 骨折是由巨大轴向载荷引起的胫骨平台粉碎性和压缩性骨折。这种骨折大多数与腓骨远端骨折有关。

■ 诊断

Weber B 型骨折。

√ 要点

- 踝关节骨折最常见的分类系统是 Danis-Weber 和 Lauge-Hansen 系统。Danis-Weber 分类是基于腓骨远端骨折的位置，越靠近近端损伤，胫腓联合韧带撕裂和不稳定的风险就越大。Lauge-Hansen 分类是基于损伤机制。

- Weber B 型骨折属于 Lauge-Hansen 分类中的旋后外旋类型（SER）。

- 当内踝骨折而不伴有外踝损伤时，应考虑 Maissoneuve 骨折，如果有三角韧带或胫腓联合韧带损伤，应加拍胫腓骨平片以除外腓骨骨折。

■ 推荐阅读

Bugler KE, White TO, Thordarson DB. Focus on ankle fractures. J Bone JointSurg. 2012; 94:1107–1112

Dhillon MS, Kumar L, Sharma S, Mehta N. The Lauge–Hansen classification for ankle fractures: is it relevant in 2017? J Foot Ankle Surg (Asia-Pacific). 2017; 4(2): 53–56

Donatto KC. Ankle fractures and syndesmosis injuries. Orthop Clin North Am. 2001; 32(1):79–90

Hermans JJ, Wentink N, Beumer A, et al. Correlation between radiological assessment of acute ankle fractures and syndesmotic injury on MRI. Skeletal Radiol. 2012; 41(7):787–801

病例 12

Eva Escobedo, Jasjeet Bindra

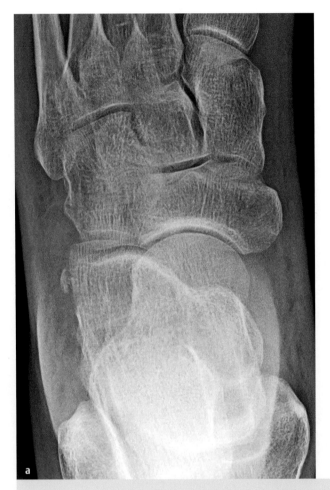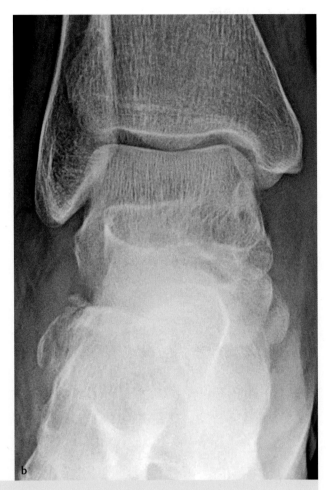

图12.1 （a）足正位X线片显示跟骨远端外侧骨折。（b）踝关节正位X线片显示骨折碎片比足正位片大。

■ 临床病史

45岁女性，踝关节扭伤并持续疼痛（图12.1）。

■ 关键影像学表现

跟骨撕脱骨折。

■ **Top 3 鉴别诊断**

- **跟骨结节撕脱骨折**：跟骨结节撕脱骨折罕见，通常发生在两类不同的群体。一类为老年人，最常见于骨质疏松或糖尿病患者。一类为年轻男性，其机制为当腓肠肌和比目鱼肌收缩时足被迫背屈，例如，跌倒时跖屈的足撑地、跟腱突然收缩，或直接创伤。其原因可能与跟腱广泛地附着于跟骨有关。对于无移位或轻微移位的骨折，可以选择保守治疗。

- **前突撕脱骨折**：前突骨折通常是在被迫跖内翻和足底屈曲时，分歧韧带牵拉所致。分歧韧带为Y形韧带，由内侧跟骰韧带和外侧跟舟韧带联合组成，附着于跟骨前突。此骨折的另一机制是足在外翻和背屈过程中受到骰骨和距骨的撞击，称为"胡桃夹"损伤。患者常表现为局部疼痛，但无畸形。在踝关节侧位或足的斜位片上显示骨折最佳。这种骨折在平片上不易显示，多数情况下需要CT或MRI来确诊。

- **趾短伸肌撕脱骨折**：这种损伤最常继发于足部被迫内翻。X线片显示跟骨远端背外侧骨碎片影，足正位或踝关节正位X线片显示最佳。患者表现为足中背外侧疼痛和肿胀。

■ 其他鉴别诊断

- **跟骨结节内侧突骨折**：跟骨结节内侧突骨折通常发生在从高处坠落或受到直接暴力后。跟骨正位X线片可以很好地观察到骨折，但也能在侧位X线片上显示。CT有助于评估关节内外的损伤。当足底筋膜有强大张力时，也可导致跟骨结节内侧突撕脱骨折，但是这种机制导致的跟骨结节内侧突骨折很少见。侧位X线片显示跟骨结节下方有小骨碎片或局部皮质不连续。

■ 诊断

趾短伸肌撕脱骨折。

∨ 要点

- 跟骨撕脱骨折并不常见，常被忽略，但其为严重损伤，在足和踝关节损伤的影像学检查中应注意观察。
- 趾短伸肌撕脱骨折在（或仅在）足正位片或踝关节正位片上显示最佳。
- 如果诊断困难，CT可用于评估这种骨折，也可用于评估其他相关骨折。
- MRI或许有助于评估可能累及肌肉、肌腱和韧带的损伤。

■ 推荐阅读

Daftary A, Haims AH, Baumgaertner MR. Fractures of the calcaneus: a review with emphasis on CT. Radiographics. 2005; 25(5):1215–1226

Norfray JF, Rogers LF, Adamo GP, Groves HC, Heiser WJ. Common calcaneal avulsion fracture. AJR Am J Roentgenol. 1980; 134(1):119–123

Yu SM, Yu JS. Calcaneal avulsion fractures: an often forgotten diagnosis. AJR Am J Roentgenol. 2015; 205(5):1061–1067

病例 13

Eva Escobedo, Jasjeet Bindra

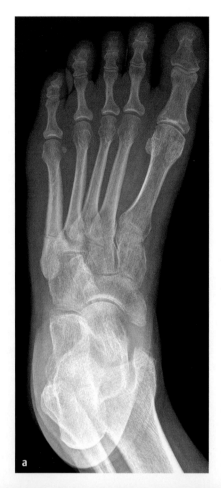

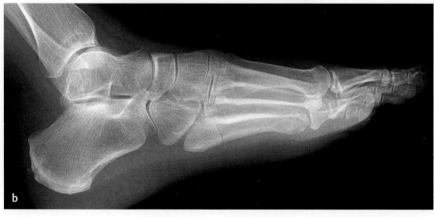

图13.1 足正位和侧位X线片显示第5跖骨干骺端和骨干交界处骨折。

■ **临床病史**

45岁女性，摔倒后踝关节和足部疼痛（图13.1）。

■ 关键影像学表现

第5跖骨基底部骨折。

■ Top 3 鉴别诊断

- **结节撕脱骨折**：第5跖骨基部最常见的骨折。结节撕脱骨折属于Ⅰ区骨折。这种骨折是由腓骨短肌腱或足底筋膜外侧部牵拉导致的损伤。骨折可延伸至第5跗跖关节。这种骨折通常采用保守治疗，预后良好。

- **Jones骨折**：发生在第5跖骨近端干骺端和骨干的交界处，但不延伸至远端跖间关节。此归类为Ⅱ区骨折，通常发生在内收力作用于踝关节跖屈时的前足。比Ⅰ区骨折愈合慢，延迟愈合、不愈合和再骨折的发生率高。对于运动活跃的患者，以及骨折不愈合或移位的患者，建议进行手术治疗。

- **骨干近端/应力性骨折**：发生在第4、5跖间关节远端，骨干的近端部分。骨折大部分是应力性骨折，但也可能与钝器外伤有关。这种损伤的机制被认为是在短时间内重复应力作用于跖骨头。X线典型表现为透亮线周围有硬化带，骨外侧皮质增厚。治疗方法类似于Ⅱ区骨折。

■ 其他鉴别诊断

- **正常的隆起**：第5跖骨基部继发骨化中心通常出现在9~14岁。位于骨骺与第5跖骨干骺端之间的透亮骺软骨线走行与跖骨骨干外缘平行，不延伸至关节。而骨折线通常是横向走行，两者鉴别非常重要。

■ 诊断

Jones骨折。

√ 要点

- 第5跖骨基底部最常见的骨折是粗隆撕脱骨折。
- 因为撕脱骨折继发于内翻损伤，临床上可表现为踝关节损伤，因此，在踝关节检查中至少要包含第5跖骨基底部的一幅X线片以排除该损伤。
- Jones骨折发生在第4、5跖间关节水平。与撕脱骨折相比，其愈合速度较慢，手术是经常运动和延迟愈合患者的首选治疗方法。
- 发生在骨干近端的骨折通常是与重复应力有关的应力性骨折。

■ 推荐阅读

Cheung CN, Lui TH. Proximal fifth metatarsal fractures: anatomy, classification, treatment and complications. Arch Trauma Res. 2016; 5(4):e33298

Chuckpaiwong B, Queen RM, Easley ME, et al. Distinguishing Jones and proximal diaphyseal fractures of the fifth metatarsal. ClinOrthopRelat Res. 2008; 466: 1966–1970

Mehlhorn AT, Zwingmann J, Hirschmüller A, Südkamp NP, Schmal H. Radiographic classification for fractures of the fifth metatarsal base. Skeletal Radiol. 2014; 43 (4):467–474

Quill GE, Jr. Fractures of the proximal fifth metatarsal. Orthop Clin North Am. 1995; 26(2):353–361

（徐磊　黄义　译）

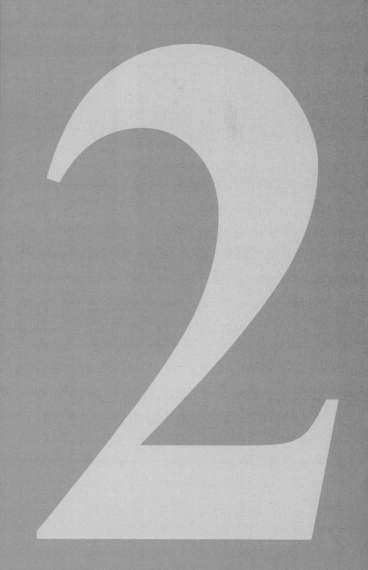

第 **2** 部分

骨肿瘤

病例 14

Jasjeet Bindra

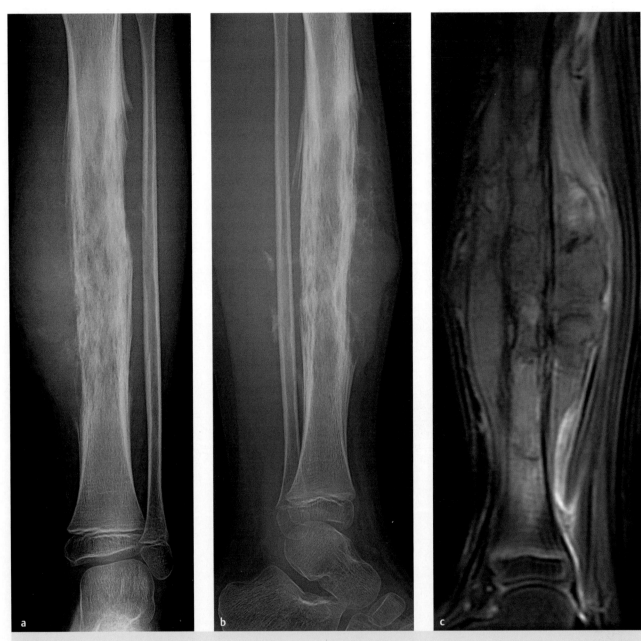

图14.1 （a）胫腓骨正位和（b）侧位X线片显示胫骨中段溶骨性、浸润性骨破坏，伴侵袭性骨膜反应，包括Codman三角、层状和针状形式混合存在。（c）矢状位脂肪抑制T2WI显示髓腔内广泛的骨质破坏和等高信号的骨膜反应。

■ **临床病史**

6岁男孩，腿部疼痛（图14.1）。

■ 关键影像学表现

侵袭性骨膜反应。

■ Top 3 鉴别诊断

- **原发性恶性骨肿瘤**：骨肉瘤、尤因肉瘤和软骨肉瘤均可见侵袭性骨膜反应。高级别髓内骨肉瘤倍增时间快，容易侵犯骨皮质，但不会使骨发生膨胀性改变。可见 Codman 三角、层状或针状（竖发针状和日光放射状）骨膜反应。当病变把一部分骨膜从皮质掀起时，就形成了 Codman 三角。层状或洋葱皮样骨膜反应由多层骨膜新生骨同轴心围绕皮层形成。针状骨膜反应则是在骨表面形成垂直（竖发针状）或放射状（日光放射状）改变。尤因肉瘤也有典型的侵袭性骨膜反应，特征性反应为竖发针状骨膜反应。

在普通型软骨肉瘤中，由于病变局限于髓腔内，骨皮质会出现变形、增厚和产生骨膜反应。
- **血液系统恶性肿瘤**：在白血病中，骨膜反应的类型以层状多见，竖发针状少见。淋巴瘤可产生侵袭性和不规则的骨膜反应，伴软组织肿块且大于骨质破坏区。
- **骨髓炎**：骨感染时可见各种类型的骨膜反应，包括不规则状、层状和针状。急性期也可形成 Codman 三角。

■ 其他鉴别诊断

- **良性骨肿瘤**：颅骨血管瘤可以表现为骨质透亮区内呈日光放射状改变。扁平型脑膜瘤通常引起骨质增生，在相邻的蝶骨嵴可见粗糙的毛刺状边缘。动脉瘤样骨囊肿（ABC）可表现为壳状骨膜反应；然而，皮质内或骨膜下的动脉瘤样骨囊肿也可表现为针状

骨膜反应。
- **转移**：前列腺癌骨转移偶尔会出现日光放射状骨膜反应，而富血供转移瘤（如肾癌）可能会形成壳状骨膜反应。

■ 诊断

尤因肉瘤。

∨ 要点

- 骨肉瘤和尤因肉瘤通常可见各种类型的侵袭性骨膜反应。
- 淋巴瘤可能会出现侵袭性骨膜反应，并且软组织肿块大于骨质破坏区。

- 骨髓炎，尤其是在急性期，可有侵袭性骨膜反应和其他特征，影像学表现难以与恶性肿瘤鉴别。临床特征、实验室检查和活检有助于鉴别诊断。

■ 推荐阅读

Bisseret D, Kaci R, Lafage-Proust MH, et al. Periosteum: characteristic imaging findings with emphasis on radiologic-pathologic comparisons. Skeletal Radiol. 2015; 44(3):321–338

Rana RS, Wu JS, Eisenberg RL. Periosteal reaction. AJR Am J Roentgenol. 2009; 193(4): W259:7–12

病例 15

Jasjeet Bindra

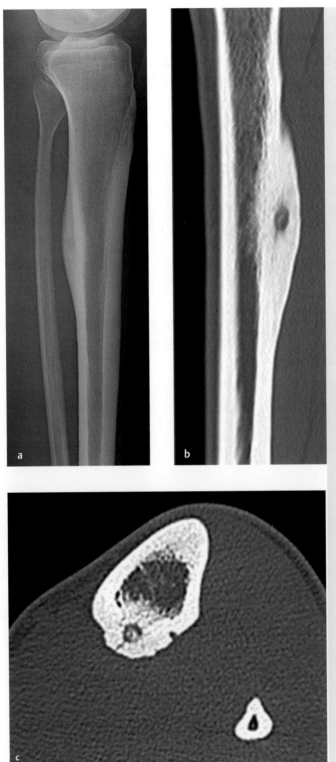

图15.1 （a）胫腓骨侧位X线片显示胫骨上段后部局限性骨皮质增厚。（b）CT矢状位重建图像显示增厚皮质内一小圆形透亮区。（c）同一个病灶轴位CT更好地显示透亮瘤巢内的小钙化。

■ **临床病史**

18岁男性，腿部疼痛（图15.1）。

■ 关键影像学表现

局部骨皮质增厚。

■ Top 3 鉴别诊断

- **骨样骨瘤**：骨样骨瘤是一种良性骨肿瘤，通常见于7~25岁男性。骨样骨瘤的外观可能因其位置而异。皮质型骨样骨瘤是最常见的类型，典型表现为长骨骨干的梭形骨质增厚，尤其是胫骨和股骨，提示病灶本身的特征性透亮瘤巢位于骨硬化的中心。这种硬化反应可能非常致密，以至于平片上中央瘤巢可能被掩盖。CT显示瘤巢的敏感性优于X线片，可表现为完全透亮影或含有大小不等的钙化。骨膜反应通常是实性的，但也可能是层状的。

- **应力性骨折**：局灶性皮质增厚或连续性骨膜反应的另一个常见原因是应力性骨折。骨膜反应和骨内膜增厚最初是为了支撑菲薄的骨皮质。随着损伤的增加，可能会出现真正的骨折线。这些损伤通常累及长骨长轴，跑步者常发生于胫骨后部皮质。在临床和X线片表现不典型的病例中，CT在显示细微的透亮骨折线和纵向骨折线方面具有优势。骨样骨瘤的骨质硬化通常比应力性骨折的骨质增生反应明显。如果在短期随访中皮质病变缩小，则更倾向于应力性骨折。骨显像也有助于鉴别，应力性骨折表现出明显的线性摄取，而骨样骨瘤表现出"双密度"征，中央瘤巢呈高摄取，周围呈中等摄取。

- **慢性骨髓炎或皮质内脓肿**：慢性骨髓炎也可导致皮质增厚和透亮影。在X线片中，皮质内脓肿和骨样骨瘤可能无法鉴别。然而在CT上很容易鉴别两者。在骨样骨瘤中，瘤巢内侧光滑，瘤巢中心可见圆形钙化。在皮质内脓肿中，内缘不规则，死骨不规则且偏心。感染时，在CT上可见窦道从透亮破坏区延伸出来，硬化区附近也可以看见软组织脓肿。在MRI图像上，脓肿的中心部分没有强化，而在骨样骨瘤中，未钙化的瘤巢因含有富血管的基质而明显强化。

■ 诊断

骨样骨瘤。

∨ 要点

- 在骨样骨瘤中，CT对中央瘤巢的检测比X线片更敏感。
- 在应力性骨折中，CT对显示细微的透亮骨折线也更有优势。
- MRI皮质内脓肿中央部分不强化，而骨样骨瘤中央瘤巢明显强化。

■ 推荐阅读

Chai JW, Hong SH, Choi JY, et al. Radiologic diagnosis of osteoid osteoma: from simple to challenging findings. Radiographics. 2010; 30(3):737–749

Datir AP. Stress-related bone injuries with emphasis on MRI. Clin Radiol. 2007; 62(9):828–836

病例 16

Adrianne K. Thompson, Jasjeet Bindra

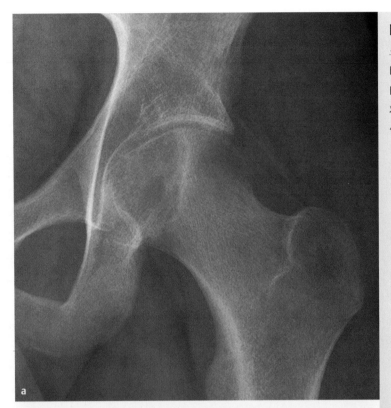

图16.1 （a）髋关节正位X线片显示股骨头骨骺区一个边界清楚的透亮病灶，伴薄的硬化边及窄的移行带。（b）同一髋关节的冠状位脂肪抑制T2WI可见病变周围骨髓水肿和少量关节积液。

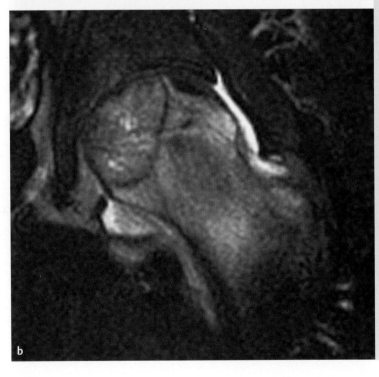

■ **临床病史**

16岁男性，髋部疼痛（图16.1）。

■ 关键影像学表现

骨骺等低密度病灶。

■ Top 3 鉴别诊断

- **成软骨细胞瘤**：成软骨细胞瘤是一种罕见病变，常发生于骨骺闭合前的长骨骨骺。最常见的位置包括肱骨、胫骨和股骨，以及类似骨骺的位置（如髌骨）。在X线片上，成软骨细胞瘤往往呈边界清楚的透亮影，伴薄壁硬化边。约50%的病例可以看到钙化。在原发病灶远端偶尔可见骨膜反应。在MRI图像上，T1WI一般呈低信号，T2WI信号取决于软骨样基质和钙化的含量。然而，成软骨细胞瘤常见显著的骨髓水肿可以延伸至软组织。在核医学骨扫描中表现为摄取增加。

- **巨细胞瘤**：巨细胞瘤是由巨细胞、结缔组织和基质细胞组成的局部侵袭性骨肿瘤。最常见于20~40岁，好发于女性。典型的表现是广泛的骨端受累，通常发生在骨骺闭合后。巨细胞瘤好发于长管状骨，也可见于脊柱和扁平骨（如锁骨、肋骨和胸骨）。影像学表现为膨胀性偏心透亮影，骨皮质变薄，边缘可清晰或不清。5%~10%的巨细胞瘤可能是恶性的，治疗后可能会复发。

- **朗格汉斯细胞组织细胞增生症（LCH）**：LCH好发于儿童、青少年和青年，男女比例为2∶1。虽然LCH可以多发，但以穿凿样外观的孤立性溶骨性病变为主；其常累及颅骨（穿凿样外观、斜面样边缘）、下颌骨（"浮牙"征）、脊柱（扁平椎）、肋骨和长骨。这些病变发生在骨骺，可以跨越骺板。LCH有时在临床和影像学上类似侵袭性病变，如感染或尤因肉瘤。

■ 其他鉴别诊断

- **骨内腱鞘囊肿**：这些病变常发生于骨骺闭合后的肩、膝、踝、髋和腕关节的软骨下或关节下区域。在X线片上，表现为边界清楚的透亮病灶，周围伴硬化边。MRI图像上为T1低信号。

■ 诊断

成软骨细胞瘤。

∨ 要点

- 成软骨细胞瘤通常发生在骨骺闭合前的骨骺或与骨骺相关的骨端和骨突。
- 成软骨细胞瘤常伴显著骨髓、软组织水肿。
- 巨细胞瘤通常累及骨骺闭合后的骨端。
- LCH可发生在骨骺，也可跨越骺板。

■ 推荐阅读

Douis H, Saifuddin A. The imaging of cartilaginous bone tumours. I. Benign lesions. Skeletal Radiol. 2012; 41(10):1195–1212

Greenspan A, Jundt G, Remagen W. Differential Diagnosis in Orthopedic Oncology. 2nd ed. Lippincott Williams and Wilkins;2007

Resnick D, Kransdorf MJ. Bone and Joint Imaging. 3rd ed. Philadelphia, PA: Elsevier Saunders;2005

病例 17

Jasjeet Bindra

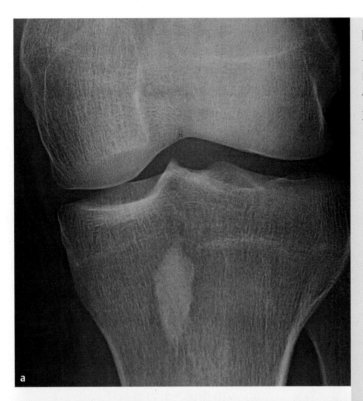

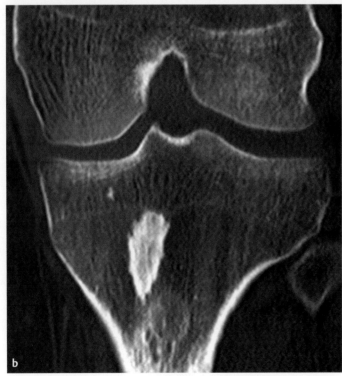

图17.1 （a）膝关节正位X线片显示胫骨近端卵圆形、硬化性髓内病变。（b）CT冠状位重组图像显示为同一病变，边缘可见毛刺征。

■ **临床病史**

38岁女性，膝部疼痛（图17.1）。

■ 关键影像学表现

孤立性局灶性硬化病变。

■ Top 3 鉴别诊断

- **骨岛**：内生性骨疣或骨岛是一种良性病变，指松质骨内成熟致密（皮质）骨。X线片表现为松质骨内均匀致密的硬化性病灶，边缘呈针状或毛刷样。多数直径为0.2~2cm，常与骨的长轴平行。直径 > 2cm 的病变称为"巨大骨岛"。没有皮质破坏、软组织肿块及骨膜反应。骨岛具有特征性影像学表现。然而，如果病灶体积较大、多发，表现不典型，或者患者有原发性恶性肿瘤病史，则需要与其他成骨性病变鉴别。在放射性核素成像中，表现为没有活性或偶尔有低度活性。
- **成骨性转移瘤**：转移瘤是硬化性病变的常见原因，最常见的原发肿瘤是前列腺癌（男性）和乳腺癌（女性）。当表现为硬化性病变时，提示恶性疾病的征象包括：①病变边界模糊，移行带较宽；②存在骨膜反应；③软组织肿块；④大小、转移瘤往往比良性病变更大且不均匀。大多数成骨性转移在骨扫描时表现为放射性示踪剂摄取增加。
- **蜡泪样骨病**：蜡泪样骨病（Leri病）是一种散发性、硬化性骨骼发育不良，通常发生在儿童晚期或成年早期。单骨或相邻多骨的皮质和髓腔骨质增生形成特征性的影像学表现。当累及单骨时，特征性的骨质增生导致骨表面呈波浪状外形，类似融化的蜡油从蜡烛的边缘滴落，通常只发生在骨的一侧。该征象有助于诊断。

■ 其他鉴别诊断

- **低级别骨内骨肉瘤**：低级别骨内骨肉瘤是普通型骨肉瘤的一种不常见类型。它年龄分布较广泛，多见于30岁左右的患者。最常见的受累部位是股骨和胫骨的干骺端(膝关节附近)。在X线片中，病变可能表现为边缘清楚、有硬化边、内部小梁明显和弥漫性硬化。然而，即使是比较隐匿性的病变，影像学也能表现出明显的侵袭征象，如边缘模糊、局灶性溶骨破坏、软组织肿块和皮质破坏。
- **淋巴瘤**：与继发性骨淋巴瘤相比，原发性骨淋巴瘤中硬化边很少见。骨的霍奇金淋巴瘤可见硬化，但也以溶骨性破坏多见。

■ 诊断

巨大骨岛。

√ 要点

- 骨岛通常表现为松质骨内小而均匀的硬化病变，边缘有毛刺。
- 成骨性转移瘤通常见于前列腺癌（男性）和乳腺癌（女性）。
- 蜡泪样骨病骨质增生形成特征性的蜡滴样外观。

■ 推荐阅读

Ihde LL, Forrester DM, Gottsegen CJ, et al. Sclerosing bone dysplasias: review and differentiation from other causes of osteosclerosis. Radiographics. 2011; 31(7): 1865–1882

Manaster BJ, May DA, Disler DG. Musculoskeletal Imaging. The Requisites. 4th ed. Philadelphia: Mosby Elsevier; 2013

病例 18

Jasjeet Bindra

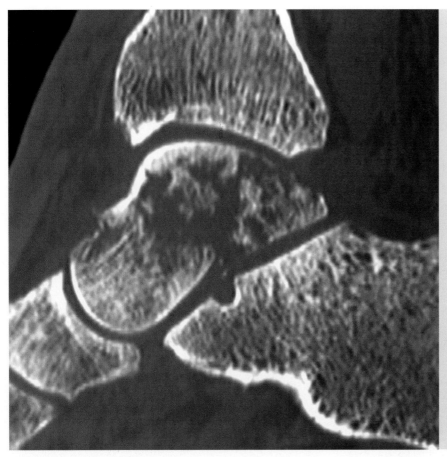

图18.1 踝关节CT矢状位重组图显示距骨的浸润性骨质破坏，而无其他病灶。

■ **临床病史**

72岁男性，足踝疼痛，体重减轻（图18.1）。

■ 关键影像学表现

浸润性或虫蚀样骨质破坏。

■ Top 3 鉴别诊断

- **多发性骨髓瘤**：多发性骨髓瘤是一种骨髓浆细胞恶性克隆性疾病，通常累及中轴骨、肱骨及股骨的近端。其特征是在血液和（或）尿液中检测到单克隆免疫球蛋白。其可以表现为孤立性病变、弥漫性骨髓瘤、弥漫性骨质疏松和硬化性骨髓瘤。弥漫性骨质疏松可发展为浸润性骨质破坏。
- **淋巴瘤**：原发性骨淋巴瘤可发生在从儿童到老年人的各年龄段，60~70岁为发病高峰。最常见部位是股骨。原发性骨淋巴瘤最常见的影像学表现是浸润性或虫蚀样溶骨性破坏。继发性骨淋巴瘤也有类似表现。
- **尤因肉瘤**：尤因肉瘤是儿童和青少年第2常见的恶性骨肿瘤。最常见的部位是股骨、髂骨和胫骨。76%~82%的病例表现为虫蚀样、浸润性骨质破坏，通常伴有较大的软组织肿块。骨内和骨外成分可通过大面积的皮质破坏或皮质的细微通道来连接。

■ 其他鉴别诊断

- **转移**：转移病灶可呈现浸润性或虫蚀样骨质破坏。原发性恶性肿瘤病史和多发病变有助于诊断。
- **感染**：急性侵袭性骨髓炎也可有这样的表现，与恶性病变难以区分。即使有时临床也难以鉴别，活检仍然是最终诊断方法。

■ 诊断

淋巴瘤。

√ 要点

- 浸润性或虫蚀样骨质破坏是侵袭性病变的特征。
- 多发性骨髓瘤表现形式多样。血清和尿液中存在单克隆M蛋白是其特征。
- 圆细胞肿瘤，如淋巴瘤和尤因肉瘤，相对于广泛的骨髓受累和较大的软组织肿块，皮质破坏范围则较小。

■ 推荐阅读

Angtuaco EJ, Fassas AB, Walker R, Sethi R, Barlogie B. Multiple myeloma: clinical review and diagnostic imaging. Radiology. 2004; 231(1):11–23D

Krishnan A, Shirkhoda A, Tehranzadeh J, Armin AR, Irwin R, Les K. Primary bone lymphoma: radiographic-MR imaging correlation. Radiographics. 2003; 23(6): 1371–1383

Murphey MD, Senchak LT, Mambalam PK, Logie CI, Klassen-Fischer MK, Kransdorf MJ. From the radiologic pathology archives: ewing sarcoma family of tumors: radiologic-pathologic correlation. Radiographics. 2013; 33(3):803–831

病例 19

Jasjeet Bindra

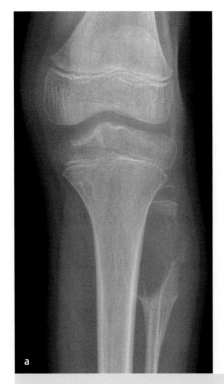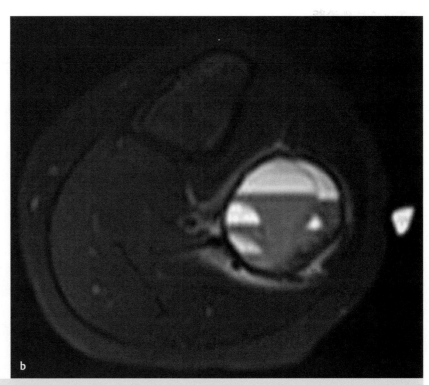

图 19.1 （a）膝关节正位X线片显示腓骨近端一个透亮、膨胀性病灶。（b）轴位脂肪抑制T2WI显示多发液–液平面。

■ 临床病史

8岁男孩，膝部疼痛（图19.1）。

■ 关键影像学表现

含有液-液平面的骨病变。

■ Top 3 鉴别诊断

- **动脉瘤样骨囊肿**：动脉瘤样骨囊肿（ABC）是一种膨胀性的骨病，包含多个薄壁、充满血液的囊腔。大多数动脉瘤样骨囊肿发生于5~20岁。典型的部位包括长骨的干骺端和脊柱的后部。当囊状或多房结构中出现不同密度的物质时，就会出现液-液平面。液-液平面可见于CT或MRI，一般认为代表的是囊性腔内红细胞的沉积。

- **单纯性骨囊肿**：单纯性骨囊肿（SBC）或单房性骨囊肿（UBC）是一种良性含液病变，通常发生在长骨的干骺端。肱骨近端和股骨近端是最常见的部位。大多见于20岁以下者。影像学上表现为轻度膨胀病变，窄移行带，有薄壁硬化边，没有肿瘤基质。通常是偶然被发现或因病理性骨折而发现。单纯性骨囊肿中可见液-液平面，常伴随病理性骨折。

- **毛细血管扩张型骨肉瘤**：毛细血管扩张型骨肉瘤是一种侵袭性很强的骨肉瘤，发病高峰为10~30岁。病变具有膨胀性和破坏性，主要由包含坏死和出血的囊腔组成。可见多个动脉瘤样扩张的囊腔，内有分隔。常可见到液-液平面。沿着分隔和周边可以看到软组织结节，这是区别于动脉瘤样骨囊肿的一个关键特征。

■ 其他鉴别诊断

- **骨纤维异常增殖症**：骨纤维异常增殖症是一种非遗传性骨病，其特征是异常纤维组织替代正常板层松质骨。可以累及单骨或多骨。影像学表现多样，含纤维较多的病灶表现为透亮度高和典型的磨玻璃样改变。骨质含量较多的病变表现为硬化。据报道，囊状骨纤维异常增殖症中可见液-液平面。

- **成软骨细胞瘤**：成软骨细胞瘤是一种良性软骨性肿瘤，主要见于5~25岁，好发于长骨的骨骺或骨突中。影像学上表现为一种地图样、溶骨性病变，可能含有软骨样基质，也可能为液-液平面。

■ 诊断

动脉瘤样骨囊肿。

√ 要点

- 动脉瘤样骨囊肿通常有液-液平面。
- 单纯性骨囊肿可见伴随病理性骨折的液-液平面。
- 毛细血管扩张型骨肉瘤可见沿肿瘤分隔和周边分布的软组织结节，这有助于与动脉瘤样骨囊肿相鉴别。

■ 推荐阅读

Keenan S, Bui-Mansfield LT. Musculoskeletal lesions with fluid-fluid level: a pictorial essay. J Comput Assist Tomogr. 2006; 30(3):517–524

Van Dyck P, Vanhoenacker FM, Vogel J, et al. Prevalence, extension and characteristics of fluid-fluid levels in bone and soft tissue tumors. Eur Radiol. 2006; 16(12): 2644–2651

病例 20

Jasjeet Bindra

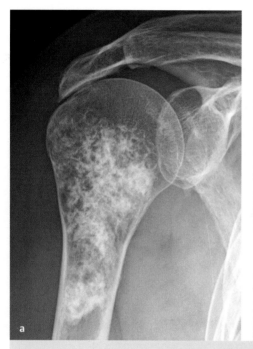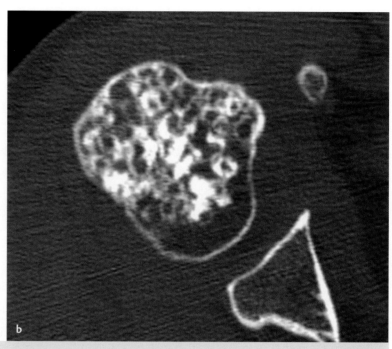

图20.1 （a）肩部正位X线片显示右侧肱骨内有软骨样基质和"环形和弧形"钙化的髓内病变。（b）同一病变的轴位CT图像对显示钙化更有优势。骨皮质无中断破坏、深层骨内膜呈扇形压迹，内见软组织成分。

■ 临床病史

56岁女性，肩关节摄片偶然发现病变（图20.1）。

■ 关键影像学表现

伴有软骨样基质的局灶性病变。

■ Top 3 鉴别诊断

- **内生软骨瘤**：内生软骨瘤是一种良性软骨性病变，典型表现为髓内透亮病变中可见"弧形和环形"钙化。病变常见于长管状骨，尤其是股骨远端、胫骨近端和肱骨近端。另一个好发部位是手和足的短管状骨，病变呈单纯透亮区。CT可以更好地显示基质钙化。在MRI图像上，内生软骨瘤在T2WI呈分叶状高信号，伴有T2WI呈低信号的薄分隔及钙化。
- **软骨肉瘤**：软骨肉瘤是第三常见的原发性恶性骨肿瘤。60%~78%的病例中可见软骨基质钙化。仅在影像学上区分低级别软骨肉瘤和内生软骨瘤存在困难。提示软骨肉瘤的特征包括疼痛、肿块直径＞6cm、快速生长、皮质破坏、深层骨内膜扇贝样受侵（超过皮质的2/3）和软组织肿块。
- **成软骨细胞瘤**：成软骨细胞瘤是一种罕见的良性病变，发生在骨骺闭合前，典型部位为股骨、肱骨等长骨的骨骺，以及类似骨骺的部位（如髌骨）。病变可有软骨样基质。总之，年轻患者、典型的位置和较小的病变范围有助于与透明细胞软骨肉瘤相鉴别。

■ 其他鉴别诊断

- **骨梗死**：骨梗死有时在平片上类似软骨样病变。两者鉴别的关键是软骨样病变中的钙化常在中心，而骨梗死的钙化多在周边，且呈蛇形样边缘。在MRI图像上，骨梗死表现为髓内病变呈地图样改变，伴有中央脂肪（T1WI高信号）和低信号边缘（T1WI和T2WI均呈低信号）。

■ 诊断

内生软骨瘤。

√ 要点

- 内生软骨瘤是常见的良性软骨性病变，伴有"环形和弧形"钙化。
- 影像学上难以鉴别长骨内生软骨瘤和低级别软骨肉瘤。疼痛、深层骨内膜扇贝样压迹和其他侵袭性特征有助于软骨肉瘤的诊断。
- 骨梗死具有蛇形的钙化边缘。

■ 推荐阅读

Brien EW, Mirra JM, Kerr R. Benign and malignant cartilage tumors of bone and joint: their anatomic and theoretical basis with an emphasis on radiology, pathology and clinical biology. I. The intramedullary cartilage tumors. Skeletal Radiol. 1997; 26(6):325–353

Murphey MD, Flemming DJ, Boyea SR, et al. Enchondroma versus chondrosarcoma in the appendicular skeleton: differentiating features. Radiographics. 1998; 18:1213–1237

Murphey MD, Walker EA, Wilson AJ, Kransdorf MJ, Temple HT, Gannon FH. From the archives of the AFIP: imaging of primary chondrosarcoma: radiologic-pathologic correlation. Radiographics. 2003; 23(5):1245–1278

病例 21

Jasjeet Bindra

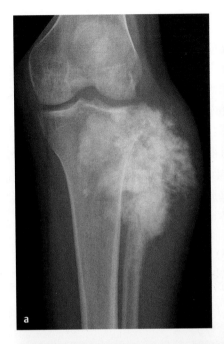 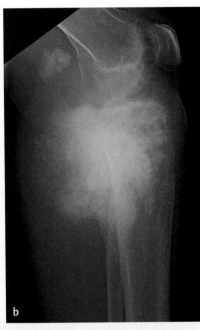

图21.1 （a）膝关节正位和（b）侧位X线片显示腓骨近端巨大软组织肿块内见大量云絮状钙化。（c）膝关节轴位T1WI显示腓骨及其周围呈混杂信号的巨大软组织肿块。

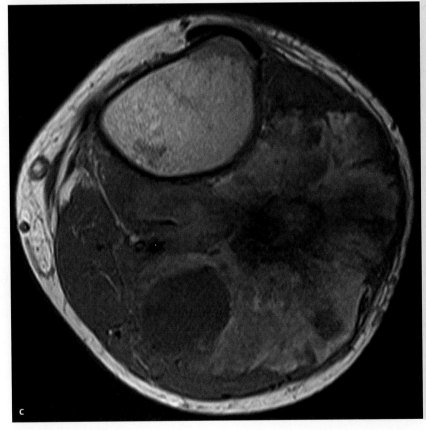

■ **临床病史**

22岁男性，邻近膝关节处疼痛，有肿块（图21.1）。

■ 关键影像学表现

含有骨样基质的骨病变。

■ Top 3 鉴别诊断

- **骨肉瘤：**骨肉瘤是青少年及年轻人最常见的原发性恶性骨肿瘤。识别骨样基质和侵袭性特征有助于这类肿瘤的影像学诊断。髓内骨肉瘤经常累及长骨，尤其是膝关节。绝大多数病变（90%）表现为模糊的云絮状瘤骨，这是病变内骨样基质的特征。病变偶尔可表现为完全硬化或溶骨性改变。在转移瘤中也可以看到骨化。
- **骨样骨瘤：**骨样骨瘤是一种良性骨肿瘤，见于7~25岁男性。典型表现为皮质内存在瘤巢，内含不同程度的钙化，伴随皮质增厚和长骨长轴反应性硬化。

CT对瘤巢内矿化基质的检测比X线片更敏感。
- **成骨细胞瘤：**成骨细胞瘤是一种少见的良性成骨病变，组织学上与骨样骨瘤相同。好发于脊柱，几乎都位于后柱。成骨细胞瘤呈进行性生长，可能具有恶性潜能。在影像学上，成骨细胞瘤常表现为膨胀性生长，直径＞2cm，有较多骨样组织形成，与骨样骨瘤相比，周围硬化较少。在脊柱中，其可以有类似动脉瘤样骨囊肿的爆裂样外观。成骨细胞瘤也可以有侵袭性表现，类似骨肉瘤。

■ 其他鉴别诊断

- **内生骨疣：**内生骨疣，或称为骨岛，是一种小的良性病变，表现为髓腔内致密的圆形或椭圆形病灶。典型表现是针刺状或毛刷状边缘。其表现具有特征性，如果病灶体积较大、多发或者患者有原发性恶

性肿瘤病史，可能需要借助放射性核素显像与其他硬化性病变相鉴别，内生骨疣在放射性核素显像中表现为没有摄取或偶尔表现为低摄取。

■ 诊断

骨肉瘤。

√ 要点

- 具有骨样基质和侵袭性特征的骨肉瘤通常易于诊断。
- CT对检测骨样骨瘤中央瘤巢的钙化更敏感。

- 成骨细胞瘤可以有多种表现，但通常直径＞2cm，周围硬化少于骨样骨瘤。

■ 推荐阅读

Chai JW, Hong SH, Choi JY, et al. Radiologic diagnosis of osteoid osteoma: from simple to challenging findings. Radiographics. 2010; 30(3):737–749

Murphey MD, Robbin MR, McRae GA, Flemming DJ, Temple HT, Kransdorf MJ. The many faces of osteosarcoma. Radiographics. 1997; 17(5):1205–1231

病例 22

Jasjeet Bindra

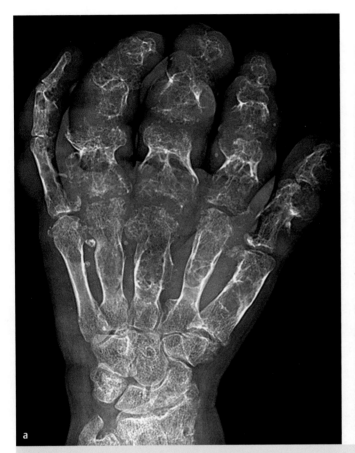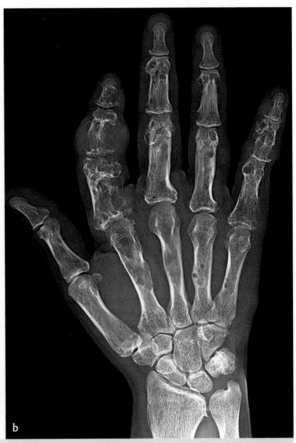

图22.1 （a，b）双手正位X线片显示短管状骨中多发溶骨性、膨胀性病变。左手软组织内还可以看到一些静脉石。

■ **临床病史**

30岁女性，双手多发肿块（图22.1）。

■ 关键影像学表现

多骨病变——看起来像一种综合征。

■ Top 3 鉴别诊断

- **遗传性多发性外生骨疣（HME）：** HME以多发性骨软骨瘤为特征，表现为常染色体显性遗传。除了颅盖骨，任何骨都可能受累。病变类似于孤立性骨软骨瘤，骨皮质和骨髓质形成骨性突起，并与母骨相连续，可有蒂或无蒂。透明软骨帽可显示软骨样钙化，厚度不一，最好在MRI图像上测量。骨软骨瘤可发生各种并发症，包括骨畸形、血管或神经损害、相关滑囊炎和恶变。恶变率高于孤立性骨软骨瘤。

- **内生软骨瘤病：** Ollier病或内生软骨瘤病的定义是存在多个内生软骨瘤，病变分布不对称，变化多样（大小、数量、演变可存在较大差异）。内生软骨瘤病伴软组织血管瘤被称为Maffucci综合征。这两种疾病都是先天性的，不是遗传性的。内生软骨瘤仅位于长骨的干骺端及手和足的短骨中，表现为多个透亮病灶，可显示软骨样钙化。生长异常和畸形很常见。据报道，恶变率为5%~50%。

- **多骨型纤维结构不良：** 纤维结构不良是一种良性骨病，其特征是骨髓被纤维组织替代。多发病变可累及数块或多块骨头，最常见的是颅骨、面骨、骨盆和脊柱。病变密度不一，典型者呈磨玻璃样改变。可以看到形似牧羊人手杖的弯曲畸形。McCune-Albright综合征三联征包括：性早熟、"牛奶咖啡斑"和多骨型纤维结构不良。

■ 其他鉴别诊断

- **神经纤维瘤病（NF）：** 神经纤维瘤病1型可显示多发、边界清楚、膨胀性透亮病变，边缘硬化，可能提示非骨化性纤维瘤。

■ 诊断

Maffucci综合征。

∨ 要点

- HME由多个无蒂或带蒂骨软骨瘤组成。
- 在内生软骨病中，生长异常和畸形很常见。
- 多骨型纤维结构不良往往累及较大范围的骨骼并伴有严重的畸形。

■ 推荐阅读

Fitzpatrick KA, Taljanovic MS, Speer DP, et al. Imaging findings of fibrous dysplasia with histopathologic and intraoperative correlation. AJR Am J Roentgenol. 2004; 182(6):1389–1398

Murphey MD, Choi JJ, Kransdorf MJ, Flemming DJ, Gannon FH. Imaging of osteochondroma: variants and complications with radiologic-pathologic correlation.Radiographics. 2000; 20(5):1407–1434

Silve C, Jüppner H. Ollier disease. Orphanet J Rare Dis. 2006; 1:3–7

病例 23

Jasjeet Bindra

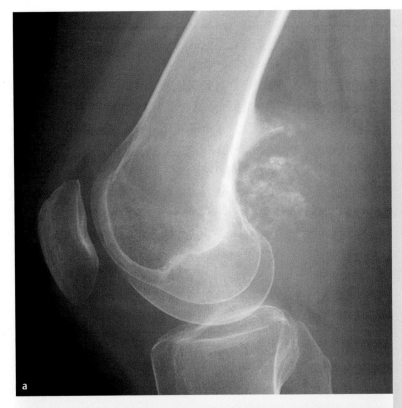

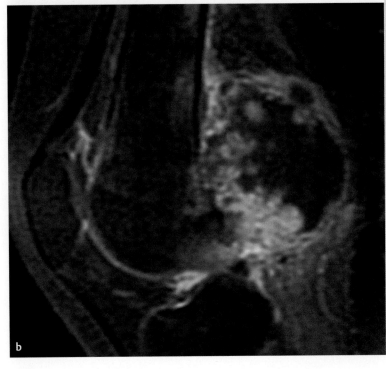

图23.1 （a）膝关节侧位X线片显示股骨远端后部的骨表面病变。病变可见边界不清的钙化。（b）膝关节矢状位脂肪抑制T1WI增强显示肿块不均匀强化。

■ 临床病史

60岁女性，膝关节后方肿块进行性增大（图23.1）。

■ 关键影像学表现

骨表面病变。

■ Top 3 鉴别诊断

- **骨膜软骨瘤**：骨膜软骨瘤是一种罕见的良性肿瘤，位于皮质表面，但深入骨膜。其常发生于儿童及成人，常见于长骨的干骺端或手、足的短骨。影像学特征包括皮质呈"扇贝"样改变、软骨样钙化和薄的骨膜壳。
- **骨膜软骨肉瘤**：骨膜软骨肉瘤是一种罕见的恶性软骨肿瘤，好发于20~40岁，常见于股骨和肱骨等长骨的干骺端。病变为皮质旁软组织肿块，伴有皮质下侵袭、蝶形凹陷或增厚，可有软骨样钙化。很难与骨膜软骨瘤相鉴别。骨膜软骨瘤往往直径＜3cm，而软骨肉瘤往往更大。
- **骨膜骨肉瘤**：骨膜骨肉瘤是一种皮质旁骨肉瘤，发病高峰年龄为10~30岁，好发于长骨的骨干。影像学上表现为骨旁软组织肿块，伴有骨皮质侵袭、增厚及垂直于骨皮质的骨膜反应。

■ 其他鉴别诊断

- **骨旁骨肉瘤**：这种类型的皮质旁骨肉瘤发病年龄为20~40岁。好发于长骨的干骺端，最常见于股骨远端后部。典型表现为骨旁的外生性肿块伴中央致密骨化。在病变和骨皮层之间可以看到一个裂隙状透亮线征。

■ 诊断

骨膜软骨肉瘤。

∨ 要点

- 骨膜软骨瘤通常表现为皮质呈扇形改变及骨膜薄壳。
- 骨膜软骨肉瘤体积往往大于骨膜软骨瘤。骨膜软骨瘤往往直径＜3cm。
- 骨膜骨肉瘤通常出现在骨干，伴有骨皮质侵袭和骨膜反应。

■ 推荐阅读

Chaabane S, Bouaziz MC, Drissi C, Abid L, Ladeb MF. Periosteal chondrosarcoma. AJR Am J Roentgenol. 2009; 192(1):W1–6

Douis H, Saifuddin A. The imaging of cartilaginous bone tumours. I. Benign lesions. Skeletal Radiol. 2012; 41(10):1195–1212

Yarmish G, Klein MJ, Landa J, Lefkowitz RA, Hwang S. Imaging characteristics of primary osteosarcoma: nonconventional subtypes. Radiographics. 2010; 30(6): 1653–1672

病例 24

Eva Escobedo

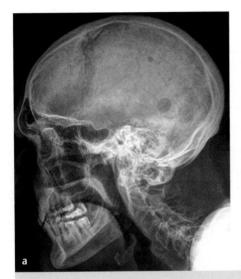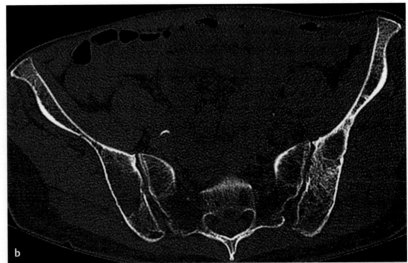

图24.1 （a）颅骨侧位X线片显示颅骨穿凿样溶骨性病变。（b）骨盆轴位CT图像显示双侧髂骨和骶骨多发溶骨性病变。

■ 临床病史

68岁女性，广泛骨骼疼痛（图24.1）。

■ 关键影像学表现

多发溶骨性病变。

■ Top 3 鉴别诊断（成人）

- **转移瘤**：骨转移瘤边界可清楚或不清，有时难以与多发性骨髓瘤相鉴别。单纯溶骨性病变的原发肿瘤常来源于甲状腺、肾、子宫、头颈部和胃肠道（GI）。混合性转移（溶骨和成骨）原发肿瘤常为来源于肺、乳腺、宫颈、卵巢和睾丸的恶性肿瘤。甲状腺和肾脏原发癌的转移可能会导致骨膨胀。

- **多发性骨髓瘤**：多发性骨髓瘤是一种浆细胞异常增殖病变，是成人最常见的原发恶性骨肿瘤。主要为溶骨性，常常多发，但也可单发（浆细胞瘤）。中轴骨骼是典型的受累部位，但病变广泛时也可累及四肢。骨骼受累的典型表现是多发散在分布的穿凿样病变。骨内膜皮质下侵袭可能会导致典型的扇形表现。下颌骨骨髓瘤比转移瘤更常见。

- **淋巴瘤**：霍奇金淋巴瘤和非霍奇金淋巴瘤均易累及骨骼。非霍奇金淋巴瘤最常见的表现是多发性溶骨性病变，伴有虫蚀或渗透性骨质破坏，有时伴有骨内膜扇形改变和皮质破坏。骨硬化更常见于霍奇金淋巴瘤。软组织肿块很常见，可在没有明显皮质破坏的情况下出现。

■ Top 3 鉴别诊断（儿童）

- **朗格汉斯细胞组织细胞增生症（LCH）**：骨病变可以发生于任何一种类型的LCH中，但嗜酸性肉芽肿是最常见的亚型，表现为儿童或年轻人的单发或多发的骨病变。在管状骨中，嗜酸性肉芽肿通常表现为边界清楚的透亮病变。随着病灶增大，可伴有骨膜反应和皮质侵袭。典型的X线片表现包括颅骨中的"斜边"征和"纽扣样死骨"及"扁平椎"。

- **纤维结构不良**：纤维结构不良是一种散发性骨间充质成骨细胞分化异常的疾病。正常骨被不成熟的编织骨和纤维基质替代。病灶可以单发或多发，典型表现包括边界清楚、可有透亮或模糊的（"磨玻璃"）基质、边缘硬化。可表现为膨胀性生长或内部含有钙化。畸形可能是由骨密度减低或骨折造成的。无骨膜反应。

- **慢性复发性多灶性骨髓炎（CRMO）**：CRMO是一种病因不明的儿童自限性炎性疾病。其主要累及长骨干骺端，但可以发生在任何骨骼。虽然最初是溶骨性的，但其典型表现是反应性硬化。

■ 诊断

多发性骨髓瘤。

√ 要点

- 溶骨性转移可能源于甲状腺和肾脏的恶性肿瘤。肺和乳腺的恶性肿瘤可表现为混合性转移。
- 多发性骨髓瘤的典型表现是多发散在的穿凿样溶骨性病变。

- 非霍奇金淋巴瘤通常表现为虫蚀或渗透性骨质破坏。
- LCH会导致颅骨出现"斜边"征和"纽扣样死骨"及"扁平椎"。

■ 推荐阅读

Angtuaco EJ, Fassas AB, Walker R, Sethi R, Barlogie B. Multiple myeloma: clinical review and diagnostic imaging. Radiology. 2004; 231(1):11–23

Resnick D. Diagnosis of Bone and Joint Disorders. 4th ed. WB Saunders; 2002

病例 25

Adrianne K. Thompson, Jasjeet Bindra

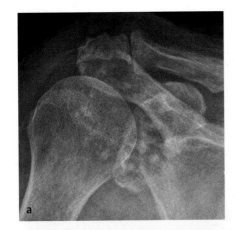
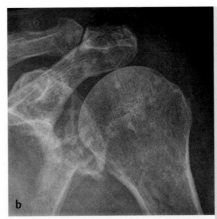

图25.1 （a，b）双侧肩关节正位X线片显示双侧肩关节对称分布的多发小硬化灶。（c）上胸部轴位CT图像也显示除了两侧肩胛骨的硬化病灶外，锁骨也可见少量类似病灶。

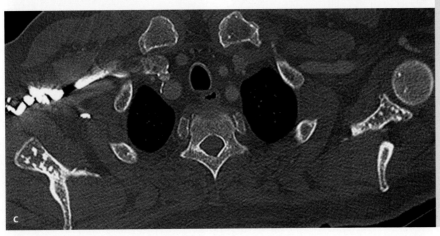

■ **临床病史**

40岁女性，双侧肩关节摄片偶然发现病变（图25.1）。

■ 关键影像学表现

多发性硬化病变。

■ Top 3 鉴别诊断

- **骨斑点症**：骨斑点症是一种无症状的骨骼硬化性发育不良，男女都可发生。可以看到皮肤表现，如瘢痕疙瘩或皮肤纤维胶原浸润。影像学表现为卵圆形、边界清楚的硬化灶，通常较小且对称分布。骨斑点症好发于长管状骨和短管状骨、腕骨和跗骨、骨盆和肩胛骨。通常骨扫描无明显异常放射性摄取，这可能与其他硬化性发育不良骨病有关，如条纹状骨病（Voorhoeve 综合征）和蜡泪样骨病。

- **转移瘤**：转移瘤是骨盆内硬化病灶的常见原因，最常见的原因是前列腺癌（男性）和乳腺癌（女性）。当骨盆内出现硬化病灶时，下列征象有助于提示恶性疾病：①病变边界不清，移行带较宽；②出现骨膜反应；③软组织肿块；④形态较大且密度不均匀；⑤多发病灶，特别是病变发生于骨盆外的骨骼时。

- **Paget 病（畸形性骨炎）**：是一种骨代谢紊乱疾病，见于老年患者，男性略多见，常见于 40~60 岁。虽然有多种病因学说，但具体原因仍然不清楚。该疾病显示骨重塑增加，导致骨吸收和骨形成之间的异常平衡。成骨细胞活跃导致碱性磷酸酶增加，破骨细胞活跃导致尿中羟脯氨酸含量高。最常累及骨盆、股骨、颅骨、胫骨和脊柱。影像学表现可提示疾病的活动性；有 3 个主要阶段——溶骨期、混合期和成骨期。在溶骨期，发生骨吸收，引起骨的透亮改变。在颅盖骨，导致的骨破坏称为"颅骨局限性骨质疏松症"；而在胫骨，这导致"丝瓜瓤"样外观。混合期表现为骨吸收和骨小梁形成，并有明显的"棉球"样外观。最后，在成骨期，骨密度明显增高，伴有皮质增厚和骨畸形。骨盆内的特殊变化包括髂耻线小梁增厚、两侧骨盆不对称和增大。并发症包括病理性骨折、早期退行性关节疾病、神经系统损害和恶变。

■ 诊断

骨斑点症。

√ 要点

- 骨斑点症是无症状的，骨扫描通常无明显异常表现。
- 骨盆成骨性转移最常见于前列腺癌和乳腺癌。
- 骨盆 Paget 病可表现为髂耻线增厚。

■ 推荐阅读

Greenspan A. Orthopedic Imaging: A Practical Approach. 5th ed. Lippincott Williams and Wilkins; 2011

Ihde LL, Forrester DM, Gottsegen CJ, et al. Sclerosing bone dysplasias: review and differentiation from other causes of osteosclerosis. Radiographics. 2011; 31(7): 1865–1882

Resnick D, Kransdorf MJ. Bone and joint imaging. 3rd ed. Philadelphia, PA: Elsevier Saunders; 2005

Theodorou DJ, Theodorou SJ, Kakitsubata Y. Imaging of Paget disease of bone and its musculoskeletal complications: review. AJR Am J Roentgenol. 2011; 196(6) Suppl:S64–S75

病例 26

Jasjeet Bindra

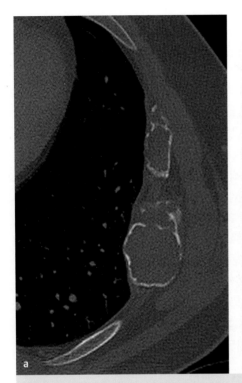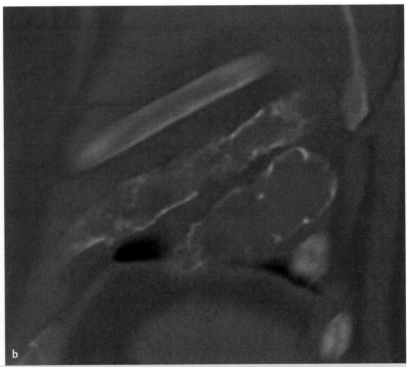

图26.1 （a）胸部轴位CT图像显示左侧连续两根肋骨膨胀性病变，皮质变薄。（b）矢状位CT重建图像显示病变相对较长。

■ **临床病史**

40岁男性，胸部CT偶然发现病变（图26.1）。

■ 关键影像学表现

肋骨膨胀性溶骨性病变。

■ Top 3 鉴别诊断

- **纤维结构不良**：纤维结构不良是一种良性骨骼疾病，其特征是骨髓被纤维组织替代。单发时肋骨是最常见的受累部位，也可多发，呈膨胀性改变，内部密度多样。典型病灶为磨玻璃样改变。肋骨的任何部分都可能受累，典型表现为长节段受累。
- **转移瘤（或骨髓瘤）**：肋骨最常见的恶性病变是转移瘤。各种肿瘤都可以转移到肋骨。膨胀性转移通常见于肾细胞癌、甲状腺癌和肝细胞癌，而溶骨性转移可见于其他多种类型的原发恶性肿瘤，如乳腺癌和肺癌。如果存在多个病灶，则有助于转移瘤的诊断。肋骨多发性骨髓瘤常为多发性，而肋骨浆细胞瘤不常见。
- **软骨样病变**：内生软骨瘤是仅次于纤维结构不良的第二常见良性原发性肋骨肿瘤。软骨类肿瘤往往发生在肋骨前端附近。内生软骨瘤通常是一种膨胀性溶骨性病变，一般直径 < 4cm，可有典型的软骨样钙化。仅通过影像学区分内生软骨瘤与低级别软骨肉瘤有一定困难。软骨肉瘤是肋骨最常见的原发性恶性肿瘤。其常发生在相对年长的患者中，20 岁以下罕见。可见软骨样基质，病灶通常伴有软组织肿块。

■ 诊断

肋骨的纤维结构不良。

∨ 要点

- 纤维结构不良可呈磨玻璃样改变，并累及较大范围。
- 多发病灶和原发性恶性肿瘤病史有助于诊断转移瘤。
- 软骨类病变往往出现在肋骨前端附近，可有"环形和弧形"钙化。

■ 推荐阅读

Guttentag AR, Salwen JK. Keep your eyes on the ribs: the spectrum of normal variants and diseases that involve the ribs. Radiographics. 1999; 19(5):1125–1142

Zarqane H, Viala P, Dallaudière B, Vernhet H, Cyteval C, Larbi A. Tumors of the rib. Diagn Interv Imaging. 2013; 94(11):1095–1108

病例 27

Eva Escobedo

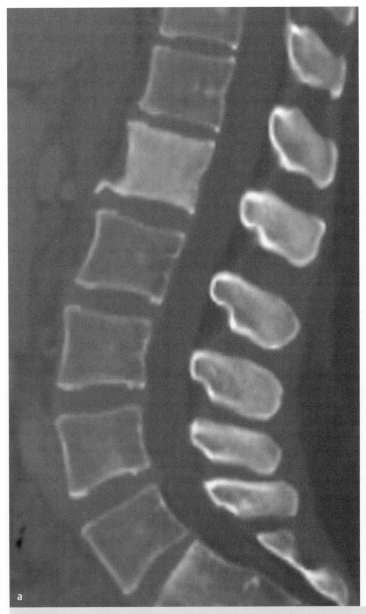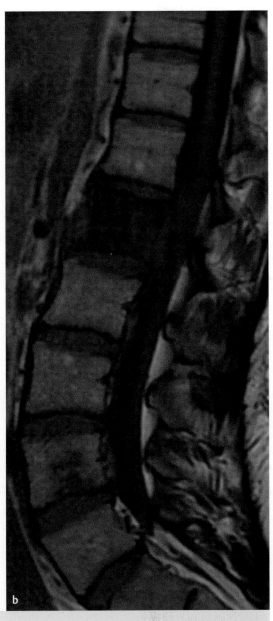

图27.1 （a）腰椎矢状位CT MPR显示L1椎体弥漫性高密度影。（b）矢状位T1WI显示椎体浸润性病变呈弥漫性信号减低。

■ **临床病史**

60岁女性，背部疼痛（图27.1）。

■ 关键影像学表现

象牙椎。

■ Top 3 鉴别诊断

- **成骨性转移**：密度增高是由于成骨细胞的异常刺激。前列腺癌和乳腺癌是成骨性转移最常见的原发肿瘤。其他不太常见的原发肿瘤包括淋巴瘤、膀胱癌、结肠癌、肺癌和类癌。在大多数情况下，累及脊柱多个椎体。在儿童中，神经母细胞瘤和髓母细胞瘤可出现脊柱成骨性转移。

- **畸形性骨炎（Paget病）**：畸形性骨炎在40岁以后最常见，其特征是骨骼过度、异常的重塑。非活动期、硬化期可出现象牙椎，可累及1个或多个椎体。在椎体中最常见的表现是小梁增厚和椎体增大。椎体周

围的皮质增厚导致"相框"征外观。由于常有膨胀性改变，畸形性骨炎并不完全符合象牙椎体的诊断标准，即"密度增加，大小和形态保持不变"，但也在鉴别诊断中。

- **淋巴瘤**：霍奇金淋巴瘤和非霍奇金淋巴瘤都易累及骨骼，但骨质硬化罕见，常见于霍奇金淋巴瘤。霍奇金病患者的脊柱受累可表现为溶骨性、硬化性或两者共存。破坏性溶骨性病变比硬化性更常见。椎体淋巴瘤的特征性表现是伴有椎旁软组织肿块。椎体边缘可出现周围软组织肿块引起的骨质侵袭。

■ 其他鉴别诊断

- **肥大细胞增多症**：一种罕见的肥大细胞增生疾病，肥大细胞增多症可表现为骨质减少和溶骨性病变，或者骨质硬化，可呈局灶性或弥漫性。在脊柱，一般累及多个椎体。多器官系统可受累。

- **骨髓瘤**：骨髓瘤表现为硬化性病变，较为罕见，可见于POEMS综合征，这是一种由多种疾病组成的综合

征。POEMS综合征是一种包括多个系统的疾病，可出现硬化性骨质病变。POEMS是该综合征最常见特征的首字母缩略词：多发神经病变（polyneuropathy）、器官肥大（organomegaly）、内分泌病变（endocrinopathy）、单克隆浆细胞增殖性病变（monoclonal gammopathy）和皮肤改变（skin changes）。

■ 诊断

霍奇金淋巴瘤。

√ 要点

- 椎体增大有助于区分畸形性骨炎与其他出现象牙椎体的病变。
- "相框"征是畸形性骨炎的特征性表现。
- 前列腺癌和乳腺癌是成骨性转移的最常见原发肿瘤。

- 骨质硬化在淋巴瘤中罕见，相比较而言，霍奇金淋巴瘤比非霍奇金淋巴瘤多见。
- 骨髓瘤很少出现硬化病变，可能是POEMS综合征的组成部分。

■ 推荐阅读

Graham TS. The ivory vertebra sign. Radiology. 2005; 235(2):614–615
Mulligan ME. Myeloma and lymphoma. Semin Musculoskelet
Radiol. 2000; 4(1): 127–135
Resnick D. Diagnosis of bone and joint disorders. 4th ed. Philadelphia, PA: Saunders; 2002

病例 28

Jasjeet Bindra

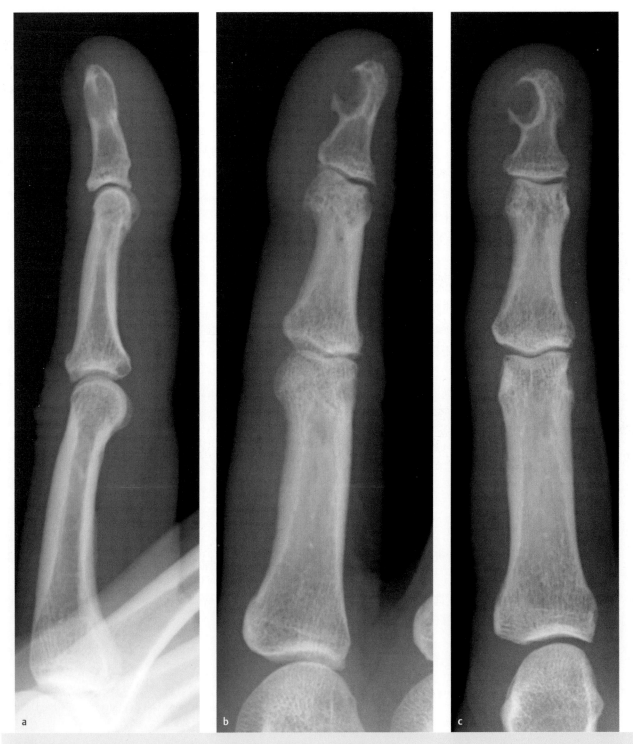

图28.1 （a）小指侧位、（b）斜位及（c）正位X线片显示远节指骨可见一个边界清楚、有硬化边的透亮区。

■ **临床病史**

46岁男性，指尖肿块。有手指挤压伤病史（图28.1）。

■ 关键影像学表现

远节指骨溶骨性病变。

■ Top 3 鉴别诊断

- **血管球瘤**：血管球瘤是一种良性错构瘤，绝大多数发生在指尖。患处有剧痛、对温度敏感。影像学上，肿瘤可以表现为远节指骨的压迫性侵袭。典型的临床表现和MRI显示T1WI低信号、T2WI高信号和显著强化的肿块有助于诊断。
- **表皮包涵囊肿**：表皮包涵囊肿是良性囊性病变，被认为是由既往创伤引起的，植入的表皮成分增生，导致囊肿。可表现为指尖肿胀和疼痛。邻近的软组织表皮包涵囊肿侵袭骨质可致远节指骨出现透亮区。T1WI和T2WI呈等信号，增强后病灶周边强化。
- **内生软骨瘤**：内生软骨瘤是手部最常见的良性肿瘤。表现为手部短管状骨髓腔内的透亮病变。病变可能导致骨内膜"扇贝"形改变和骨膨胀，可出现典型的"环状和弧形"软骨样基质。近节和中间指骨比远节指骨更常见。

■ 其他鉴别诊断

- **转移性病变**：手部管状骨的转移性病变极其罕见，预后不良。远节指骨是手部转移性病变最常见的发生部位。与指甲下转移相关的原发灶来源于肺、泌尿生殖系和乳腺的恶性肿瘤。在这些病变中，超过90%累及骨骼。

■ 诊断

表皮包涵囊肿。

∨ 要点

- 血管球瘤有典型的临床病史，通常体积较小。
- 表皮包涵囊肿可有外伤病史，典型者增强后仅显示周边强化。
- 内生软骨瘤是最常见的手部良性肿瘤，较少累及远节指骨。

■ 推荐阅读

Lee CH, Tandon A. Focal hand lesions: review and radiological approach. Insights Imaging. 2014; 5(3):301–319

Melamud K, Drapé JL, Hayashi D, Roemer FW, Zentner J, Guer-mazi A. Diagnostic imaging of benign and malignant osseous tumors of the fingers. Radiographics. 2014; 34(7):1954–1967

病例 29

Jasjeet Bindra

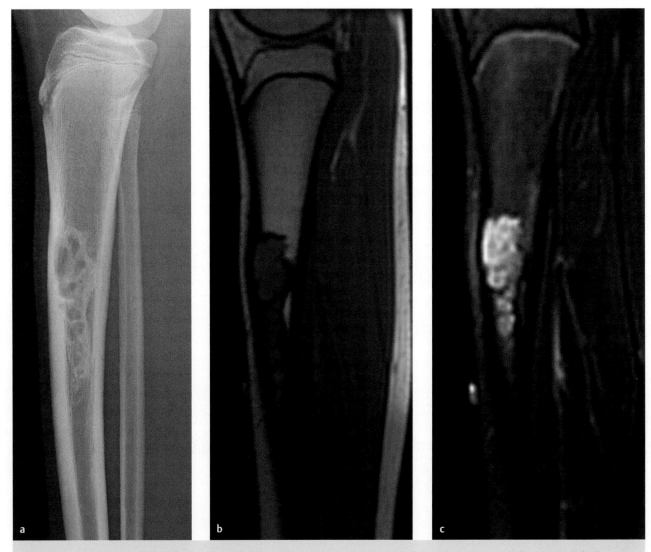

图 29.1　（a）胫腓骨侧位 X 线片显示胫骨骨干内沿前缘骨皮质的轻度膨胀性"皂泡"状透亮影。（b）矢状位 T1WI 和（c）脂肪抑制 T2WI 显示病变在 T1WI 为等信号，在 T2WI 上为高信号。

■ 临床病史

13 岁女孩，胫骨疼痛（图 29.1）。

■ 关键影像学表现

胫骨前部囊样病变。

■ Top 3 鉴别诊断

- **骨纤维结构不良**：骨纤维结构不良是一种良性纤维骨性病变，通常见于20岁以下。病变好发于骨干，常累及胫骨中远段1/3范围的前部皮质。表现为皮质内溶骨性病变，有典型的硬化边，并有骨骼弯曲和膨胀。在影像学上很难鉴别骨纤维结构不良和造釉细胞瘤，需要依据病理进行鉴别。骨纤维结构不良预后较好，有自愈的趋势，无后遗畸形。
- **非骨化性纤维瘤**：非骨化性纤维瘤通常见于20岁以下。常见于胫骨，病变边界清楚，在干骺端或骨干区可见以皮质为基底的溶骨性病变，伴硬化边。病变更易累及后部皮质或内侧皮质。随着生长，病变向内填充纤维骨，使其密度逐渐增高。
- **造釉细胞瘤**：造釉细胞瘤通常见于20~50岁。病变通常见于胫骨前部皮质的中间1/3处，表现为多房性或轻度膨胀性溶骨性病变，也可表现为局部侵袭性特征。卫星灶并不少见，有助于鉴别诊断。造釉细胞瘤是一种低度恶性肿瘤，具有转移能力。

■ 其他鉴别诊断

- **纤维结构不良**：患者年龄通常在20~30岁。胫骨或任何长骨受累部位均好发于髓内和骨干。病变边界清楚；病变中纤维组织和骨组织的比例不同，密度也有所不同。一些病灶显示典型的"磨玻璃样"改变，也可表现出骨内膜扇形改变、变薄和皮质应力变弱的膨胀性改变。

■ 诊断

骨纤维结构不良。

√ 要点

- 骨纤维结构不良表现为骨骼弯曲和膨胀，伴有皮质内溶骨性改变。
- 随着时间的推移，非骨化性纤维瘤生长中倾向于填充纤维骨。
- 造釉细胞瘤可表现为局部侵袭性特征和卫星灶。

■ 推荐阅读

Bethapudi S, Ritchie DA, Macduff E, Straiton J. Imaging in osteofibrous dysplasia, osteofibrous dysplasia-like adamantinoma, and classic adamantinoma. Clin Radiol. 2014; 69(2):200–208

Levine SM, Lambiase RE, Petchprapa CN. Cortical lesions of the tibia: characteristic appearances at conventional radiography. Radiographics. 2003; 23(1):157–177

病例 30

Paulomi Kanzaria, Jasjeet Bindra

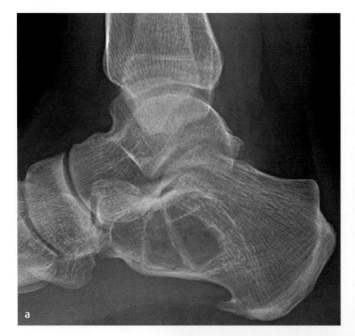
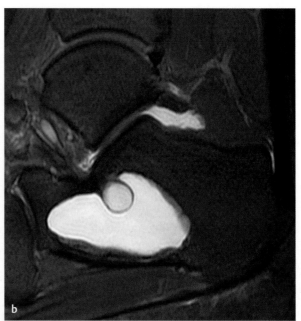
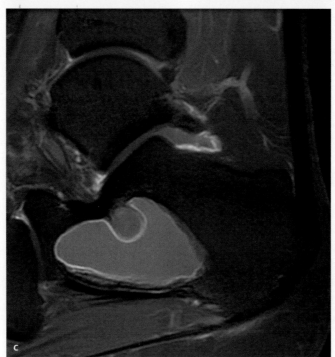

图30.1 （a）踝关节侧位X线片显示跟骨前部一个边界清晰的透亮区、边缘硬化。（b）矢状位脂肪抑制T2WI显示病变呈高信号。（c）矢状位脂肪抑制T1WI增强显示病灶无明显强化及实性成分。

■ 临床病史

40岁女性，足底筋膜后跟处疼痛（图30.1）。

■ 关键影像学表现

跟骨低密度病变。

■ Top 3 鉴别诊断

- **假性囊肿**：跟骨假性囊肿是一种正常变异，表现为跟骨前中部一个边界不清的三角形区域，其中的骨小梁稀疏。该区域几乎没有海绵状结构，导致其不能向局部传递应力，而是通过该区域周围增厚的骨小梁传递。与囊肿和脂肪瘤不同，假性囊肿无周围硬化边、膨胀性生长、中心钙化，内部存在稀疏的海绵状骨。

- **骨内脂肪瘤**：跟骨脂肪瘤是相对罕见的良性病变。骨内脂肪瘤最常见的部位是跟骨，好发于30~60岁，常为偶然发现。X线片上的典型表现包括边界清楚的透亮影，通常伴有轻度局灶性膨胀，可见中央硬化或钙化。脂肪瘤中的脂肪组织CT值为负值（CT值为-130~-60HU）。在MRI图像上，脂肪瘤信号与骨髓和皮下脂肪相同，并通过包膜或部分骨化所致的低信号薄壁与正常骨髓脂肪区分开来。在T1WI上，病灶为高信号，中央硬化为低信号。在脂肪抑制序列中，病变内脂肪成分可被抑制。

- **单纯性骨囊肿**：单纯性骨囊肿（SBC）或单房性骨囊肿（UBC）是一种良性、充满液体的病变，最常见于肱骨或股骨近端的干骺端。发生于跟骨相对罕见，但跟骨是跗骨中最易受累的部位。跟骨囊肿好发于10~30岁。一般无症状，偶然发现。在X线片上，囊肿表现为一个轻度膨胀、边界清晰的透亮病变，有薄壁硬化边，没有中央钙化。在CT和MRI图像上，病变内充满液体，有时可见液平。在MRI图像上，病灶表现为T1WI低信号和T2WI高信号，增强扫描没有强化。

■ 其他鉴别诊断

- **动脉瘤样骨囊肿（ABC）**：跟骨动脉瘤样骨囊肿是一种相对少见的病变。大多发生在20岁以下者。在X线片上，病变表现为一个较大的、膨胀性溶骨性病变，呈蛋壳样边缘。在CT或MRI图像上可见液平。

- **巨细胞瘤**：巨细胞瘤也可以累及跟骨，但很少见。大多数发生于20~40岁。在X线片上病变呈溶骨性、膨胀性、边界清晰，但没有硬化表现。在CT或MRI图像上，增强后实性成分可见强化。

■ 诊断

跟骨单纯性骨囊肿。

∨ 要点

- 跟骨假性囊肿内可见一些稀疏的骨小梁，没有明确的硬化边。
- 跟骨单纯性骨囊肿呈边界清晰的透亮病灶，有薄壁硬化边，中央没有钙化。
- 跟骨脂肪瘤的脂肪成分在CT或MRI检查中易于识别。

■ 推荐阅读

Kumar R, Matasar K, Stansberry S, et al. The calcaneus: normal and abnormal. Radiographics. 1991; 11(3):415–440

Malghem J, Lecouvet F, Vande Berg B. Calcaneal cysts and lipomas: a common pathogenesis? Skeletal Radiol. 2017; 46(12):1635–1642

病例 31

Jasjeet Bindra

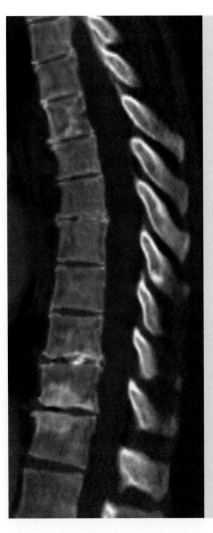

图31.1　胸椎CT矢状位重建图像显示胸椎骨质密度弥漫性增高。

■ 临床病史

56岁男性，全血细胞减少（图31.1）。

■ 关键影像学表现

骨密度弥漫性增高。

■ Top 3 鉴别诊断

- **代谢紊乱**：肾性骨营养不良、原发性甲状旁腺功能亢进、维生素 D 过多和氟中毒这些代谢紊乱均可使骨密度增高。肾性骨营养不良通常与软组织钙化、骨质软化和局部骨硬化有关，常累及肋骨、骨盆和脊柱。骨质硬化可表现为典型的"橄榄球衣状脊椎"征象。
- **成骨性转移**：几种原发性恶性肿瘤可以特征性地产生成骨性转移，包括前列腺癌、乳腺癌和胰腺癌、胃肠道黏液腺癌、移行细胞癌、类癌、淋巴瘤、髓母细胞瘤和神经母细胞瘤。临床病史和转移瘤散在

分布的特性有助于与引起骨密度增高的其他病因相鉴别。
- **血液疾病**：骨髓纤维化、肥大细胞增多症和镰状细胞性贫血是一种表现为弥漫性骨质硬化的血液疾病。在骨髓纤维化中，骨髓被纤维化组织替代，骨质硬化最常见于中轴骨和长骨近端、肱骨和股骨。在镰状细胞性贫血中，异常红细胞增加了骨梗死的发生率，最终可导致明显的硬化表现，特别是在骨盆、脊柱和肋骨。

■ 其他鉴别诊断

- **畸形性骨炎**：在疾病的硬化期，骨质硬化区表现为皮质增厚、小梁增粗和骨膨大，尤其是在颅骨、脊柱和骨盆。
- **骨硬化症**：骨硬化症是一种罕见的遗传性发育不良，骨的髓质部分密度增高，尤其是在长骨、颅骨和脊柱中。病变骨易发生骨折。

■ 诊断

骨髓纤维化。

∨ 要点

- 骨质硬化伴肾性骨营养不良可表现为典型的"橄榄球衣状脊椎"征象。其他特征还包括软组织钙化、骨质疏松和骨吸收。
- 成骨性转移表现为斑片状密度增高区，比弥漫性密

度增高更常见。
- 镰状细胞性贫血患者可有多种其他影像学表现，如"鱼嘴"椎骨、缺血坏死区和髓外造血。

■ 推荐阅读

Ejindu VC, Hine AL, Mashayekhi M, Shorvon PJ, Misra RR. Musculoskeletal manifestations of sickle cell disease. Radiographics. 2007; 27(4):1005–1021

Ihde LL, Forrester DM, Gottsegen CJ, et al. Sclerosing bone dysplasias: review and differentiation from other causes of osteo-

sclerosis. Radiographics. 2011; 31(7): 1865–1882

Murphey MD, Sartoris DJ, Quale JL, Pathria MN, Martin NL. Musculoskeletal manifestations of chronic renal insufficiency. Radiographics. 1993; 13(2):357–379

病例 32

Robert D. Boutin

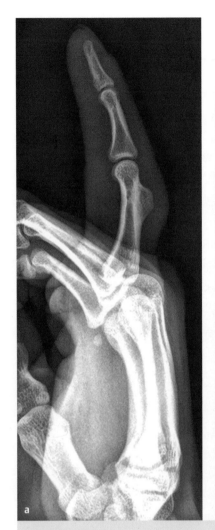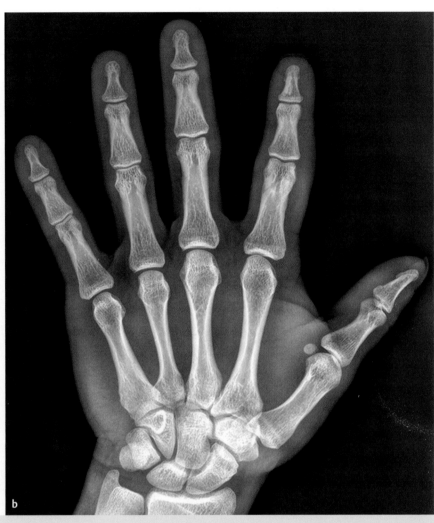

图32.1 （a）手指侧位X线片显示近节指骨背侧表面可见一个边界清楚的骨性病变。下方皮层无全层破坏。骨髓腔显示正常。（b）正位X线片显示手基本正常。

■ **临床病史**

31岁男性，手指肿块。5年前的X线片仅显示软组织肿胀，但无指骨骨质异常（图32.1）。

■ 关键影像学表现

骨表面骨性突出，边缘清楚（无全层皮质破裂或软组织肿块）。

■ Top 3 鉴别诊断

- **奇异性骨旁骨软骨瘤样增生（BPOP）**：通常被称为"Nora病"（1983年由描述此病的病理学家命名），是皮质表面边界清楚的钙化病变。BPOP通常位于手与足（≥75%）。一个典型部位是手的指骨。BPOP有一系列的表现，包括从骨表面软组织肿胀（可有或没有钙化）到骨软骨瘤样骨赘生物。

  BPOP可能与之前的创伤史有关，也可能无关。BPOP通常被认为是骨膜损伤的增生性反应，代表随时间演变的反应性过程（例如，从第1阶段的过度反应性骨膜炎到最后阶段的骨关节炎）。BPOP也被认为是良性肿瘤，手术切除后可局部复发。

  影像学阴性征象常包括：无软组织肿块、侵袭性的皮质破坏，无潜在骨髓结构紊乱。此外，与骨软骨瘤不同，BPOP不与下方松质骨的骨小梁相连。

- **骨软骨瘤**：骨软骨瘤是一种有软骨帽的骨赘生物。骨软骨瘤的特征是病变（皮质和骨髓）与基底母骨的皮质和骨髓腔相连续。大多数有症状的骨软骨瘤在患者20岁时才被确诊（约占80%）。骨软骨瘤的生长通常与患者的生长发育成正比，病变通常在骨骺闭合时停止生长。长骨最常见，尤其是股骨、胫骨和肱骨的干骺端（骨干）。骨软骨瘤偶尔可见于手部，通常发生在多发性遗传性外生骨疣（骨软骨瘤病）的情况下。孤立性骨软骨瘤恶变为软骨肉瘤的风险为1%，而在多发性遗传性外生骨疣患者中，可高达5%。当成人长骨的软骨帽厚度≥2cm时，提示为继发性软骨肉瘤。

- **骨膜软骨瘤**：骨膜（皮质旁）软骨瘤是一种良性骨表面病变。良性软骨样肿瘤与内生软骨瘤（更常见的良性软骨样肿瘤）不同，其不侵犯骨髓。骨膜软骨瘤最常见于肱骨近端（干骺端或骨干），但也可发生在手的短管状骨中。和BPOP一样，骨膜软骨瘤是皮质旁的钙化病变，需要手术切除治疗。

■ 诊断

奇异性骨旁骨软骨瘤样增生。

√ 要点

- BPOP通常被认为是骨表面边界清晰的钙化团块，最常见于手部。
- BPOP通常不伴软组织肿块，不侵犯下方骨皮质，也不与母骨皮髓质相连续。
- 骨软骨瘤的特征性表现是病变皮髓质均与基底母骨的皮髓质相连续。

■ 推荐阅读

Dhondt E, Oudenhoven L, Khan S, et al. Nora's lesion, a distinct radiological entity? Skeletal Radiol. 2006; 35(7):497–502

Fenerty S, Ling S, Wang C, Awan O, Ali S. Test yourself: painless hand mass. Bizarre parosteal osteochondromatous proliferation (Nora lesion) of the metacarpal. Skeletal Radiol. 2017; 46(3):359–360, 405–407

Flint JH, McKay PL. Bizarre parosteal osteochondromatous proliferation and periosteal chondroma: a comparative report and review of the literature. J Hand Surg Am. 2007; 32(6):893–898

Michelsen H, Abramovici L, Steiner G, Posner MA. Bizarre parosteal osteochondromatous proliferation (Nora's lesion) in the hand. J Hand Surg Am. 2004; 29(3): 520–525

Rabarin F, Laulan J, Saint Cast Y, Césari B, Fouque PA, Raimbeau G. Focal periosteal chondroma of the hand: a review of 24 cases. Orthop Traumatol Surg Res. 2014; 100(6):617–620

Salna I, Solanki N, Proudman T. Appearances and evolution of a recurrent Nora's lesion of the hand. Eplasty. 2019; 19:ic5

病例 33

Jasjeet Bindra

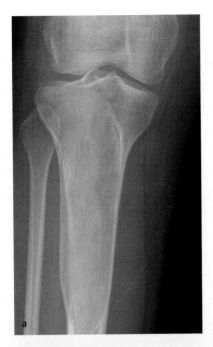
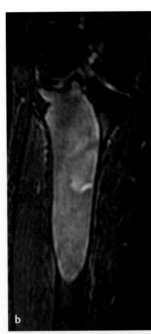
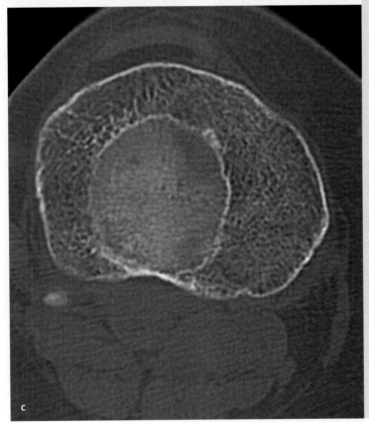

图33.1 （a）膝关节正位X线片显示胫骨上段范围较大、轻度膨胀的病变，呈磨玻璃样改变。（b）冠状位脂肪抑制T2WI显示病变边界清楚，内部呈高信号。（c）CT轴位图像上可见病变呈磨玻璃样改变。

■ **临床病史**

25岁男性，腿部疼痛（图33.1）。

■ 关键影像学表现

典型X线片征象：长骨大范围病变，呈磨玻璃样改变。

■ 诊断

纤维结构不良：纤维结构不良是一种非遗传性骨病，其特征是异常纤维组织替代正常板层松质骨。可累及单骨或多骨，可以是McCune-Albright综合征或罕见的Mazabraud综合征的组成部分。典型表现为发生于髓内、膨胀性、边界清楚的病变。骨内膜可有"扇贝"样压迹，但骨皮质轮廓光滑。病灶显示不同程度的模糊密度。有些病灶可呈完全透亮表现或硬化。典型表现为长骨较大范围的磨玻璃样密度病变。最常见的受累部位包括肋骨、股骨、胫骨、下颌骨、颅骨和肱骨。在骨扫描中，病灶可显示放射性示踪剂摄取增加。CT和MRI有助于评估疾病的程度。在MRI图像上，T1WI呈中–低信号，T2WI呈中–高信号，增强后可能出现不均匀强化。可累及少量或多骨，最常见的是颅骨、面骨、骨盆和脊柱。多骨型纤维结构不良往往累及较大范围，像"牧羊人手杖"征这样的畸形很常见。McCune-Albright综合征包括性早熟、"牛奶咖啡斑"和多骨型纤维结构不良三联征。这种综合征中的"牛奶咖啡斑"具有特征性的不规则粗糙边界（通常称为"缅因海岸"边界），与神经纤维瘤病中所见的平滑边缘（"加利福尼亚海岸"）相反。Mazabraud综合征是纤维结构不良和软组织黏液瘤的罕见组合。其并发症是病理性骨折，恶变罕见。

√ 要点

- 纤维结构不良发生在髓内，呈膨胀性，边界清楚。
- 病变可有不同密度，典型表现为磨玻璃样改变。
- 多骨型纤维结构不良常有较大范围骨受累。

■ 推荐阅读

Fitzpatrick KA, Taljanovic MS, Speer DP, et al. Imaging findings of fibrous dysplasia with histopathologic and intraoperative correlation. AJR Am J Roentgenol. 2004; 182(6):1389–1398

Kransdorf MJ, Moser RP, Jr, Gilkey FW. Fibrous dysplasia. Radiographics. 1990; 10(3):519–537

病例 34

Jasjeet Bindra

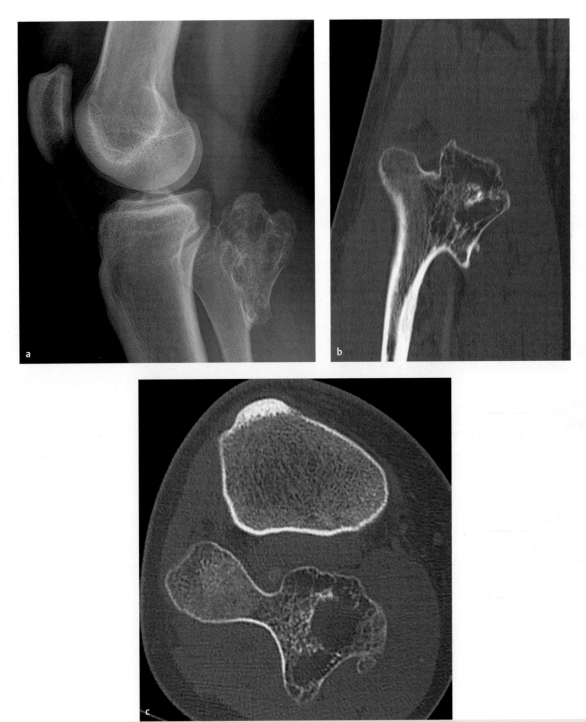

图34.1 （a）膝关节侧位X线片显示腓骨近端后部的骨性突起。（b）CT冠状位重建和（c）轴位图像病变显示清晰，病变的皮质和髓腔与宿主骨相连续。

■ **临床病史**

32岁女性，膝关节后部疼痛（图34.1）。

■ 关键影像学表现

典型X线片征象：与宿主骨骨皮质和髓腔相连的骨性突起。

■ 诊断

骨软骨瘤： 骨软骨瘤是最常见的良性骨肿瘤或肿瘤样病变。影像学表现有助诊断，同时也反映了病理，即骨软骨瘤由皮质骨和髓质骨组成，上面有透明软骨帽。骨软骨瘤的病理特征是病变与底层宿主骨骨皮质和髓腔相连续。任何由重组软骨（软骨化骨）形成的骨都可能发展成骨软骨瘤。最常见的受累骨骼是股骨、胫骨和肱骨。其他较少见的部位是手和足的小骨头、肩胛骨、骨盆和脊柱。在无蒂骨软骨瘤中，与宿主骨的骨连续区域可能较宽，在有蒂病变中可能较窄。透明软骨帽可有软骨样钙化。透明软骨帽的厚度是可变的，虽然CT检查有帮助，但最好采用MRI来测量。CT和MRI在显示病变处骨髓和皮质与底层宿主骨的连续性方面更佳，特别是在复杂解剖区域和无蒂骨软骨瘤中更为明显。良性骨软骨瘤的软骨帽平均厚度为6~8mm，最大可达25mm。软骨帽的厚度也取决于骨骼的成熟度，软骨帽厚度的增加是骨骼不成熟的特征。

遗传性多发性外生骨疣（HME）以多发性骨软骨瘤为特征，为常染色体显性遗传。病变类似于孤立性骨软骨瘤。骨软骨瘤可发生多种并发症，包括骨骼畸形、骨折、血管或神经损伤、囊变和恶变。1%的孤立性骨软骨瘤会发生恶变，在HME的患者中恶变概率更高。恶变性转归为软骨帽恶变形成软骨肉瘤。发生恶变的特征包括骨骺端闭合后患者之前稳定的病灶突然增大、病变表面不规则、其内可见透亮区、邻近骨受侵袭或破坏及软组织肿块。软骨帽厚度是另一个有效的辅助诊断标准。骨骺闭合患者的软骨帽厚度＞1.5cm，被视为有恶变的可能性。

∨ 要点

- 皮质和髓腔与宿主骨相连是骨软骨瘤诊断的特异性征象。
- 对于显示复杂解剖区域和无蒂骨软骨瘤与宿主骨相连续的特征性征象，CT和MRI可能比X线片更有优势。
- 软骨帽厚度最好通过MRI测量。

■ 推荐阅读

Karasick D, Schweitzer ME, Eschelman DJ. Symptomatic osteo-chondromas: imaging features. AJR Am J Roentgenol. 1997; 168(6):1507–1512

Murphey MD, Choi JJ, Kransdorf MJ, Flemming DJ, Gannon FH. Imaging of osteochondroma: variants and complications with radiologic-pathologic correlation. Radiographics. 2000; 20(5):1407–1434

病例 35

Jasjeet Bindra

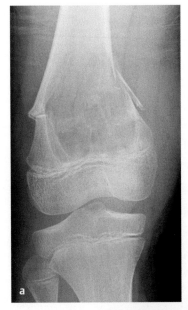
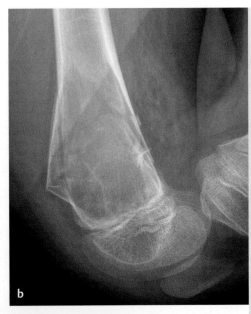

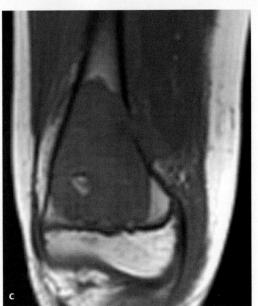

图35.1 （a）膝关节正位和（b）侧位X线片显示患者股骨远侧干骺端溶骨性病变伴病理性骨折。（c）冠状位T1WI显示病变内的骨片陷落。

■ **临床病史**

10岁男孩，突发膝关节疼痛（图35.1）。

▣ 关键影像学表现

典型X线征象：囊性病变伴病理性骨折，可见"骨片陷落"征。

▣ 诊断

单纯性骨囊肿： 孤立性骨囊肿，也称为单纯性或单房性骨囊肿，是儿童时期很常见的肿瘤样病变。经常是偶然发现或发生病理性骨折时发现。好发于20岁以前，成人少见，肱骨近端和股骨近端多见。影像学上表现为边界清楚、中央透亮的干骺端或骨干病变，轻度膨胀，窄移行带，有薄硬化边。"骨片陷落"征被认为是单纯性骨囊肿伴发病理性骨折的特征。发生骨折的透亮骨病中出现骨片的重力沉降意味着病变内是中空的或充满液体的。因此，最有可能是单房性骨囊肿。这一征象有助于鉴别骨囊肿与其他X线片上表现类似

的含实性组织的病变（如纤维结构不良）。其他囊性病变（如血友病性假肿瘤或囊性纤维结构不良）的骨折也可见"骨片陷落"征。然而，这些疾病不太常见，且通常伴随其他有助于正确诊断的特征。

这些病变很少需要做MRI诊断。MRI表现为典型的囊肿信号，T1WI呈低信号，T2WI呈高信号，偶尔有液平面。CT和MRI有助于确定病灶内骨碎片的位置。骨折后偶尔会自然愈合。否则需要刮除和植骨治疗。该病复发率高，尤其是年轻患者。

∨ 要点

- 儿童单纯性骨囊肿通常表现为一种透亮性、轻度膨胀、窄移行带的骨病变。
- 最常见的受累部位是肱骨近端和股骨近端。
- 溶骨性病变中出现"骨片陷落"征是单纯性骨囊肿的特征性表现。

▣ 推荐阅读

Killeen KL. The fallen fragment sign. Radiology. 1998; 207(1):261–262

Manaster BJ, May DA, Disler DG. Musculoskeletal Imaging, The Requisites. 4th ed. Philadelphia: Mosby Elsevier; 2013

（江茂情　徐丹君　符丹卉　赵阳 译）

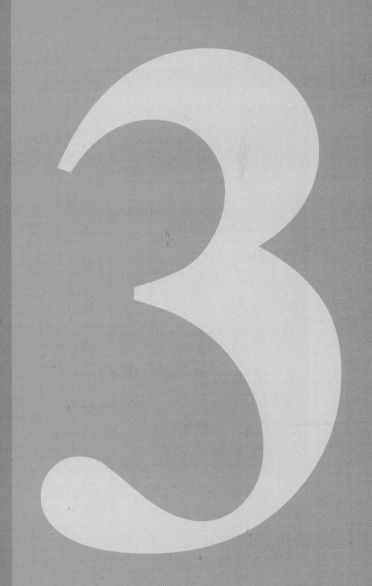

第 3 部分

上肢

病例 36

Cyrus Bateni

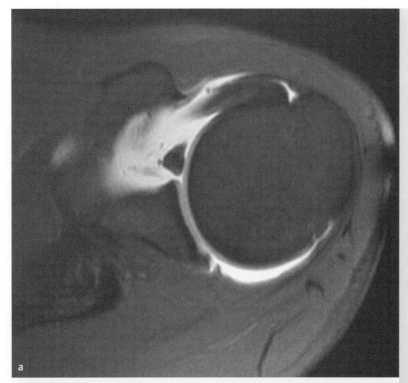

图36.1 （a）肩关节轴位脂肪抑制T1WI造影显示盂肱中韧带（MGHL）明显增粗伴前上盂唇缺如。（b）斜矢状面可更好地显示增粗的盂肱中韧带。

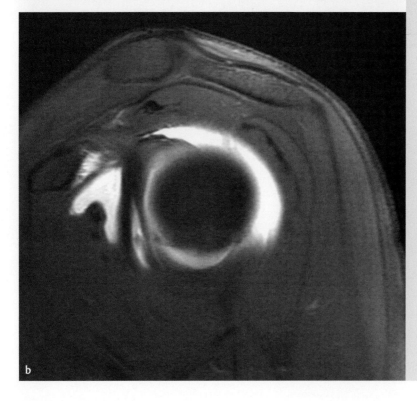

■ **临床病史**

21岁女性，抬臂过头顶运动时肩痛（图36.1）。

■ 关键影像学表现

前上盂唇外形异常（正常变异）。

■ Top 3 鉴别诊断

- **盂唇下沟**：盂唇下沟或盂唇下隐窝是盂唇最常见的正常变异。利用钟面法描述关节盂的位置，通常出现在 11~3 点位置之间（在斜矢状面观察盂唇呈椭圆形，肱二头肌长头腱盂唇附着处定义为 12 点位置，前部正中线定义为 3 点位置）。正常盂唇下沟是盂唇和关节盂软骨之间充满关节液的线样裂隙。此裂隙通常位于肱二头肌肌腱前方，边缘光滑，平行于肩关节盂软骨。在常规 MRI 上常可显示，冠状位 MRI 关节造影显示最佳，表现为关节盂软骨内侧线样液体信号裂隙，而外侧的关节盂唇呈三角形。
- **盂唇下孔**：为前上唇盂边缘局灶性缺损，通常位于

12~3 点位置之间，发生率约为 10%。表现类似唇下沟，边缘平滑，一般不累及肱二头肌肌腱或盂肱韧带。
- **Buford 复合体**：表现为盂肱中韧带索状增粗，前上盂唇缺如，发生率约为 1%。肱二头肌肌腱附着处盂唇无受累，因此可与盂唇撕裂相鉴别。虽然盂唇下沟和 Buford 复合体都是正常的解剖变异，但可能引起邻近盂唇松弛或紧张增加，导致盂唇撕裂风险增高。认识这些解剖变异十分重要，因为在这些情况下修复正常的盂唇可能会导致肩关节活动受限和疼痛。

■ 其他鉴别诊断

- **肩关节上盂唇前后部（SLAP）撕裂**：上盂唇从前向后的撕裂称为 SLAP 撕裂，有时难以与正常变异相区分。有助于诊断 SLAP 撕裂的影像学特征主要包括：

线样液体信号裂隙影累及盂唇全层并延伸至盂唇外、边缘不规则、累及肱二头肌长头腱支点处盂唇后方、异常液体信号宽度＞2.5mm、存在盂唇旁囊肿。

■ 诊断

Buford 复合体。

√ 要点

- 解剖变异常见于前上盂唇和上盂唇。
- 盂唇内存在异常信号、边缘不规则、与盂唇边缘方

向不平行，以及异常信号延伸至肱二头肌肌腱锚点后方有助于诊断 SLAP 损伤。

■ 推荐阅读

De Coninck T, Ngai SS, Tafur M, Chung CB. Imaging the glenoid labrum and labral tears. Radiographics. 2016; 36(6):1628–1647

De Maeseneer M, Van Roy F, Lenchik L, et al. CT and MR arthrography of the normal and pathologic anterosuperior labrum and labral-bicipital complex. Radiographics. 2000; 20(Spec No):S67–S81

病例 37

Cyrus Bateni

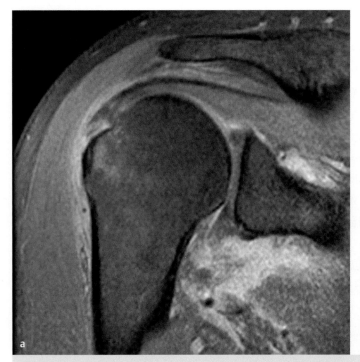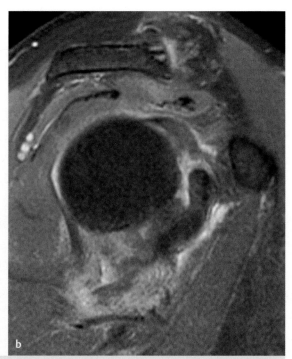

图37.1 （a）肩关节冠状位和（b）矢状位脂肪抑制PDWI MRI显示右侧腋窝明显水肿，盂肱下韧带断裂。肱骨大结节骨折，附着在大结节的冈上肌肌腱后部纤维水肿。

■ **临床病史**

52岁男性，近期摔伤并伴有右肩急性疼痛（图37.1）。

■ 关键影像学表现

盂肱下韧带异常。

■ Top 3 鉴别诊断

- **关节囊撕脱**：盂肱下韧带（IGHL）从下盂唇延伸至肱骨外科颈，由前束和后束组成，中间为腋隐窝。由于急性创伤性盂肱关节半脱位或脱位，IGHL可在其肱骨或盂唇附着部撕脱。该类损伤分别称为盂肱韧带肱骨侧撕脱伤（HAGL）和盂肱韧带盂侧撕脱伤（GAGL）。IGHL在斜冠状面MRI上显示最佳，表现为低信号的"U"形带，为盂肱关节囊的下部，也称为腋囊。在MRI上，HAGL和GAGL的最佳诊断是IGHL的形态改变呈"J"形，液体或注射的造影剂溢出关节囊并向下延伸至腋窝。部分患者肱骨附着处也可发生撕脱骨折。HAGL损伤是导致关节前方不稳定的重要原因。
- **韧带中部撕裂**：韧带中部撕裂约占IGHL损伤的1/3。

当IGHL形态失常，关节液可能向下渗入腋窝，或者在斜冠面MRI图像上，下关节囊典型的"U"形消失。

- **粘连性关节囊炎**：粘连性关节囊炎是一种临床表现为肩部疼痛、活动受限的疾病。该病有多种影像学表现，包括IGHL增粗和信号增高。其与IGHL损伤可以通过临床表现进行鉴别，也可以通过是否合并IGHL损伤的其他影像学表现（如肩关节脱位时的Hill-Sachs嵌入性骨折和前下盂唇损伤）来区分。与IGHL损伤类似，粘连性关节囊炎引起的IGHL增厚和内部水肿信号在斜冠状位、脂肪抑制质子密度图像上显示最佳。粘连性关节囊炎在MRI图像上的其他表现包括：关节囊水肿和软组织增厚，以及喙肱韧带增粗。

■ 诊断

肩关节脱位导致的盂肱下韧带中部撕裂。

√ 要点

- 盂肱下韧带撕裂常由肩关节脱位导致。急性损伤表现为腋囊内关节积液或造影剂外渗，或下关节囊呈
- "J"形异常改变（J征）。
- IGHL增粗和信号增强也可见于粘连性关节囊炎。

■ 推荐阅读

Omoumi P, Teixeira P, Lecouvet F, Chung CB. Glenohumeral joint instability. J Magn Reson Imaging. 2011; 33(1):2–16

Walz DM, Burge AJ, Steinbach L. Imaging of shoulder instability. Semin Musculoskelet Radiol. 2015; 19(3):254–268

病例 38

Cyrus Bateni, Jasjeet Bindra

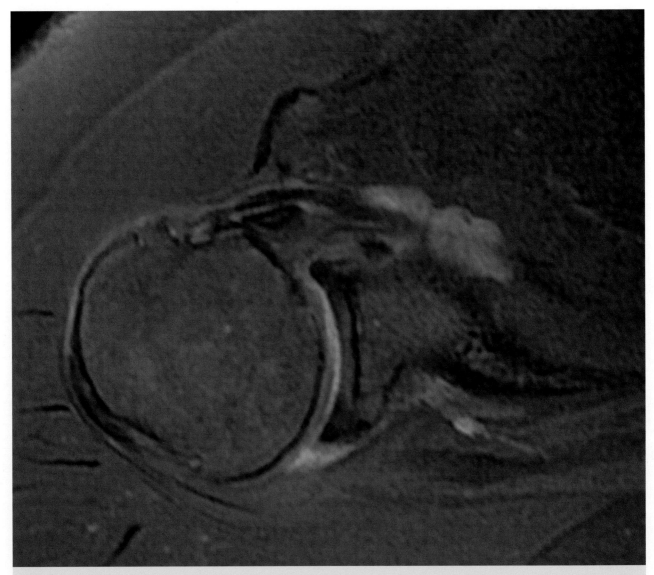

图38.1 关节轴位脂肪抑制PDWI MRI显示肱骨结节间沟空虚，肱二头肌长头腱位置异常。

■ **临床病史**

64岁女性，慢性肩痛（图38.1）。

■ **关键影像学表现**

肱二头肌长头腱近端异常。

■ **Top 3 鉴别诊断**

- **脱位或半脱位**：喙肱韧带、盂肱上韧带、肩胛下肌腱和冈上肌腱对于维持结节间沟内肱二头肌长头腱（LHBT）的稳定性具有重要作用。在超声或MRI中，如果在结节间沟内肱二头肌长头腱消失，应高度怀疑二头肌肌腱内侧脱位或撕裂。上述4个稳定装置中任何一个损伤均可能导致LHBT脱位，最常见的是肩胛下肌腱撕裂。脱位的肌腱可位于肩胛下肌腱前方、腱内撕裂处，或关节内脱位至肩胛下肌腱深处。

- **肌腱撕裂**：LHBT部分或完全撕裂常与潜在的肌腱病变（如变性）有关。完全断裂最常见于结节间沟内或近端，由于撕裂的肌肉肌腱回缩而在前臂形成隆起，因此，常伴有"大力水手"畸形。部分撕裂则常有肌腱轮廓突然缩小和不规则改变。完全撕裂时结节间沟内肌腱消失，应仔细观察并确认肌腱有无脱位。急性撕裂时还可见肌腹水肿和肌腱残端回缩。LHBT撕裂在肩袖病变中非常常见，75%的肩袖撕裂可发生该病。

- **肌腱炎**：肱二头肌肌腱炎在MRI图像上并不少见，特别是在冈上肌和肩胛下肌腱病变的情况下。肌腱炎可以是弥漫性的，也可以是节段性的。肌腱炎影像学表现为MRI各序列上肌腱信号增强和粗细不均匀。

■ **其他鉴别诊断**

- **解剖学变异**：肱二头肌长头腱和近端存在广泛的解剖变异，包括异常的关节内和关节外起源、先天性缺如和副头肌腱。在先天性肌腱缺如中，肱骨结节间沟发育不良或缺如。与肱二头肌长头腱损伤表现类似的其他常见变异包括肱二头肌长头腱的重复或分叉。在MRI图像上，副肌腱表现为结节间沟内额外的低信号结构，呈扁平状，如果不仔细追踪来源，可能会被误诊为LHBT的纵向撕裂。

■ **诊断**

肱二头肌长头腱内侧脱位至撕裂的肩胛下肌腱内。

√ **要点**

- 肩胛下肌腱撕裂是LHBT内侧脱位的最常见原因。
- LHBT损伤与肩袖撕裂高度相关。

- 在没有仔细追踪LHBT副肌腱来源的情况下，可能会被误诊为纵向撕裂。

■ **推荐阅读**

Beltran J, Jbara M, Maimon R. Shoulder: labrum and bicipital tendon. Top Magn Reson Imaging. 2003; 14(1):35–49

Petchprapa CN, Beltran LS, Jazrawi LM, Kwon YW, Babb JS, Recht MP. The rotator interval: a review of anatomy, function, and normal and abnormal MRI appearance. AJR Am J Roentgenol. 2010; 195(3):567–576

病例 39

Cyrus Bateni, Jasjeet Bindra

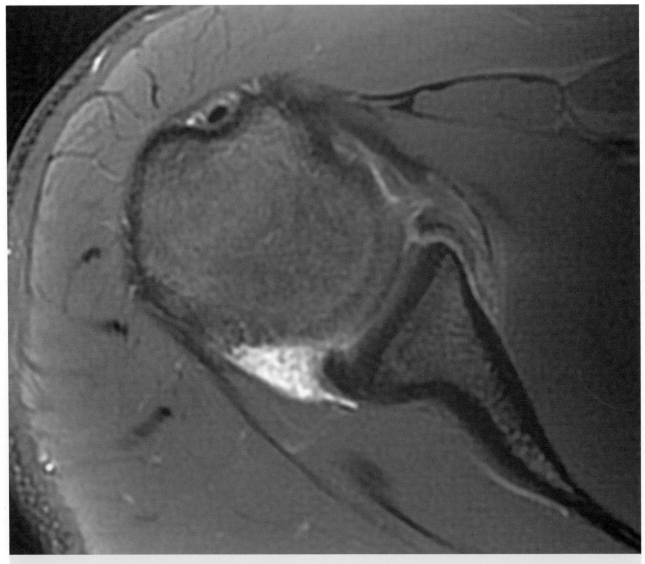

图39.1　肩关节脂肪抑制PDWI MRI显示前下盂唇和关节盂之间有液体信号裂隙，未移位的盂唇仍然附着在骨膜上。

■ **临床病史**

18岁男性，有肩关节前脱位史（图39.1）。

■ 关键影像学表现

前下盂唇撕裂。

■ Top 3 鉴别诊断

- **Bankart 损伤**：Bankart 损伤是指前下盂唇的损伤，可以累及上唇或同时累及下唇和邻近的骨性关节盂。由于撕裂邻近骨膜，盂唇和骨性关节盂可能会发生移位。这种盂唇损伤最常见的是肩关节前脱位，通常与 Hill–Sachs 病变并存，后者是指肱骨头后外侧压缩性骨折。分离的盂唇可以留在原处，也可以向其附着点远侧移位。MRI 显示肩胛骨内侧骨膜断裂，不规则液体或造影剂延伸至盂唇，但盂唇与前下盂肱韧带保持连续。

- **Perthes 损伤**：当前下盂唇从骨性关节盂表面撕脱，但仍有部分附着在骨膜上且未移位时，该损伤称为 Perthes 损伤。这在影像和关节镜下都很难看到，因为与 Bankart 损伤不同，盂唇可能看起来处于正常位置。MRI 关节造影时，通过液体扩张对唇部施加压力可以更好地显示 Perthes 损伤。此外，关节造影时将手臂置于外展和外旋（ABER）位置显示 Perthes 损伤最佳，这是该位置绷紧的盂肱下韧带对前唇施加压力所致。Perthes 损伤可由急性创伤性事件或反复受压引起。

- **前下盂唇套袖状撕裂（ALPSA）**：ALPSA 损伤通常是慢性损伤的结果，而不是急性脱位。该损伤与 Perthes 损伤类似，因为前下盂唇与关节盂表面分离，而盂唇仍部分附着在骨膜上。然而，与 Perthes 损伤不同的是，ALPSA 损伤中盂唇沿着肩胛颈的前侧向内侧移位。由于盂唇不在正常位置，因此，比 Perthes 损伤更容易诊断。

■ 其他鉴别诊断

- **盂唇关节囊内撕裂（GLAD）**：在 GLAD 损伤中，前下盂唇和邻近关节软骨部分撕裂，可伴有轻微移位，也可以是内侧移位。与上述其他损伤不同，该损伤更常见于直接的急性创伤，而非关节脱位。MRI 能更好地显示关节盂软骨撕裂。

■ 诊断

Perthes 损伤。

√ 要点

- 在 Bankart 损伤中，盂唇分离且肩胛骨骨膜断裂。
- ABER 体位有助于在 MRI 上识别 Perthes 损伤。
- 在 ALPSA 损伤中，盂唇分离，肩胛骨骨膜剥离，并伴有盂唇内侧移位。

■ 推荐阅读

Bencardino JT, Gyftopoulos S, Palmer WE. Imaging in anterior glenohumeral instability. Radiology. 2013; 269(2):323–337

De Coninck T, Ngai SS, Tafur M, Chung CB. Imaging the Glenoid Labrum and Labral Tears. Radiographics. 2016; 36(6):1628–1647

病例 40

Cyrus Bateni, Jasjeet Bindra

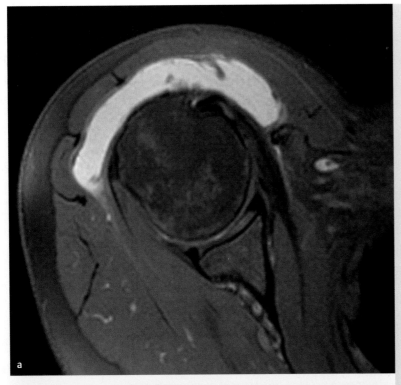

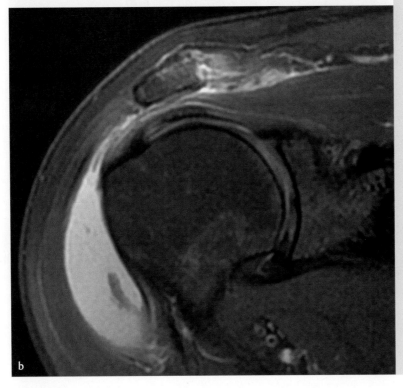

图 40.1 （a）肩关节冠状位和（b）轴位脂肪抑制 PDWI MRI 显示肩关节周围三角肌深面新月形液体信号聚集区伴滑膜炎表现。

■ **临床病史**

49 岁女性，肩部肿胀（图 40.1）。

■ 关键影像学表现

肩关节周围滑囊或囊肿。

■ Top 3 鉴别诊断

- **肩峰下–三角肌下滑囊**：肩峰下–三角肌下滑囊位于肩袖肌腱的表面，不与盂肱关节相通。如果肩袖全层撕裂，盂肱关节和肩峰下–三角肌下滑囊之间会异常沟通，关节液从关节囊内流出进入该滑囊。在感染性或炎性条件下也可能发生滑囊炎和扩张，如钙羟基磷灰石沉积，并没有肩袖撕裂。滑囊内正常情况下也可以有微量液体。

- **喷泉征（geyser sign）**：当肩袖全层撕裂时，关节液从盂肱关节流出，并经肩峰下–三角肌下滑囊进入肩锁关节内。如果压力较大且液体较多，可在肩锁关节上方形成包裹性液体集聚，称为"喷泉"征。肩关节造影的特征性表现为造影剂从盂肱关节延伸到肩峰下–三角肌下滑囊，然后进入肩锁关节间隙。喷泉征通常提示慢性肩袖全层撕裂，并伴有肩锁关节下关节囊侵袭。病灶有时可增大并呈肿瘤样改变。

- **喙突下滑囊**：位于肩胛下肌腱前方，喙突和肩胛下隐窝下方，不与盂肱关节相通，但与肩峰下–三角肌下滑囊相通。当存在滑囊炎或肩袖全层撕裂时，可伴随该滑囊扩张。喙突下滑囊位于肩胛下肌前方，位置较肩胛下隐窝更低。

■ 其他鉴别诊断

- **盂旁囊肿**：盂旁囊肿通常与盂唇关系密切，常伴有盂唇撕裂。MRI上可见较小的单房性或较大的多房性囊性病灶。位于肩胛上切迹或冈盂切迹的肩胛旁囊肿可导致肩胛上神经卡压。

- **肱二头肌长头腱腱鞘积液**：肱二头肌长头腱腱鞘与盂肱关节囊相通。因此，除非肌腱完全被液体包绕或者肌腱有形态学改变，否则肱二头肌腱鞘内有液体不应被认为是异常。

■ 诊断

肩峰下–三角肌下滑囊炎。

∨ 要点

- 如果肩峰下–三角肌下滑囊内液体增多，应仔细检查肩袖是否撕裂。
- 喷泉征通常表明肩袖存在慢性全层撕裂。
- 喙突下滑囊与肩胛下隐窝的区别是位置更低和位于肩胛下肌前方。

■ 推荐阅读

Mellado JM, Salvadó E, Camins A, et al. Fluid collections and juxta-articular cystic lesions of the shoulder: spectrum of MRI findings. Eur Radiol. 2002; 12(3): 650–659

Motamedi D, Everist BM, Mahanty SR, Steinbach LS. Pitfalls in shoulder MRI: part 2–biceps tendon, bursae and cysts, incidental and postsurgical findings, and artifacts. AJR Am J Roentgenol. 2014; 203(3):508–515

病例 41

Cyrus Bateni, Jasjeet Bindra

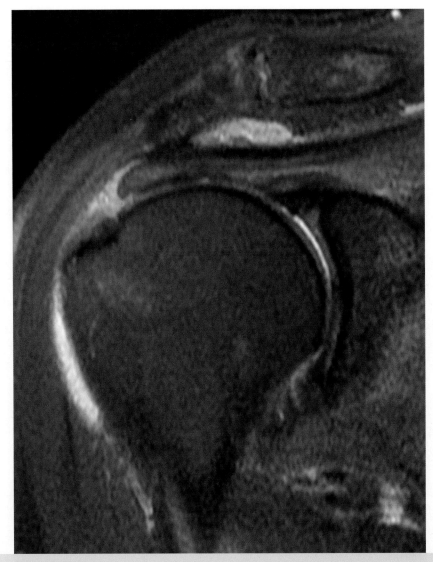

图41.1 肩关节冠状位脂肪抑制 PDWI MRI 显示冈上肌腱全层撕裂伴轻度回缩，肩峰下 – 三角肌下滑囊中量积液。

■ 临床病史

52岁男性，近期肩部疼痛加重（图41.1）。

■ 关键影像学表现

肩袖异常。

■ Top 3 鉴别诊断

- **部分撕裂**：肩袖部分撕裂可以根据肌腱累及的表面或受累深度的百分比来描述。撕裂可能累及关节面、滑囊面或肌腱内。关节面撕裂是最常见的类型，在T2WI上表现为肌腱局部不连续伴液体充填。脂肪抑制T2WI更有利于显示病变。其他表现包括肌腱表面磨损或厚度改变，如变细或增粗。肌腱回缩偶尔可见于重度的部分撕裂。肌腱内撕裂的特点是肌腱内部可见T2WI液体信号，未延伸到关节面或滑囊面。滑囊面撕裂累及肌腱上表面或滑囊表面，关节囊外出现液体填充的裂隙。关节镜下根据肌腱受累程度对部分撕裂进行分类。1级撕裂累及肌腱厚度 < 25%(< 3mm)；2级撕裂累及肌腱厚度的25%~50%（3~6mm）；3级撕裂超过肌腱厚度50%以上（ > 6mm）。

- **全层撕裂**：在全层撕裂中，肌腱的不连续性从关节面一直延伸到滑囊面。在肩袖的4个肌腱（冈上肌、冈下肌、肩胛下肌和小圆肌）中，冈上肌最常见，并多见于大结节附着部。根据撕裂的大小将全层撕裂分为小（ < 1cm）、中（1~3cm）、大（3~5cm）和巨大（ > 5cm）。全层撕裂在斜矢状位可以不累及前后方向的整个肌腱。最典型的特征是肌腱不连续并伴液体充填。次要征象包括肩峰下 – 三角肌下滑囊积液、肌腱回缩和肌肉萎缩。肌肉萎缩通常是由于肩袖慢性撕裂，但如果肩袖完整，也可能有其他原因导致肌肉萎缩。

- **肩袖肌腱病**：肩袖撕裂通常发生在肩袖肌腱病的基础上。在MRI中，质子密度和T2WI表现为肌腱信号增高，但是信号强度低于积液的信号强度，并且异常信号的形态近似球形而不是线形。鉴别肌腱病和部分撕裂有时很困难。在短TE图像上评估肌腱存在缺陷，肌腱相对于主磁场呈55°的区域信号会异常增高，导致魔角伪影。魔角伪影会在T2WI（长TE时间）上消失。

■ 诊断

冈上肌腱全层撕裂。

√ 要点

- 肩袖最常撕裂的肌腱是冈上肌腱。
- 肩袖撕裂应用厚度和宽度（从前向后）来描述。
- 肩袖部分撕裂和肌腱病的鉴别诊断有时较困难；在肌腱病中，T2WI高信号区域近似球形而不是线形，并且高信号没有达到液体积液的信号强度。

■ 推荐阅读

Kassarjian A, Bencardino JT, Palmer WE. MR imaging of the rotator cuff. Radiol Clin North Am. 2006; 44(4):503–523

Morag Y, Jacobson JA, Miller B, De Maeseneer M, Girish G, Jamadar D. MR imaging of rotator cuff injury: what the clinician needs to know. Radiographics. 2006; 26(4):1045–1065

病例 42

Jasjeet Bindra

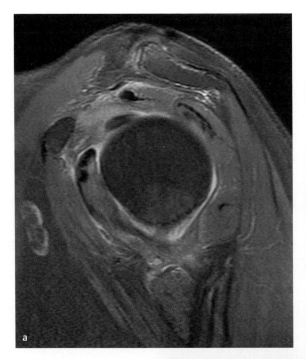
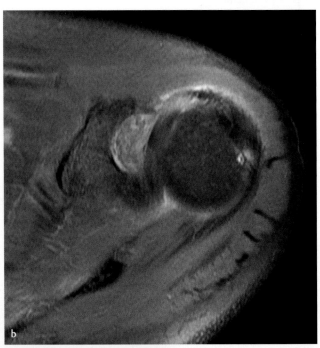
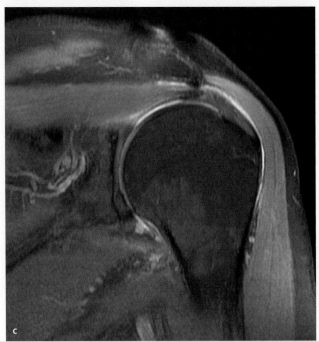

图42.1 （a）肩关节矢状位和（b）轴位脂肪抑制PDWI MRI显示肩袖间隙区边缘模糊的中等信号影。（c）同一肩关节冠状位脂肪抑制PDWI MRI显示盂肱下韧带增粗、肿胀，可见水肿。

■ 临床病史

53岁女性，肩部疼痛伴活动受限（图42.1）。

■ 关键影像学表现

肩袖间隙异常。

■ Top 3 鉴别诊断

- **肱二头肌长头腱滑车异常**：喙肱韧带（CHL）和盂肱上韧带（SGHL）在结节间沟区形成一个包绕肱二头肌长头腱的悬带样结构，对肱二头肌长头腱关节内段的稳定性起着重要作用。肱二头肌长头腱滑车因急性创伤、反复活动或退行性病变而导致损伤，或继发于前上肩袖撕裂。由于止点处纤维的密集植入，冈上肌腱远端前部和肩胛下肌腱上部的撕裂（称为前上肩袖撕裂）可分别剥离至CHL和SGHL。在MRI上，当肱二头肌长头腱内侧半脱位或脱位至小结节水平，可诊断为肱二头肌长头腱滑车损伤。常规MRI一般无法直接显示该滑车内部结构的异常。肩胛下肌腱上缘的异常改变对诊断肱二头肌长头腱滑车损伤具有高度的敏感性和特异性。

- **粘连性关节囊炎**：粘连性关节囊炎是一种相对常见的临床疾病，其特征是疼痛和活动受限，好发于中年女性。病理上被认为是一系列损伤导致关节囊和滑膜增厚及收缩。MRI显示，正常的肩袖间隙脂肪被肉芽组织或纤维组织替代，关节囊增厚，肩袖间隙内SGHL和CHL增粗，腋囊增厚。肩袖间隙异常在斜矢状位MRI上观察最佳。

- **肩袖间隙松弛**：肩袖间隙关节囊损伤导致肩关节后下部不稳定。关节囊撕裂表现为关节囊变薄或局部不连续。MRI关节造影可见囊内造影剂外渗，肩袖间隙的容积和大小比正常MRI造影更大。

■ 诊断

粘连性关节囊炎。

√ 要点

- 肱二头肌长头腱解剖位置异常可间接帮助诊断肱二头肌长头腱滑车损伤。
- 粘连性关节囊炎表现为肩袖间隙区脂肪信号被肉芽组织或纤维组织替代。
- 肩袖间隙关节囊变薄、局部不规则和分离展开与肩关节不稳定有关。

■ 推荐阅读

Nakata W, Katou S, Fujita A, Nakata M, Lefor AT, Sugimoto H. Biceps pulley: normal anatomy and associated lesions at MR arthrography. Radiographics. 2011; 31(3):791–810

Petchprapa CN, Beltran LS, Jazrawi LM, Kwon YW, Babb JS, Recht MP. The rotator interval: a review of anatomy, function, and normal and abnormal MRI appearance. AJR Am J Roentgenol. 2010; 195(3):567–576

病例 43

Paulomi Kanzaria, Jasjeet Bindra

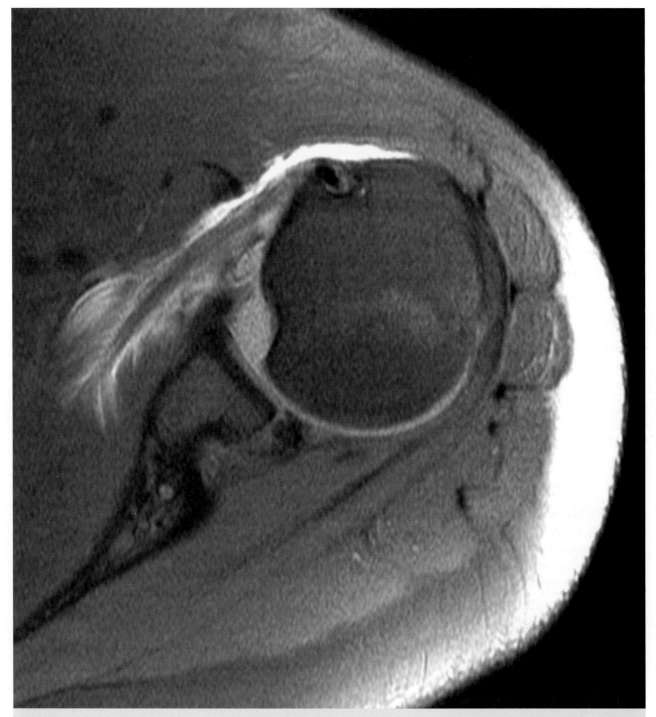

图 43.1 肩关节轴位脂肪抑制 T1WI 的 MRI 造影显示关节后下盂唇撕裂、后盂唇骨膜撕裂，以及肱骨头前部撞击变形。

■ **临床病史**

45 岁女性，癫痫发作后出现急性肩痛（图 43.1）。

■ 关键影像学表现

后盂唇形态异常。

■ Top 3 鉴别诊断

- **后盂唇撕裂**：后盂唇撕裂较前盂唇撕裂少见，可能与后方不稳定有关。撕裂的类型包括部分撕裂、完全撕裂，以及盂唇磨损或碎裂。盂唇旁囊肿可见于盂唇撕裂，当囊肿较大时，可引起压迫性神经病变并造成肌肉去神经支配。
- **反 Bankart 损伤**：反 Bankart 损伤继发于肩关节后脱位，通常与反 Hill-Sachs 损伤并存。这种类型的损伤常合并有后下盂唇附着处撕脱及后盂唇骨膜撕裂。这会导致盂肱下韧带后束及后关节囊变得松弛，从

而导致肱骨头向后移位，并可伴发不同程度的骨折，包括关节盂后下缘撕脱骨折及范围广泛的粉碎性骨折。

- **POLPSA 损伤**：后盂唇关节囊骨膜袖撕脱（POLPSA 损伤）继发于肩关节后脱位或反复半脱位时，肱骨头撞击后盂唇复合体。特点是后盂唇及后盂唇骨膜沿骨面完整剥离，这会形成局部较大的隐窝并与关节间隙相通。关节镜下可见袖状撕脱的骨膜下有纤维组织增生。

■ 其他鉴别诊断

- **后 GLAD 损伤**：后 GLAD 损伤与前 GLAD 损伤类似。MRI 表现为后下盂唇撕裂伴软骨局部损伤。与上唇盂轻微撕裂有关。
- **Kim 损伤**：Kim 损伤继发于反复的肱骨头后半脱位对后下盂唇的直接暴力损伤。在后下盂唇和肩胛盂软

骨间有表浅的撕裂（边缘裂隙），但没有完全的盂唇撕裂。在 MRI 关节造影中，可见后下盂唇变平，盂唇-软骨连接处后倾，但关节盂软骨和盂唇的位置关系保持正常。

■ 诊断

后脱位继发反 Bankart 损伤及反 Hill-Sachs 损伤。

√ 要点

- 后盂唇撕裂伴盂唇旁囊肿可引起压迫性神经病变并造成肌肉去神经支配。
- 反 Bankart 损伤的特点是后下盂唇撕脱并伴有后盂唇

骨膜的撕裂。
- POLPSA 损伤的特点是后下盂唇及后盂唇骨膜沿骨面的完整剥离。

■ 推荐阅读

De Coninck T, Ngai SS, Tafur M, Chung CB. Imaging the glenoid labrum and labral tears. Radiographics. 2016; 36(6):1628–1647

Shah N, Tung GA. Imaging signs of posterior glenohumeral instability. AJR Am J Roentgenol. 2009; 192(3):730–735

病例 44

Cyrus Bateni

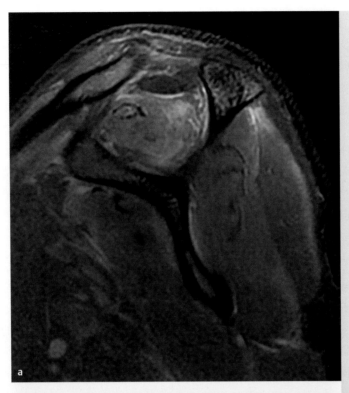

图44.1 （a）肩关节矢状位脂肪饱和PDWI MRI显示冈上肌、冈下肌、小圆肌和三角肌水肿。（b）6个月后矢状位图像显示肌肉水肿有所好转，但冈上肌和冈下肌仍有轻度水肿，冈上肌有萎缩。

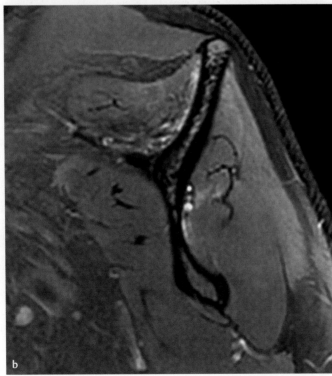

■ **临床病史**

....

19岁男性，机动车事故后肩部疼痛乏力（图44.1）。

■ 关键影像学表现

肩部神经卡压。

■ Top 3 鉴别诊断

- **肩胛上神经：**肩胛上神经经肩胛上切迹进入冈上窝，支配冈上肌；继而经冈盂切迹，支配冈下肌。如果神经在肩胛上切迹损伤，将同时累及冈上肌和冈下肌。单独的冈下肌去神经支配提示在冈盂切迹受压。肩胛上神经卡压的诊断依据是在矢状位、液体敏感的序列上显示冈上肌和冈下肌水肿。慢性卡压表现为肌肉体积减小和肌肉脂肪浸润。肩胛上神经损伤或卡压的常见原因有外伤、肩胛横韧带肥厚或占位性病变引起的外源性压迫，最常见于椎旁囊肿或腱鞘囊肿。

- **臂丛神经：**臂丛神经可能在胸廓出口处卡压撞击损伤，也可能在颈椎创伤时受到损伤。摩托车交通事故和跌倒是臂丛神经直接损伤的常见病因。胸廓出口撞击的常见原因包括锁骨骨折或斜角肌纤维化。Parsonage–Turner综合征又称为急性特发性臂丛神经炎，可有类似的表现。Parsonage–Turner综合征最常累及冈上肌和冈下肌，类似肩胛上神经卡压；但也可累及其他肌肉，包括三角肌、小圆肌和肩胛下肌。

- **腋神经：**腋神经起源于臂丛，向外下走行于肩胛下肌前方，与旋肱后动脉伴行穿过四边孔。其支配小圆肌和三角肌。腋神经可能在盂肱关节下缘水平和四边孔处因盂肱关节脱位、肱骨骨折、下盂唇囊肿、腱鞘囊肿或纤维化而损伤。与其他神经卡压表现类似，MRI上表现为肌肉水肿，慢性病程则表现为肌肉体积减小和脂肪浸润。

■ 其他鉴别诊断

- **肌炎：**结缔组织疾病、感染、药物引起的肌肉炎症，以及水肿、肌肉萎缩的影像学表现与神经卡压类似，因此，临床病史是关键。此外，无特定神经分布的肌肉受累可提示肌炎。

- **肩袖撕裂：**肩袖撕裂MRI可表现为肌肉萎缩和体积减小。仔细追踪观察肌腱是否存在损伤是诊断肌腱损伤导致的肌肉异常的最好方法。

■ 诊断

臂丛神经损伤。

√ 要点

- 冈上肌和冈下肌肌肉受累的最常见疾病是肩胛上神经卡压和Parsonage–Turner综合征。
- 导致冈上肌和冈下肌肌肉水肿和萎缩的最常见原因是肩袖撕裂，而不是神经损伤或卡压。
- 观察评估肩袖肌肉水肿和体积的最佳图像是斜矢状位脂肪饱和T2WI。

■ 推荐阅读

Linda DD, Harish S, Stewart BG, Finlay K, Parasu N, Rebello RP. Multimodality imaging of peripheral neuropathies of the upper limb and brachial plexus. Radiographics. 2010; 30(5):1373–1400

Yanny S, Toms AP. MR patterns of denervation around the shoulder. AJR Am J Roentgenol. 2010; 195(2):W157:63

病例 45

Jasjeet Bindra

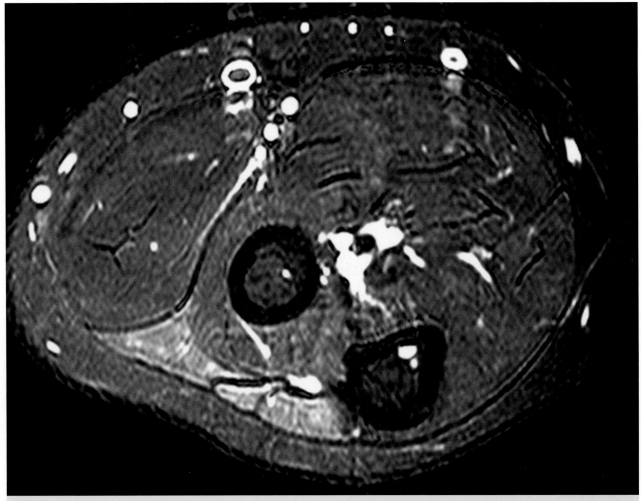

图45.1 前臂近端轴位脂肪抑制T2WI MRI显示指伸肌、尺侧腕伸肌和肘肌等伸肌内高信号影。

■ 临床病史

23岁女性，手指伸展乏力（图45.1）。

■ 关键影像学表现

肘部神经卡压。

■ Top 3 鉴别诊断

- **尺神经**：肘部尺神经卡压是上肢继腕管综合征后第2常见的神经卡压。患者主诉疼痛、感觉异常、第5指和第4指尺侧无力；随着时间的推移，这些手指可能会出现爪形手畸形。尺神经卡压最常见的部位是肘管，其最常见的结构异常是滑车上肘肌（一种解剖变异的肌肉）。有症状者T2WI MRI表现为神经肿胀、信号增高。无症状者也可见神经信号增高。超声还可以发现神经膨大，并且检查时能与无症状的对侧进行对比。

- **桡神经**：在肘关节水平，桡神经分为浅感觉支和深运动支。深支穿过旋后肌至前臂后区，称为骨间后神经（PIN）。桡神经卡压可导致桡管综合征或骨间后神经综合征。桡管综合征患者前臂外侧有烧灼感，PIN综合征患者前臂伸肌无力。在PIN综合征患者中，MRI图像上最常见的异常征象是前臂旋后肌和伸肌的去神经水肿或萎缩。由肿块效应或肱二头肌桡骨囊解剖变异引起神经周围的占位效应较少见。

- **正中神经**：正中神经走行于肱动脉内侧，在肘部旋前圆肌的浅头和深头间穿行，然后进入前臂前隔。正中神经卡压有两种表现，一种是旋前圆肌综合征，表现为前臂疼痛和感觉异常，类似于腕管综合征；另一种是骨间前神经（AIN）综合征，表现为前臂肌肉无力。骨间前神经是运动神经，在旋前圆肌两头间、自正中神经背侧发出，支配旋前方肌、示指和中指侧的拇长屈肌、指深屈肌。骨间前神经综合征，又称为Kiloh-Nevin综合征，患者通常不能用示指捏住拇指，最常见的病因是直接创伤和手术、静脉穿刺及支具等外部压迫。MRI主要表现为相应神经支配的肌肉出现去神经水肿和脂肪萎缩。最常累及旋前方肌，其次为指深屈肌，然后是拇长屈肌。

■ 诊断

骨间后神经卡压。

√ 要点

- 肘管最常见的结构异常是滑车上肘肌。
- 骨间后神经综合征表现为前臂旋后肌和伸肌去神经水肿或萎缩。
- 骨间前神经综合征最常累及旋前方肌。

■ 推荐阅读

Linda DD, Harish S, Stewart BG, Finlay K, Parasu N, Rebello RP. Multimodality imaging of peripheral neuropathies of the upper limb and brachial plexus. Radiographics. 2010; 30(5):1373–1400

Miller TT, Reinus WR. Nerve entrapment syndromes of the elbow, forearm, and wrist. AJR Am J Roentgenol. 2010; 195(3):585–594

病例 46

Jasjeet Bindra

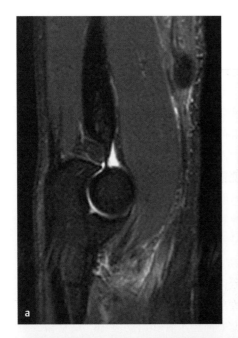 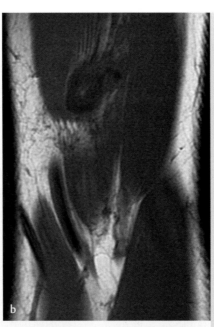

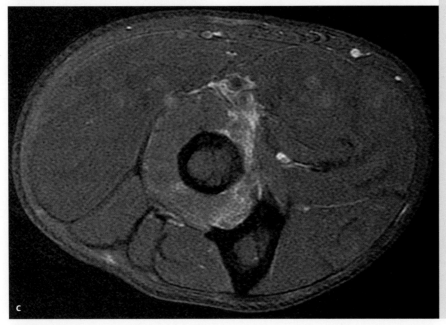

图46.1 （a）肘关节矢状位STIR MRI显示前臂远端一个类圆形低信号结节影。（b）冠状位T1WI显示病灶呈U形。（c）轴位脂肪抑制PDWI显示桡骨粗隆周围水肿，没有任何肌腱附着在粗隆上。

■ **临床病史**

48岁男性，肘部急性疼痛（图46.1）。

■ 关键影像学表现

肱二头肌远端肌腱异常。

■ Top 3 鉴别诊断

- **完全撕裂**：肱二头肌远端长、短头肌腱经肘前窝止于桡骨粗隆。浅表纤维形成二头肌腱膜或纤维束，将远端肌腱固定于前臂筋腱膜上。肱二头肌远端肌腱完全撕裂通常与创伤有关，往往有相当大的外力作用于屈肘。在各种运动项目中，最常见于举重运动员，尤其是使用类固醇的运动员。大部分撕裂发生在桡骨粗隆上方1~2cm处，此处血管相对较少。在肌腱完全撕裂中，如果肱二头肌腱膜完整，肌肉肌腱连接处回缩非常小，此时临床上很难区分完全撕裂和部分撕裂。肱二头肌肌腱在矢状位和轴位图像上显示最佳。此外，FABS体位（屈曲、外展和旋后位）可作为评估远端肌腱的辅助手段。该体位患者俯卧于MRI扫描仪中，肩部固定，肘部屈曲90°，前臂旋后。MRI表现包括肌腱中断不连续、断端液

体充填，周围软组织水肿出血。回缩的肌腱残端表现为信号增高，形态不规则。

- **部分撕裂**：部分撕裂常在肌腱退行性病变基础上因轻微创伤而发生，甚至没有外伤史。MRI表现包括肌腱外形轮廓异常、肌腱内信号异常；也可见肌腱周围积液、水肿及滑囊炎。

- **肱二头肌桡侧滑囊炎**：肱二头肌桡侧滑囊或肘部滑囊位于肱二头肌远端肌腱与桡骨粗隆前之间。当前臂从旋后向旋前移动时，肱二头肌肌腱围绕桡骨旋转，并压迫滑囊。紧邻该滑囊内侧有另一个滑囊，称为骨间滑囊，这两个滑囊相互沟通。反复的旋前旋后机械创伤是导致肘关节滑囊炎最常见的原因。炎症性关节病、感染和滑膜软骨瘤病也可导致肘关节滑囊炎。在超声或MRI图像上表现为滑囊积液。

■ 诊断

肱二头肌远端肌腱完全撕裂伴残端回缩。

√ 要点

- FABS体位可清楚显示远端肌腱的解剖结构，有助于MRI鉴别部分与完全撕裂。
- 部分撕裂有时难以与肌腱退化相鉴别。

- 超声或MRI可清楚显示肘关节滑囊内单纯或复杂的积液及扩张。

■ 推荐阅读

Bucknor MD, Stevens KJ, Steinbach LS. Elbow imaging in sport: sports imaging series. Radiology. 2016; 279(1):12–28

Chew ML, Giuffrè BM. Disorders of the distal biceps brachii tendon. Radiographics. 2005; 25(5):1227–1237

病例 47

Cyrus Bateni, Jasjeet Bindra

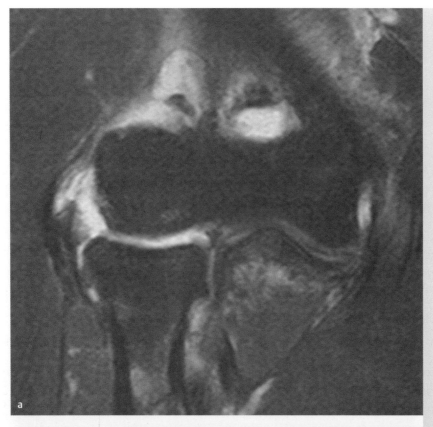

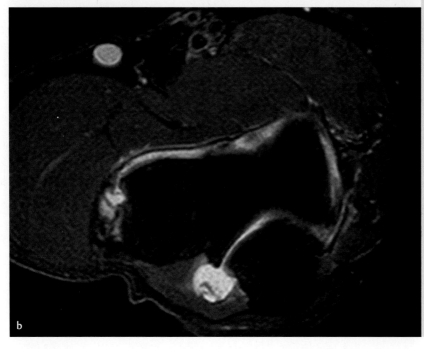

图 47.1 （a）肘关节冠状位和（b）轴位脂肪饱和 PDWI MRI 显示桡侧副韧带近端纤维不连续，伸肌总腱近端纤维变薄且有异常液体信号充填。

■ 临床病史

56 岁男性，长期肘关节疼痛，近期有外伤史（图 47.1）。

■ 关键影像学表现

MRI显示肘关节桡侧软组织损伤。

■ Top 3 鉴别诊断

- **外上髁炎**：肱骨外上髁炎又称为网球肘，是肱骨外上髁处伸肌总腱起点处的病变。发病原因是前臂伸肌反复收缩，导致肌腱出现微小撕裂、变性和愈合不良。一般来说，临床可以直接诊断此病，MRI有助于确定病变的程度，排除其他原因引起的肘关节外侧疼痛。在MRI图像上，伸肌总腱表现为增粗，T2WI呈等信号或高信号。X线片通常没有异常表现，但可能会在肱骨外上髁附近见到钙羟基磷灰石沉积。部分撕裂可见液性高信号，部分延伸至肌腱表面。全层撕裂可见肌腱内液性信号的范围累及肌腱全层。

- **外侧副韧带复合体损伤**：外侧副韧带复合体由桡侧副韧带（RCL）、外尺侧副韧带（LUCL）和环状韧带组成。LUCL是对抗内翻旋转应力最重要的稳定结构。其起自外上髁后方，走行于桡骨头后外侧周围，插入旋后肌，止于尺骨上端。RCL起自肱骨外上髁下方，与环状韧带混合。冠状位MRI评估LUCL和RCL最佳。LUCL损伤不常见，但可能发生于急性内翻

伸展损伤或肘关节脱位后。肱骨外上髁炎伸肌总腱病变有时可导致LCUL损伤。LUCL撕裂可导致肘后外侧旋转不稳（PLRI）。大部分LCUL撕裂发生在肱骨外髁起点处。在MRI上可见韧带纤维不连续及高信号影。矢状位图像上可见桡骨头相对于肱骨小头向后半脱位。单独的RCL撕裂不常见。由于RCL与伸肌总腱有共同的起源，肘外侧损伤通常同时累及RCL和伸肌总腱。LCUL部分纤维和环状韧带与桡侧副韧带也难以分界，可能同时受到损伤。

- **肱桡滑膜皱襞综合征**：在肘关节，引起症状的滑膜皱襞最常位于肘外侧及后上方，并伸入肱桡关节内。青少年运动员往往最易受影响，特别是参与那些需要反复屈伸运动项目的运动员。在MRI上，滑膜皱襞在关节内液体的对比下呈条带状低信号影。滑膜皱襞的厚度＞3mm或覆盖桡骨头超过1/3可提示该病；还可见周围局灶性滑膜炎和桡骨头前外侧软骨软化。

■ 诊断

桡侧副韧带完全撕裂。

∨ 要点

- 在MRI图像上，伸肌总腱撕裂的诊断要点为纤维变薄及撕裂处的液体信号影充填。肌腱增粗、信号增高则提示肌腱病。
- 桡侧副韧带损伤和伸肌总腱损伤因其有共同的起源

常同时发生。

- 外侧尺侧副韧带最好在冠状位图像上观察。在肘后外侧旋转不稳中，矢状位图像上可见桡骨头相对于肱骨小头向后半脱位。

■ 推荐阅读

Bucknor MD, Stevens KJ, Steinbach LS. Elbow imaging in sport: sports imaging series. Radiology. 2016; 280(1):328

Walz DM, Newman JS, Konin GP, Ross G. Epicondylitis: pathogenesis, imaging, and treatment. Radiographics. 2010; 30(1):167–184

病例 48

Cyrus Bateni, Jasjeet Bindra

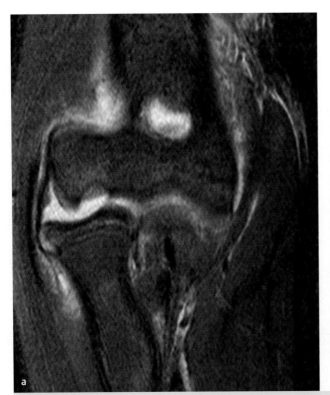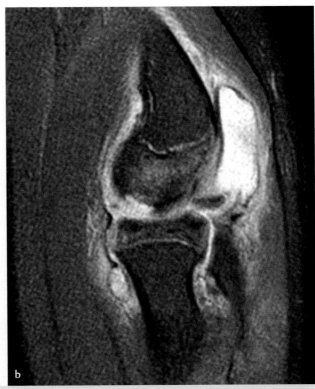

图48.1 （a）肘关节冠状位脂肪饱和PDWI MRI显示肱骨小头有一局部骨软骨缺损。（b）同一患者矢状位脂肪饱和PDWI图像显示肱骨小头前部骨软骨缺损，后方有移位的碎片，关节腔中度积液。

■ **临床病史**

12岁男性，外伤后肘部剧烈疼痛（图48.1）。

■ 关键影像学表现

肘关节骨软骨损伤。

■ Top 3 鉴别诊断

- **肱骨小头剥脱性骨软骨炎（OCD）**：骨软骨损伤指关节软骨及软骨下骨损伤。OCD确切的损伤机制目前尚不清楚，多认为是反复微创伤所致。肘关节最常见的好发部位是肱骨小头，亦可见于滑车、桡骨头、尺骨鹰嘴及尺骨鹰嘴窝。OCD好发于12~15岁的男性青少年。X线片对骨软骨损伤相对不敏感，但可通过对肱骨小头轮廓的扁平程度、肱骨小头内透亮影和关节内游离体的显示来提示诊断。MRI是最佳检查方法，可清楚显示OCD损伤，以及评估OCD是否稳定。如果损伤不稳定，则需要进行手术治疗。如果剥脱伴有关节软骨撕裂、有细线状高信号的骨折线、病灶周围有液体环绕且有多个囊肿，或者单个囊肿直径＞5mm，均提示病变不稳定。

- **肱骨小头骨骺缺血坏死（Panner病）**：Panner病是一种良性、自限性肘关节疾病，可累及整个肱骨小头。其发生在儿童时期，主要见于10岁以下的男孩。目前尚不清楚这是一种独立的疾病还是与OCD属于同一种疾病。X线表现为肱骨小头边界不清的低密度病灶；也可表现为硬化、碎裂或皮质断裂。MRI更敏感，表现为弥漫性肱骨小头骨髓水肿，不伴关节软骨损伤或关节内游离体。

- **肱骨小头假性缺损**：表现为肱骨小头与外上髁移行处局限性凹陷，是肘关节MRI的正常表现。认识这一点非常重要，因其容易被误诊为骨软骨损伤或嵌入骨折。其与骨软骨缺损或关节炎的区别在于此部位软骨结构缺损及软骨下骨髓水肿。典型的假性缺损发生位置比OCD更靠后。

■ 其他鉴别诊断

- **骨关节炎**：肘关节不是骨关节炎的常见受累部位。该病往往继发于以前的创伤，包括骨软骨损伤。骨关节炎的影像学表现包括骨赘形成、关节间隙狭窄、硬化和软骨下囊肿形成。MRI上可伴有软骨下骨髓水肿。肘关节OCD最常累及肱骨小头，而肘关节骨关节炎主要发生在肱尺关节。此外，肘炎还应考虑其他原因，如类风湿关节炎、化脓性关节炎和血友病性关节病。

■ 诊断

肱骨小头骨软骨损伤。

∨ 要点

- 不稳定骨软骨损伤的MRI表现包括T2高信号的软骨骨折线，骨碎片周围液体信号包绕和至少5mm的囊肿形成。

- Panner病累及整个肱骨小头，不伴关节软骨损伤。
- 肱骨小头假性缺损位置更靠后，且无软骨下骨髓水肿。

■ 推荐阅读

Binaghi D. MR imaging of the elbow. Magn Reson Imaging Clin N Am. 2015; 23 (3):427–440

Wong TT, Lin DJ, Ayyala RS, Kazam JK. Elbow injuries in pediatric overhead athletes. AJR Am J Roentgenol. 2017; 209(4):849–859

病例 49

Cyrus Bateni, Jasjeet Bindra

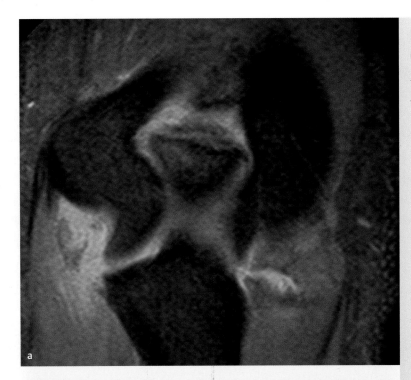

图49.1 （a）肘关节冠状位和（b）矢状位脂肪饱和PDWI MRI显示尺侧副韧带（UCL）不连续，周围水肿，中等量关节积液。

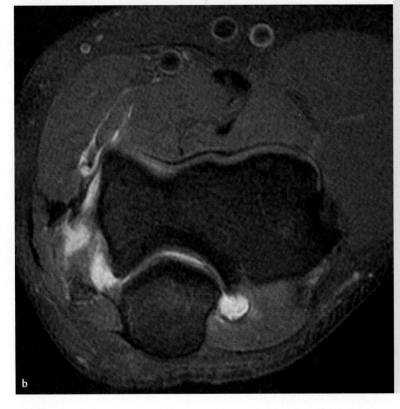

■ 临床病史

37岁男性棒球投手，肘内侧急性疼痛（图49.1）。

■ **关键影像学表现**

肘关节尺侧稳定结构损伤。

■ **Top 3 鉴别诊断**

- **尺侧副韧带部分撕裂**：肘关节尺侧副韧带（UCL）由前、后、水平三束组成。前束是对抗外翻应力的重要结构，最好在冠状位MRI上评估。在T1WI图像上，UCL前束表现为均匀低信号，肱骨近端附着处较宽，其内可见混杂有线条状脂肪信号影，韧带远端变细。在脂肪抑制T2WI图像上，UCL应呈低信号；如有纤维内水肿、纤维部分断裂、邻近软组织水肿，则提示UCL部分撕裂。韧带远端骨骼附着处部分撕裂表现为积液或造影剂沿韧带下方、骨骼边缘分布，呈"T"征。在运动员中，由于投掷动作会产生外翻压力，因此，UCL损伤与棒球投掷运动高度相关。部分撕裂在这类运动人群中非常常见，即使在无症状的个体中也是如此。虽然常规MRI序列可诊断UCL撕裂，但MRI或CT关节造影对UCL部分撕裂的诊断特异性和敏感性更高。

- **尺侧副韧带完全撕裂**：UCL完全撕裂时，在特定的体格检查中可发现关节外翻不稳定。大部分撕裂发生在前束的中部，也可见于近端和远端附着处。与部分撕裂类似，冠状位MRI液体敏感、脂肪抑制序列显示UCL完全撕裂的效果最佳。完全撕裂的MRI表现包括UCL纤维完全断裂、松弛和邻近软组织水肿。

- **肱骨内上髁炎**：肘关节屈肌包括旋前圆肌、桡侧腕屈肌、掌长肌、指浅屈肌和尺侧腕屈肌。屈肌总腱是维持外翻稳定的结构。屈肌总腱起点处退行性病变是肘关节内侧疼痛的常见原因。屈肌总腱肱骨内上髁附着处损伤也可能与过肩投掷运动和UCL损伤有关。屈肌总腱的止点比UCL更靠近端和内侧，在冠状位MRI图像上能清楚地与UCL区分。此外，UCL前束近端附着处较宽，而屈肌总腱起点处较细。在MRI图像上，肌腱变性可表现为肌腱增粗、肌腱T2呈等或高信号，肌腱周围软组织水肿；也可出现部分或全层撕裂。

■ **诊断**

UCL完全撕裂。

√ **要点**

- UCL撕裂在冠状位T2WI序列上显示最佳。
- MRI或CT关节造影诊断UCL部分撕裂比常规MRI更敏感。
- 屈肌总腱退行性病变表现为肌腱增粗、T2呈等或高信号，邻近软组织水肿。

■ **推荐阅读**

Bucknor MD, Stevens KJ, Steinbach LS. Elbow imaging in sport: sports imaging series. Radiology. 2016; 280(1):328

Wong TT, Lin DJ, Ayyala RS, Kazam JK. Elbow injuries in adult overhead athletes. AJR Am J Roentgenol. 2017; 208(3):W110–W120

病例 50

Robert D. Boutin

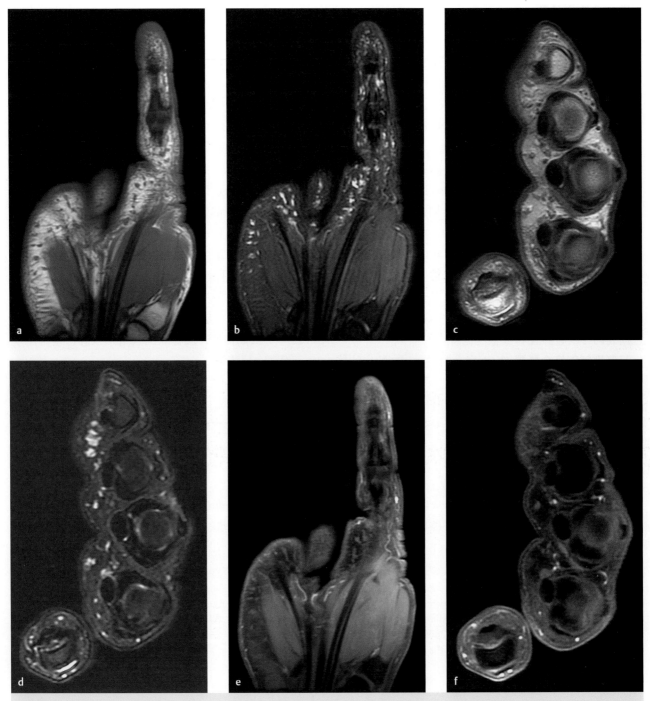

图50.1 （a）手冠状位T1WI、（b）冠状位脂肪抑制T2WI、（c）轴位PDWI和（d）轴位脂肪抑制T2WI显示手掌侧皮下脂肪层内T1等信号、T2高信号微小结节灶。（e）冠状位、脂肪抑制、T1WI及（f）轴位脂肪抑制T1WI增强显示掌侧这些结节灶均无强化。

■ **临床病史**

....

39岁男性，从事重复性劳动的工人（图50.1）。

■ 关键影像学表现

皮下大量T2高信号的微小结节。

■ Top 3 鉴别诊断

- **Pacinian 小体**：Pacinian 小体是振动和深层压力的感觉受体，特别是在手掌和足底。Pacinian 小体大多是偶然发现，也有报道描述了其可能与外伤或反复的微创伤有关的临床症状。正常 Pacinian 小体为圆形，通常测量大小 < 2mm（范围为 1~5mm）。

  MRI 典型表现为T1等信号、T2高信号的微小结节，由于血管–神经屏障非常严密，结节没有强化；可见结节与邻近神经有细微的线状连接。在高分辨率超声下，Pacinian 小体呈无回声的点状物，尤其在与掌侧皮下指神经和血管毗邻时。

- **神经纤维瘤病**：神经纤维瘤病是累及神经和皮肤的肿瘤性病变，可伴多发的软组织结节。除神经纤维瘤（局灶性、弥漫性和丛状）外，1型神经纤维瘤病的典型特征包括皮肤病变（如咖啡斑、腋窝或腹股沟雀斑样沉积）和特征性骨骼病变（如椎体后凸、假关节形成、椎体后缘"扇贝"样压迹）。与Pacinian 小体相比，需要注意的是神经纤维瘤通常较大，MRI增强后有强化，在超声上具有较高的回声。

- **血管源性病变**：肌骨组织和皮肤组织的血管性病变多见于年轻患者，常见于婴幼儿。世界卫生组织（WHO）和国际脉管性疾病研究学会（ISSVA）发布了两种不同的血管肿瘤分类系统。尽管2013年WHO分类系统在成人患者的临床治疗中广泛运用，但2018年ISSVA分类系统多用于儿童和青少年的临床治疗。

■ 诊断

Pacinian 小体。

∨ 要点

- Pacinian 小体是机械感受器，通常在皮下脂肪层偶然发现，呈微小的T2高信号结节。
- 造影剂增强后Pacinian 小体无强化，而神经源性和血管源性病变有强化。

- 绝大多数软组织肿瘤为单发。当存在多发软组织肿块时，鉴别诊断范围有限，最常考虑神经纤维瘤病、血管瘤样病变、纤维瘤病、转移瘤等。

■ 推荐阅读

Fletcher CDM, Bridge JA, Hogendoorn PCW, et al, eds. World Health Organization Classification of Tumours of Soft Tissue and Bone. 5th ed. Lyon: IARC Press; 2020

International Society for the Study of Vascular Anomalies. ISSVA Classification of Vascular Anomalies. Available at: issva.org/classification. Accessed May 1, 2020

Rhodes NG, Murthy NS, Lachman N, Rubin DA. Normal Pacinian corpuscles in the hand: radiology-pathology correlation in a cadaver study. Skeletal Radiol. 2019; 48(10):1591–1597

Riegler G, Brugger PC, Gruber GM, Pivec C, Jengojan S, Bodner G. High-resolution ultrasound visualization of Pacinian corpuscles. Ultrasound Med Biol. 2018; 44(12): 2596–2601

Wildgruber M, Sadick M, Müller-Wille R, Wohlgemuth WA. Vascular tumors in infants and adolescents. Insights Imaging. 2019; 10(1):30

（戴琦　于凡 译）

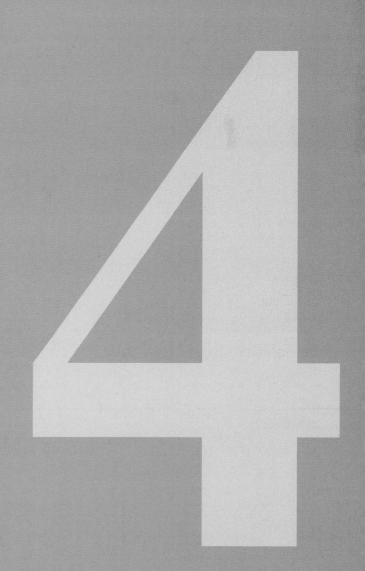

第4部分
下肢

病例 51

Robert D. Boutin

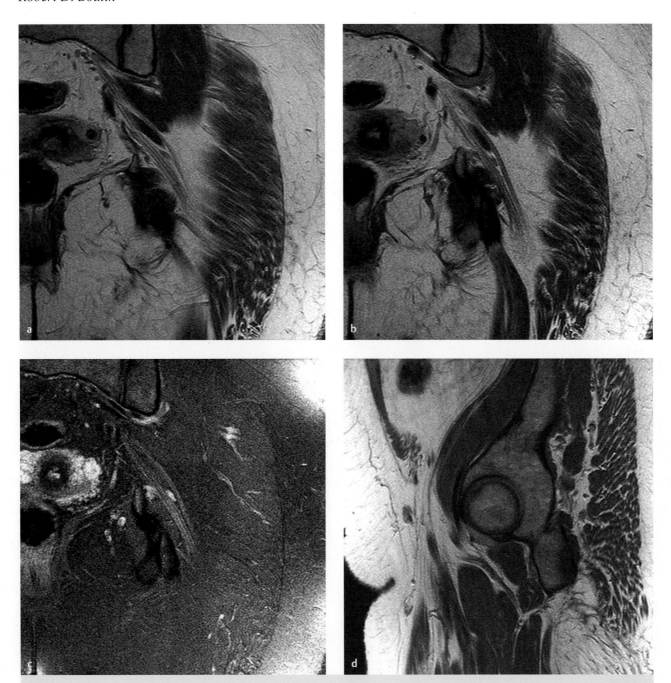

图51.1 （a，b）骨盆的冠状位PDWI、（c）冠状位脂肪抑制T2WI和（d）矢状位PDWI显示坐骨神经被梨状肌分隔走行。一束分支（即胫神经）沿梨状肌下缘走行，另一分支（即腓总神经）穿行于梨状肌内走行。

■ **临床病史**

39岁女性，臀部疼痛，坐时加重，呈"坐骨神经痛"症状（图51.1）。

■ 关键影像学表现

坐骨神经解剖变异。

■ Top 3 鉴别诊断

- **梨状肌综合征**：梨状肌综合征是坐骨神经在梨状肌水平受到卡压所致。一般分为两类：原发性（如坐骨神经分支变异）和继发性（如肿块或外伤）。

  梨状肌综合征最常见的临床特征包括：坐骨切迹附近的压痛、臀部疼痛、坐姿或任何增加梨状肌肌肉张力的动作引起疼痛加剧、直腿抬高试验阳性。

  在MRI检查中，坐骨神经解剖变异常见（约≤20%），并不一定与梨状肌综合征有关。坐骨神经直径异常和T2高信号可能与坐骨神经痛有关。MRI神经成像（MRN）和扩散张量成像（DTI）越来越多地被用于评估坐骨神经。

  对于因临床怀疑梨状肌综合征而接受断层成像的患者，如发现梨状肌水平病变（如肿瘤等导致的病因），将极大影响患者的治疗和管理措施（如经皮注射、手术、抗生素和放疗）。

- **偶发的解剖变异**：解剖上80%的坐骨神经在梨状肌下方呈单束不分支。其最常见的解剖变异为坐骨神经提早分支成两束，一束走行于梨状肌内，另一束走行于梨状肌下方。也可能存在其他变异（如坐骨神经分支后一束走行于梨状肌上方，另一束走行于梨状肌下方）。

- **双卡综合征**：指多种同时存在的神经损伤（如神经卡压和糖尿病）导致神经功能障碍，为多灶性神经的一种双卡综合征。其特指沿着单个神经的多个部位的物理压迫（如梨状肌和腰椎水平）。近来学界已认识到非机械性病因（如全身性、药理学）也可能导致神经病学症状。影像学检查有助于确定神经卡压的解剖部位，以便实施减压手术。为了避免单个部位神经减压后的次优结局，治疗原则应着重于去除所有影响因素（例如，对神经卡压的近端和远端所有部位的减压）。

■ 诊断

梨状肌综合征。

√ 要点

- 在某些情况下，梨状肌综合征可能与解剖变异有关，但重要的是，椎管外坐骨神经痛可能继发于局灶性病变，如占位性肿块。
- 梨状肌与坐骨神经关系的解剖变异比较常见，但它们与临床诊断的梨状肌综合征并无绝对的关联。
- 双卡综合征（多灶性神经病变）是由多种病因引起的神经病。明确这个概念有助于避免对神经多部位卡压的治疗不完全。

■ 推荐阅读

Bartret AL, Beaulieu CF, Lutz AM. Is it painful to be different? Sciatic nerve anatomical variants on MRI and their relationship to piriformis syndrome. Eur Radiol. 2018; 28(11):4681–4686

Hopayian K, Danielyan A. Four symptoms define the piriformis syndrome: an updated systematic review of its clinical features. Eur J Orthop Surg Traumatol. 2018; 28(2):155–164

Kane PM, Daniels AH, Akelman E. Double crush syndrome. J Am Acad Orthop Surg. 2015; 23(9):558–562

Probst D, Stout A, Hunt D. Piriformis Syndrome: a narrative review of the anatomy, diagnosis, and treatment. PM R. 2019; 11 Suppl 1:S54–S63

Shah SS, Consuegra JM, Subhawong TK, Urakov TM, Manzano GR. Epidemiology and etiology of secondary piriformis syndrome: A single-institution retrospective study. J Clin Neurosci. 2019; 59:209–212

Vassalou EE, Katonis P, Karantanas AH. Piriformis muscle syndrome: a crosssectional imaging study in 116 patients and evaluation of therapeutic outcome. Eur Radiol. 2018; 28(2):447–458

Wada K, Goto T, Takasago T, Hamada D, Sairyo K. Piriformis muscle syndrome with assessment of sciatic nerve using diffusion tensor imaging and tractography: a case report. Skeletal Radiol. 2017; 46(10):1399–1404

病例 52

Robert D. Boutin, Geoffrey M. Riley

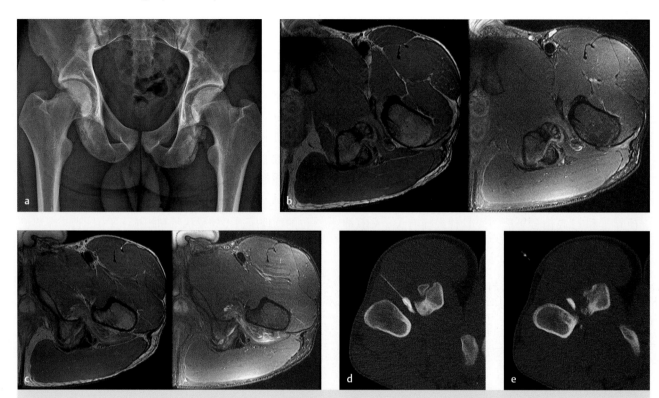

图52.1 （a）骨盆正位X线片显示左侧坐骨结节不对称性骨硬化，不规则骨片提示慢性撕脱伤。（b，c）PDWI和轴位脂肪抑制T2WI显示除腘绳肌腱起点的慢性撕脱伤外，还可见坐骨–股骨间隙变窄和股方肌水肿。（d，e）俯卧位左侧髋关节CT图像显示经皮注射坐骨–股骨间隙，可见造影剂残留。

■ 临床病史

21岁男性，优秀大学生运动员，有臀部疼痛史（图52.1）。

■ 关键影像学表现

慢性坐骨结节撕脱（骨不连）患者的坐股间隙变窄和股方肌水肿。

■ Top 3 鉴别诊断

- **坐骨股骨撞击征**：坐骨股骨撞击征通常由以下三联征表现来定义：髋关节或臀部区域疼痛；坐骨结节与小转子之间的间隙变窄；MRI发现股方肌异常（水肿或萎缩）。坐骨股骨撞击征在女性中更常见，可能与坐骨和股骨颈角度增加有关。

  X线检查可能表现为与坐骨–小转子间隙狭窄相关的慢性骨变化。尽管坐骨–股骨间隙可能会随着患者体位的不同而变化，但狭窄≤15mm具有最佳的诊断敏感性和特异性（约80%）。X线检查还可能表现为相关的腘绳肌和髂腰肌肌腱异常。

  临床治疗方案包括影像引导下的经皮穿刺治疗（例如，股骨四头肌的糖皮质激素注射）及手术治疗（内镜或开放手术）。

- **腘绳肌腱疾病**：X线、MRI和CT检查时通常可以观察到坐骨结节（腘绳肌腱起点）处的急慢性骨撕脱伤。

  坐骨撕脱骨折发生骨不连或畸形愈合时，常因坐骨–股骨间隙变窄导致坐股撞击发生。其他腘绳肌腱近段疾病，如腘绳肌腱止点附着病、肌腱撕裂和肌腱周围炎等也与坐股撞击有关。

- **深部臀肌综合征**：深部臀肌综合征指患者臀部区域疼痛和坐骨神经存在脊柱外卡压，是近期推广的术语。其包含累及臀深间隙的一系列广泛的疾病，如坐骨股骨撞击征、梨状肌综合征、闭孔内肌（孖肌）综合征和引起坐骨神经压迫的纤维带。尽管"深部臀肌综合征"这一术语存在争议，但学者们一致认为应提高对其诊断（如使用MRN）和治疗（如经皮和内镜操作）的认识。

■ 诊断

与慢性腘绳肌腱撕脱伤相关的坐骨股骨撞击征。

∨ 要点

- 坐骨股骨撞击征是指髋关节或臀部疼痛、坐骨股间隙变窄和股方肌水肿或萎缩所定义的综合征。
- 腘绳肌腱疾病可能是原发性疼痛源，此外还容易使患者出现坐股股骨撞击表现。
- 深部臀肌综合征是一个概括性的术语，包括各种脊柱外原因引起的坐骨神经痛。

■ 推荐阅读

Backer MW, Lee KS, Blankenbaker DG, Kijowski R, Keene JS. Correlation of ultrasound-guided corticosteroid injection of the quadratus femoris with MRI findings of ischiofemoral impingement. AJR Am J Roentgenol. 2014; 203(3):589–593

Balius R, Susín A, Morros C, Pujol M, Pérez-Cuenca D, Sala-Blanch X. Gemelliobturator complex in the deep gluteal space: an anatomic and dynamic study. Skeletal Radiol. 2018; 47(6):763–770

Hernando MF, Cerezal L, Pérez-Carro L, Abascal F, Canga A. Deep gluteal syndrome: anatomy, imaging, and management of sciatic nerve entrapments in the subgluteal space. Skeletal Radiol. 2015; 44(7):919–934

Hernando MF, Cerezal L, Pérez-Carro L, Canga A, González RP. Evaluation and management of ischiofemoral impingement: a pathophysiologic, radiologic, and therapeutic approach to a complex diagnosis. Skeletal Radiol. 2016; 45(6):771–787

Singer AD, Subhawong TK, Jose J, Tresley J, Clifford PD. Ischiofemoral impingement syndrome: a meta-analysis. Skeletal Radiol. 2015; 44(6):831–837

Taneja AK, Bredella MA, Torriani M. Ischiofemoral impingement. Magn Reson Imaging Clin N Am. 2013; 21(1):65–73

病例53

Robert D. Boutin

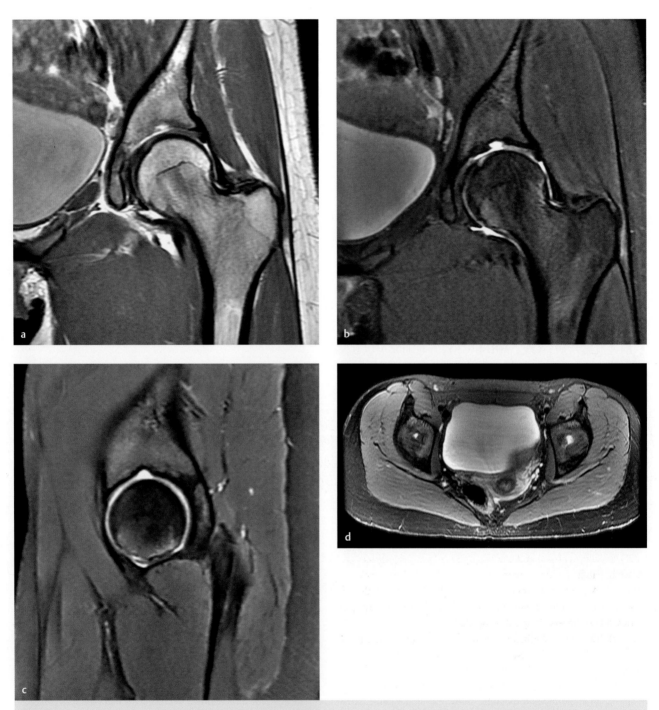

图53.1 （a）左髋关节冠状位PDWI、（b）脂肪抑制T2WI和（c）矢状位脂肪抑制T2WI显示左侧髋臼上部累及软骨下骨的局限性凹陷。（d）骨盆轴位脂肪抑制T2WI显示双侧髋臼顶部均出现类似的高信号影（左侧大于右侧）。

■ 临床病史

14岁女性，有腰背和臀部疼痛史（图53.1）。

■ 关键影像学表现

髋臼顶中部小而光滑的凹陷（陷窝）。

■ Top 3 鉴别诊断

- **髋臼上窝**：髋臼上窝（髋臼软骨假性缺损）是位于髋臼顶部12点钟方向的局灶性凹陷（冠状位和矢状位图像均显示）。表现为关节面局限性的边缘光滑的小凹陷（通常深度约3mm，横径约5mm）。

  髋臼上窝被认为是一种偶发的解剖变异。在约10%的髋关节MRI检查（通常在青少年和青年中）中可观察到该影像学表现。

  在MRI上，髋臼上窝充满关节软骨或关节液，无邻近骨髓水肿或游离体，这与典型的软骨、骨软骨缺损不同。

- **髋臼上切迹**：髋臼上切迹也被认为是一种解剖变异。其位于髋臼顶内上部（髋臼窝上部和软骨面内侧）。

  "髋臼上切迹"与"髋臼上窝"一样，是一种少见的解剖变异。这两个术语很容易与"髋臼窝"和"髋臼切迹"混淆，后两者都是常见的解剖学特征。（"髋臼窝"在髋臼的内侧，被圆韧带和纤维脂肪组织占据。在髋臼窝下缘有一"髋臼切迹"，为髋臼横韧带附着处）。

- **软骨、骨软骨缺损**：必须将软骨、骨软骨缺损与髋臼顶部的正常解剖变异区分开来。软骨缺损最常见于髋臼的前上缘或外上缘。除了与解剖变异的位置不同外，软骨或骨软骨缺损还通常伴有软骨下骨髓水肿、邻近软骨病变或关节内游离体。

■ 诊断

髋臼上窝。

√ 要点

- 髋臼上窝和髋臼上切迹是偶发的解剖变异，特发于髋臼顶部。
- 髋臼顶尤其是髋臼上窝的解剖变异可能被误认为是软骨、骨软骨缺损。
- 软骨、骨软骨缺损通常与软骨下骨髓水肿、软骨病或关节游离体相关。

■ 推荐阅读

Boutris N, Gardner SL, Yetter TR, Delgado DA, Pulido L, Harris JD. MRI prevalence and characteristics of supraacetabular fossae in patients with hip pain. Hip Int. 2018; 28(5):542–547

Dallich AA, Rath E, Atzmon R, et al. Chondral lesions in the hip: a review of relevant anatomy, imaging and treatment modalities. J Hip Preserv Surg. 2019; 6(1):3–15

Dietrich TJ, Suter A, Pfirrmann CW, Dora C, Fucentese SF, Zanetti M. Supraacetabular fossa (pseudodefect of acetabular cartilage): frequency at MR arthrography and comparison of findings at MR arthrography and arthroscopy. Radiology. 2012; 263(2):484–491

Omoumi P, Vande Berg B. Hip Imaging: normal variants and asymptomatic findings. Semin Musculoskelet Radiol. 2017; 21(5):507–517

Sampatchalit S, Chen L, Haghighi P, Trudell D, Resnick DL. Changes in the acetabular fossa of the hip: MR arthrographic findings correlated with anatomic and histologic analysis using cadaveric specimens. AJR Am J Roentgenol. 2009; 193(2):W127–W133

病例 54

Robert D. Boutin

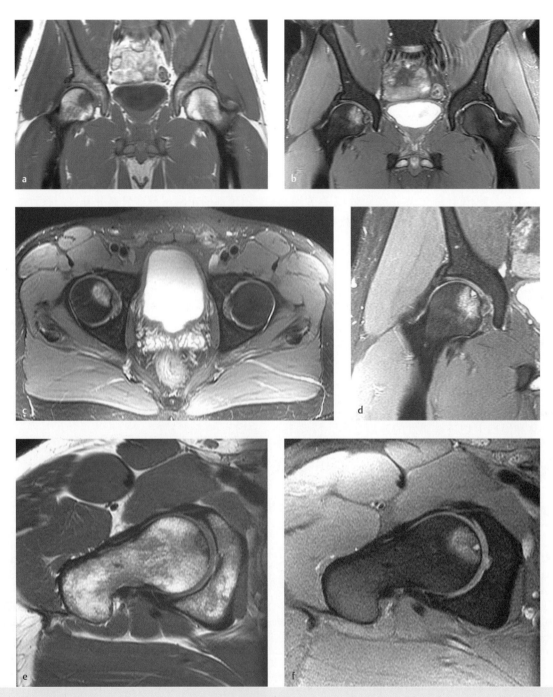

图 54.1 （a）骨盆冠状位 T1WI、（b）冠状位脂肪抑制 T2WI 和（c）轴位脂肪抑制 T2WI 显示右股骨头前内侧非特异性水肿样信号病灶。（d）小 FOV 右髋关节冠状位脂肪抑制 T2WI、（e）斜轴位 PDWI 和（f）斜轴位脂肪抑制 T2WI 可以更清晰地显示解剖学细节，包括微小的软骨下囊肿和覆盖的软骨信号轻度不均匀。关节镜检查发现该部位存在软骨病变，邻近圆韧带中 1/3 处撕裂（b，d 中可见）。

■ 临床病史

38 岁男性，有右臀部疼痛史（图 54.1）。

■ 关键影像学表现

股骨头局灶性软骨下骨髓水肿。

■ Top 3 鉴别诊断

- **软骨下应力性骨折**：应力性骨折有特定的好发部位，包括股骨头的软骨下骨。应力骨折可分为两类：疲劳性骨折和功能不全性骨折。疲劳性骨折通常由正常骨骼系统受到慢性重复性非生理性应力所致（特发人群如耐力型运动员、高强度训练新兵）。功能不全性骨折指正常应力作用于骨质减低的骨骼。股骨头软骨下骨功能不全性骨折多见于患有骨质疏松及突发的严重髋部疼痛的老年女性。同时可伴有其他部位的功能不全性骨折（如椎体压缩性骨折）。

  这两种类型的股骨头软骨下骨折都会引起轻微的髋部疼痛，同时影像学表现也较为轻微或隐匿。高空间分辨率MRI可以早期发现这两种类型的骨折使患者受益：患者接受适当的早期治疗（如不负重），并降低发展为软骨下骨质塌陷、继发性骨坏死和早期骨关节炎的可能性。

  软骨下应力性骨折和缺血性坏死（AVN）MRI显示部分相似的特征（例如，"新月"征：表现为位于软骨下邻近骨髓水肿的低信号线状影，其对应CT上的骨质硬化区域），这给两者的鉴别诊断带来了困难。

  两种MRI表现有助于区分股骨头软骨下应力性骨折和AVN。软骨下应力性骨折常见表现为：①与关节面平行的蛇形低信号骨折线；②骨折线和软骨下骨皮质之间的区域在脂肪抑制T2和增强图像中呈高信号（即骨折线两侧均可见骨髓水肿和强化）。

  反之，AVN常见表现为：①连续类圆形低信号线，上缘凹陷；②低信号线和软骨下骨皮质之间的区域在脂肪抑制T2和增强图像上呈低信号的坏死骨（即骨髓水肿和强化仅发生在坏死骨外侧）。

  随访可发现软骨下应力性骨折愈合伴随MRI骨髓水肿区域减小，骨折进展则表现为继发性AVN合并股骨头塌陷。
- **骨坏死**：股骨头AVN表现为骨髓水肿伴有髋部疼痛和放射学隐匿性软骨下骨折、股骨头塌陷（在本节最后病例讨论）。
- **反应性软骨下骨髓水肿**：软骨下骨髓水肿是一种非特异性的MRI表现，常见于各种病理情况，包括创伤、软骨下骨折、AVN、骨软骨退变和关节软骨退变（在上述情况下骨髓的主要组织学特点可能并非是水肿，因此，一些人更喜欢使用诸如"骨髓水肿样信号"或"骨髓损伤"这样的术语）。

  术语"反应性骨髓水肿"有时被用来提示软骨下水肿样信号是继发于其覆盖的软骨病变。在MRI图像上，髋关节软骨退变表现较为隐匿，但反应性骨髓水肿和退行性软骨下囊肿较易辨认。

  值得注意的是，临床相关表现或高分辨率MRI常可明确骨髓水肿的潜在病因（如应激反应、应力性骨折或软骨病变），这使得术语"特发性短暂性骨髓水肿综合征"基本上不再广泛使用。

■ 诊断

反应性软骨下骨髓水肿。

√ 要点

- 股骨头软骨下局灶性信号改变并不完全是由AVN引起的。
- 软骨下骨折和AVN可以发生在相似的解剖位置，但它们往往有不同的影像学表现和不同的治疗方法。
- 反应性软骨下骨髓水肿和软骨下囊性变通常与其表面覆盖的软骨病变有关。

■ 推荐阅读

Ando W, Yamamoto K, Koyama T, Hashimoto Y, Tsujimoto T, Ohzono K. Radiologic and clinical features of misdiagnosed idiopathic osteonecrosis of the femoral head. Orthopedics. 2017; 40(1):e117–e123

Gonzalez-Espino P, Van Cauter M, Gossing L, Galant CC, Acid S, Lecouvet FE. Uncommon observation of bifocal giant subchondral cysts in the hip: diagnostic role of CT arthrography and MRI, with pathological correlation. Skeletal Radiol. 2018; 47(4):587–592

Hatanaka H, Motomura G, Ikemura S, et al. Differences in magnetic resonance findings between symptomatic and asymptomatic pre-collapse osteonecrosis of the femoral head. Eur J Radiol. 2019; 112:1–6

Kim SM, Oh SM, Cho CH, et al. Fate of subchondral fatigue fractures of femoral head in young adults differs from general outcome of fracture healing. Injury. 2016; 47(12):2789–2794

Lee S, Saifuddin A. Magnetic resonance imaging of subchondral insufficiency fractures of the lower limb. Skeletal Radiol. 2019; 48(7):1011–1021

Leydet-Quilici H, Le Corroller T, Bouvier C, et al. Advanced hip osteoarthritis: magnetic resonance imaging aspects and histopathology correlations. Osteoarthritis Cartilage. 2010; 18(11):1429–1435

病例 55

Robert D. Boutin

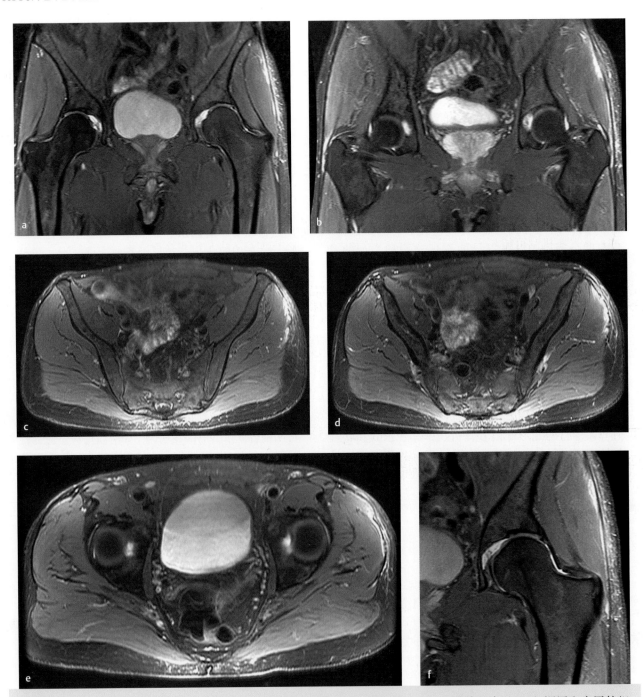

图 55.1 （a，b）骨盆冠状位脂肪抑制 T2WI 和（c~e）轴位脂肪抑制 T2WI 显示左侧髂胫束（ITB）深层和表层软组织水肿。左髋外上方 ITB 纤维显示不清。（f）左髋冠状位脂肪抑制 T2WI 同样显示髂胫束周围软组织肿胀。

■ 临床病史

64 岁男性运动员，髋关节外侧持续疼痛，为排除"应力性骨折、转子滑囊炎和外展肌腱撕裂"而接受 MRI 检查（图 55.1）。

■ 关键影像学表现

髂胫束（ITB）轻度撕裂，并伴有筋膜周围软组织水肿。

■ Top 3 鉴别诊断

- **近端髂胫束综合征**：ITB是纵向走行的带状筋膜性组织，冠状位图像最易显示，上缘起于髂骨结节（位于髂嵴外上唇，髂前上棘后缘约5cm处）。远端沿臀中肌、臀小肌和大结节浅层跨过髋关节，并走行于大腿外侧和膝关节，末端止于胫骨近端前外侧Gerdy结节。

  远端ITB综合征通常是指ITB在膝关节外侧因过度使用而导致损伤，多见于跑步、骑自行车运动者。近端ITB综合征也被认为是髋关节外侧疼痛的主要病因，其发病机制可能与反复使用、微创伤和轻度炎症有关。近端ITB综合征既可发生于ITB过度使用的运动员，也可发生于年龄较大的一般人群，尤其是女性。

  近端ITB综合征的MRI特征表现为沿着ITB出现软组织肿胀，典型者位于ITB近端附着点周围或更远端的髋关节外侧软组织（排除挫伤等其他原因导致的肿胀）。在髂骨结节附着处可见骨髓及覆盖的软组织水肿。软组织肿胀除了在髋部有特定的部位外，还可能伴有轻微的ITB增厚或部分撕裂。

- **大转子疼痛综合征**：临床鉴别诊断包括与髋关节外侧疼痛有关的疾病。MRI和超声可以提高诊断疼痛病因的准确性。但是，大转子疼痛综合征的病因可能无明确的影像学改变，因此，对影像学阴性结果应持保留态度。

  "大转子疼痛综合征"现已被广泛接受，基本取代了"转子滑囊炎"的临床诊断。髋关节外侧疼痛的原因涉及滑囊在内的多个部位，如外展肌腱病、外展肌腱周围炎、钙化性肌腱炎和弹响髋（外源性弹响髋）。近端ITB综合征也属于该术语范围。

  大转子疼痛综合征好发于中年女性，运动员和髋关节置换术后患者亦可发生。大转子疼痛综合征治疗主要依据症状诱因、严重程度、持续时间而异。多数情况下，非手术治疗为主（如物理治疗、经皮注射）。在少数保守治疗失败的病例中，可行手术干预（如肌腱修复、肌腱松解和滑囊切除术）。

- **牵涉性疼痛**：临床鉴别的诊断包括与髋关节外侧的疼痛有关的疾病，如髋关节骨关节炎、应力性骨折、肌病或肌炎、骶髂关节炎和腰椎退行性变。影像学有助于鉴别诊断与影像引导下注射。

■ 诊断

近端髂胫束综合征。

√ 要点

- 术语"大转子疼痛综合征"属于临床诊断。除转子滑囊炎外，髋关节外侧疼痛还有许多潜在的疼痛诱因。

- 近端ITB综合征是指骨盆附着点或髋关节外侧区ITB轻度肿胀和炎症改变，通常与ITB过度使用（退行性或运动性）有关。可有或无ITB部分撕裂。

- 如果没有注意到近端ITB综合征的特征性MRI表现，则很容易漏诊。

■ 推荐阅读

Flato R, Passanante GJ, Skalski MR, Patel DB, White EA, Matcuk GR, Jr. The iliotibial tract: imaging, anatomy, injuries, and other pathology. Skeletal Radiol. 2017; 46(5):605–622

Hirschmann A, Falkowski AL, Kovacs B. Greater trochanteric pain syndrome: abductors, external rotators. Semin Musculoskelet Radiol. 2017; 21(5):539–546

Huang BK, Campos JC, Michael Peschka PG, et al. Injury of the gluteal aponeurotic fascia and proximal iliotibial band: anatomy, pathologic conditions, and MR imaging. Radiographics.

2013; 33(5):1437–1452

Khoury AN, Brooke K, Helal A, et al. Proximal iliotibial band thickness as a cause for recalcitrant greater trochanteric pain syndrome. J Hip Preserv Surg. 2018; 5(3):296–300

Redmond JM, Chen AW, Domb BG. Greater trochanteric pain syndrome. J Am Acad Orthop Surg. 2016; 24(4):231–240

Sher I, Umans H, Downie SA, Tobin K, Arora R, Olson TR. Proximal iliotibial band syndrome: what is it and where is it? Skeletal Radiol. 2011; 40(12):1553–1556

病例 56

Robert D. Boutin

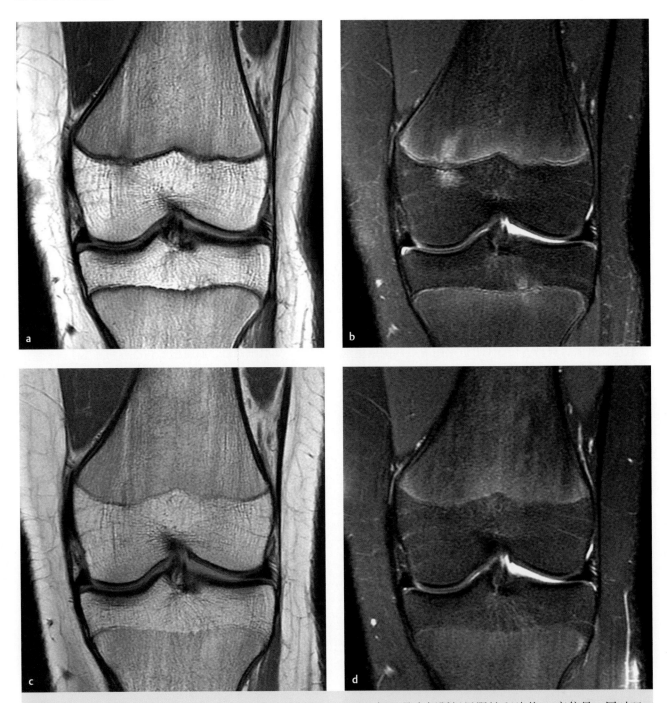

图 56.1 （a）膝关节冠状位 PDWI 和（b）脂肪抑制 T2WI 显示双侧股骨内侧骺板局限性斑片状 T2 高信号。同时双侧胫骨外侧骺板也可见更小的斑片状模糊的骨髓水肿影。10 个月后复查 MRI，（c）膝关节冠状位 PDWI 和（d）脂肪抑制 T2WI 显示骺板闭合呈骺线（中心更为明显），股骨和胫骨局部骨髓水肿信号消失。

■ **临床病史**

12 岁女性运动员，有膝关节疼痛史，膝关节 X 线片未见异常（图 56.1）。

■ 关键影像学表现

局灶性骨骺周围水肿。

■ Top 3 鉴别诊断

- **局灶性骨骺周围水肿（FOPE）**：指环绕骺板周围的局灶性骨髓水肿，其可见于骨骺生理性闭合早期伴发疼痛的青少年。

  FOPE最常见于膝关节，但也可见于其他部位（如大转子骨突）。膝关节FOPE好发年龄为11~14岁（骨龄）。FOPE出现的位置具有特征性，位于骺板早期闭合处的偏中心区，并在1年内消退。FOPE区保守治疗即可，无须进行影像学检查。
- **骺板应力损伤（反复微创伤）**：其好发于经常参加体育运动的儿童和青少年。除骨髓水肿外，可能会出现骺板增宽和反应性硬化。

  一般情况下应力损伤通过保守治疗可逆，也可偶见骨骺早闭（骨桥横跨骺板）和继发畸形。
- **挫伤或骨折**：挫伤或骨折可累及骺板。骺板损伤的影像学结果包括骺板增宽、骨髓水肿、骨折线和骨膜损伤（分离或中断）。

  膝关节最常见的骨骺骨折为股骨远端干骺端外侧骨折穿过骺板累及内侧骨骺，即Salter–Harris Ⅱ型骨折。可引起股骨远端骨骺早闭，并导致双下肢不等长。

■ 诊断

局灶性骨骺周围水肿（FOPE）。

√ 要点

- 青少年骨骺生理性闭合早期MRI检查可见FOPE区。
- 膝关节MRI显示，FOPE区主要表现为骺板两侧局限性斑片状骨髓水肿，一般在1年内消退。
- 骨髓水肿是非特异性MRI表现，可由应力反应或骨折引起，需要结合临床判断。

■ 推荐阅读

Giles E, Nicholson A, Sharkey MS, Carter CW. Focal periphyseal edema: are we overtreating physiologic adolescent knee pain? J Am Acad Orthop Surg Glob Res Rev. 2018; 2(4):e047

Jaimes C, Jimenez M, Shabshin N, Laor T, Jaramillo D. Taking the stress out of evaluating stress injuries in children. Radiographics. 2012; 32(2):537–555

Leschied JR, Udager KG. Imaging of the pediatric knee. Semin Musculoskelet Radiol. 2017; 21(2):137–146

Sakamoto A, Matsuda S. Focal periphyseal edema zone on magnetic resonance imaging in the greater trochanter apophysis: a case report. J Orthop Case Rep. 2017; 7(4):29–31

Ueyama H, Kitano T, Nakagawa K, Aono M. Clinical experiences of focal periphyseal edema zones in adolescent knees: case reports. J Pediatr Orthop B. 2018; 27(1): 26–30

Zbojniewicz AM, Laor T. Focal periphyseal edema (FOPE) zone on MRI of the adolescent knee: a potentially painful manifestation of physiologic physeal fusion? AJR Am J Roentgenol. 2011; 197(4):998–1004

病例 57

Robert D. Boutin

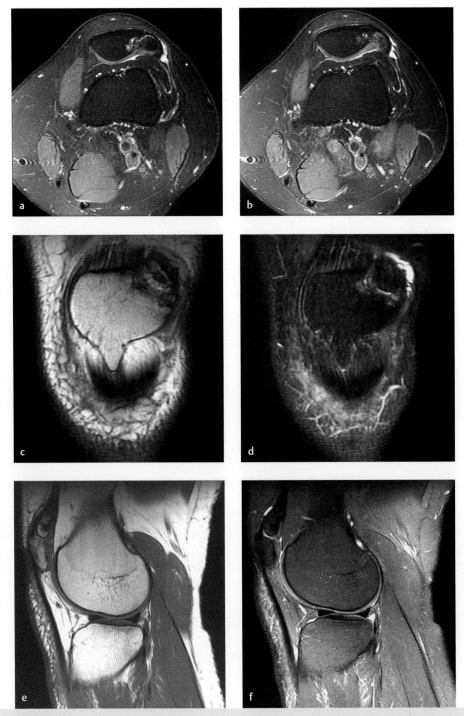

图57.1 （a，b）膝关节轴位脂肪抑制T2WI、（c）冠状位PDWI、（d）冠状位脂肪抑制T2WI、（e）矢状位PDWI及（f）矢位状脂肪抑制T2WI显示：髌骨外上侧可见游离骨片影，边缘可见骨皮质样低信号环绕。髌骨与骨片间隙可见T2高信号，并伴有邻近反应性骨髓水肿和骨质硬化。

■ 临床病史

35岁女性，膝关节前侧疼痛（图57.1）。

■ 关键影像学表现

线状异常信号将髌骨分隔成两部分。

■ Top 3 鉴别诊断

- **二分髌骨**：髌骨在3~5岁时开始骨化，二次骨化中心通常在青春期发育并融合。当一个（或多个）骨化中心没有融合时，就会发生二分髌骨或多分髌骨。发生率为1%~2%（男女比为9∶1；双侧发生率>25%）。

  二分髌骨通常无症状，X线检查时偶尔发现，部分患者会出现症状。无症状患者MRI没有骨髓水肿；反之，大部分有症状的二分髌骨患者MRI可见髌骨与骨片间隙骨髓水肿（纤维软骨连接或假关节）。

  影像学上，副髌骨表现为有完整骨皮质的骨片，大部分位于髌骨外上方（≥75%的病例位于股外侧肌和外侧支持带附着处）。不常见的二分髌骨可沿髌骨外侧关节面长轴纵行撕裂。副髌骨位于髌骨下极，最初被命名为Ⅰ型二分髌骨，现在更多将其归为Sinding-Larsen-Johansson（SLJ）综合征（髌骨骨软骨病）。

  以下影像学特征支持二分髌骨诊断：双侧分布，多位于外上方，毗邻间隙呈迂曲状，边缘光滑并有硬化和骨皮质。

- **髌骨骨折**：髌骨骨折通常有外伤史，包括膝关节直接打击或过度伸展，亦可见于髌骨一过性外侧脱位后导致的骨软骨骨折。

  髌骨骨折根据骨折线方向分为横行骨折（约80%发生在髌骨中下1/3，间接暴力所致）、纵行骨折（约占髌骨骨折的20%）或粉碎性骨折（直接暴力导致）。

  髌骨应力性骨折罕见，可发生在跑步、跳高和足球运动员中。这些骨折通常位于髌骨远端1/3（横向走行）或位于髌骨外侧关节面（纵向走行）。

- **髌骨距**：髌骨距是正常骨小梁的聚集区，青少年（约80%）多见，通常位于髌骨外侧关节面软骨下骨。

  髌骨距MRI表现为髌骨外侧软骨下骨内弧形前凸的细线状低信号影，连续2~3个层面，在非脂肪抑制图像上显示最佳。髌骨距常不明显，不伴有骨髓水肿，部分可能需要与髌骨应力性骨折或骨软骨损伤相鉴别。

■ 诊断

二分髌骨。

∨ 要点

- 二分髌骨是一种发育异常，二次骨化中心未与髌骨融合所致，通常位于髌骨外上方。
- 二分髌骨通常偶然发现，连接处无骨髓水肿。有症状的二分髌骨患者MRI显示连接处邻近骨髓水肿。
- 髌骨外侧关节面软骨下骨内偶然可见髌骨距，MRI呈弧形细线状低信号，无骨髓水肿。应避免将髌骨距与骨折或骨软骨损伤相混淆。

■ 推荐阅读

Brown GA, Stringer MR, Arendt EA. Stress fractures of the patella. In: Miller TL, Kaeding CC (eds). Stress Fractures in Athletes. Cham, Switzerland: Springer; 2015:125–135

Collins MS, Tiegs-Heiden CA, Stuart MJ. Patellar calcar: MRI appearance of a previously undescribed anatomical entity. Skeletal Radiol. 2014; 43(2):219–225

Jarraya M, Diaz LE, Arndt WF, Roemer FW, Guermazi A. Imaging of patellar fractures. Insights Imaging. 2017; 8(1):49–57

Kavanagh EC, Zoga A, Omar I, Ford S, Schweitzer M, Eustace

S. MRI findings in bipartite patella. Skeletal Radiol. 2007; 36(3):209–214

O'Brien J, Murphy C, Halpenny D, McNeill G, Torreggiani WC. Magnetic resonance imaging features of asymptomatic bipartite patella. Eur J Radiol. 2011; 78(3): 425–429

Oohashi Y. Developmental anomaly of ossification type patella partita. Knee Surg Sports Traumatol Arthrosc. 2015; 23(4):1071–1076

病例 58

Robert D. Boutin

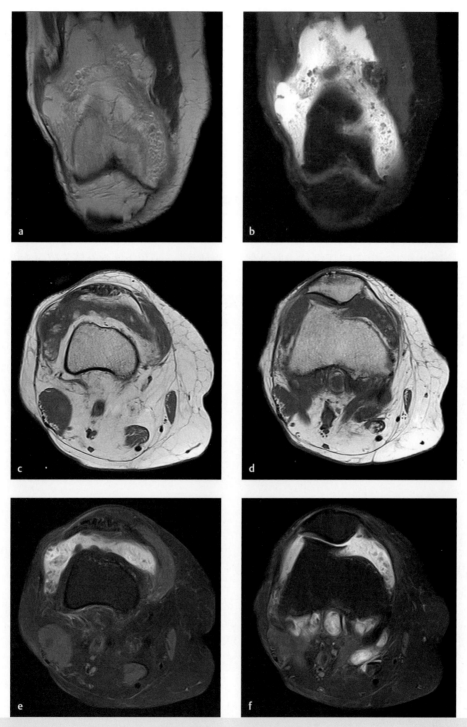

图58.1 （a）膝关节冠状位PDWI、（b）冠状位脂肪抑制T2WI显示关节积液增多并可见海藻样结节影突向关节囊内。（c, d）轴位T1WI和（e, f）脂肪抑制T2WI显示这些海藻样结节信号特征与脂肪组织一致。

■ 临床病史
....
62岁女性，有慢性膝关节骨关节炎伴肿胀史（图58.1）。

■ 关键影像学表现

髌上囊海藻样脂肪组织结节伴关节积液。

■ Top 3 鉴别诊断

- **树枝状脂肪瘤**：树枝状脂肪瘤是滑膜下结缔组织内绒毛状脂肪增殖所形成的良性肿瘤样疾病。特发性（原发性）多见于年轻人；继发性多见于老年人，与骨关节炎或类风湿关节炎（罕见）的慢性滑膜刺激有关。受累关节常伴有慢性或复发性积液。

  树枝状脂肪瘤通常累及单关节，好发于膝关节，特别是在髌上囊。膝关节 MRI 检出率约为 0.3%。其也可见于其他关节（如慢性骨关节炎中的盂肱关节），较少累及滑囊及腱鞘。

  MRI 表现为关节积液内小叶或绒毛状增生的脂肪组织结节。关节内没有 T2 低信号或敏感伪影的含铁血黄素沉积，可用于区分色素沉着绒毛结节性滑膜炎（PVNS）。

  公认的治疗方法为关节镜下滑膜切除术，目的在于去除增生的滑膜组织，同时也要关注潜在原因（如骨关节炎）的处理。

- **关节内游离体**：多处关节内游离体与关节内部紊乱有关，最常见于骨关节炎。游离体的信号强度与其成分是软骨、骨软骨还是骨性有关。

  骨性游离体内含有黄骨髓脂肪组织，多见于骨关节炎，这种情况一般将其归为继发性滑膜骨软骨瘤病，可与原发性滑膜骨软骨瘤相鉴别。

  骨性游离体内含有脂肪成分，但其与树枝状脂肪瘤不同的是，游离体有薄的硬化边并且不局限于髌上囊，X 线片和 CT 可见钙化，这些有助于与脂肪瘤相鉴别。

- **米粒体**：组织学上米粒体是纤维蛋白碎片，形似米粒，被认为是增生的滑膜发生纤维素样坏死并脱落到关节、滑囊或腱鞘中时导致的。

  米粒体多见于炎性关节炎（如类风湿关节炎、幼年慢性关节炎）或分枝杆菌感染（如结核性关节炎）引起的慢性滑膜炎患者。

  米粒体的 MRI 表现为关节积液内大量弥漫性形态一致的小游离碎片。

■ 诊断

树枝状脂肪瘤。

√ 要点

- 树枝状脂肪瘤是滑膜内增生的脂肪组织结节突向关节积液内形成。
- 树枝状脂肪瘤常见于老年膝关节骨性关节炎患者的髌上囊区。
- 树枝状脂肪瘤与骨性游离体的 MRI 均表现为局限性 T1 高信号影。

■ 推荐阅读

Coll JP, Ragsdale BD, Chow B, Daughters TC. Best cases from the AFIP: lipoma arborescens of the knees in a patient with rheumatoid arthritis. Radiographics. 2011; 31(2):333–337

Evenski AJ, Stensby JD, Rosas S, Emory CL. Diagnostic imaging and management of common intra-articular and peri-articular soft tissue tumors and tumor like conditions of the knee. J Knee Surg. 2019; 32(4):322–330

Susa M, Horiuchi K. Rice bodies in a patient with oligoarticular juvenile idiopathic arthritis. J Rheumatol. 2019; 46(9):1157–1158

Wang CK, Alfayez S, Marwan Y, Martineau PA, Burman M. Knee arthroscopy for the treatment of lipoma arborescens: a systematic review of the literature. JBJS Rev. 2019; 7(4):e8

病例 59

Robert D. Boutin

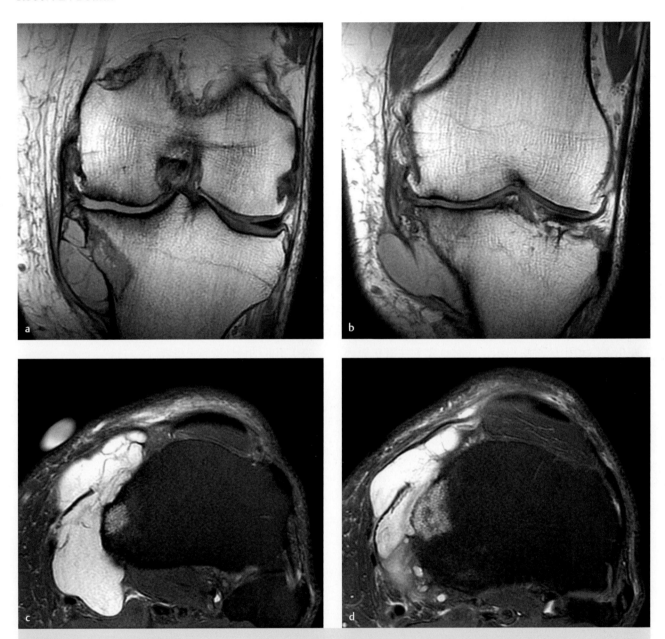

图59.1 （a,b）膝关节冠状位PDWI和（c,d）轴位脂肪抑制T2WI显示胫骨近端内侧类圆形囊性病灶，边界清楚。病变以水样信号为主并伴有薄的分隔，位于鹅足腱及内侧副韧带下方；邻近胫骨皮质呈轻度局限性骨髓水肿。

■ **临床病史**

70岁男性，膝关节内侧触及肿块及疼痛（图59.1）。

■ 关键影像学表现

膝关节内侧下方囊性病灶。

■ Top 3 鉴别诊断

- **滑囊炎**：滑囊是内衬滑膜组织的囊状结构，其功能是减少骨肌系统的摩擦。发生炎症时滑囊内充满液体称为滑囊炎。典型症状包括疼痛、肿胀、压痛。

  膝关节内侧滑囊炎常与骨关节炎及过度使用（如跑步运动员）有关，并且常位于3个滑囊（按发病率排序）：

  （1）半膜肌滑囊位于膝关节内侧偏后区域，典型位于半膜肌表面。

  （2）鹅足滑囊位于内侧胫骨平台与鹅足腱（缝匠肌、股薄肌、半腱肌肌腱）之间，影像学表现为边界清楚的类圆形液体影，位于胫骨平台内侧关节面下方，内侧副韧带表面。不与膝关节、腘肌滑囊相通。部分罕见的鹅足滑囊炎患者（＜2%）可能有类似肿瘤的骨质改变，如皮质扇贝样压迹、皮质下硬化、骨髓水肿，甚至累及胫骨内侧髓腔。

  （3）内侧副韧带滑囊位于内侧副韧带深层与浅层之间（位于膝关节内侧中1/3处），积液位于关节面的近端、远端或两者兼有。

- **半月板囊肿**：典型表现为边界清晰的圆形积液，常伴有半月板下方水平撕裂或复杂撕裂。

  几乎所有半月板囊肿患者关节镜检查都可见半月板撕裂；但也有例外，即位于外侧半月板前侧和前外侧的半月板囊肿，约1/3的患者并无半月板撕裂。

- **滑膜肉瘤**：富含液体成分的实体肿瘤，MRI表现类似囊性病变，如滑膜肉瘤。小的滑膜肉瘤表现为均匀的T2WI高信号，较大时信号不均，强化不均。1/3滑膜肉瘤出现营养不良性钙化，骨质破坏少见。与关节周围囊肿不同，不与关节腔蒂样连接。

■ 诊断

鹅足滑囊炎。

√ 要点

- 滑囊炎在膝关节内侧有特征性部位，典型3个部位是半膜肌滑囊、鹅足滑囊、内侧副韧带滑囊。
- 半月板囊肿与半月板撕裂高度相关，但需要除外发生于外侧半月板前外侧区的情况。
- 滑膜肉瘤MRI可表现为类似水样信号的液体聚集，但并不是典型的滑囊解剖部位，不与半月板撕裂相关。

■ 推荐阅读

Colak C, Ilaslan H, Sundaram M. Bony changes of the tibia secondary to pes anserine bursitis mimicking neoplasm. Skeletal Radiol. 2019; 48(11):1795–1801

Curtis BR, Huang BK, Pathria MN, Resnick DL, S, mitaman E. Pes anserinus: anatomy and pathology of native and harvested tendons. AJR Am J Roentgenol. 2019; 213 (5):1107–1116

De Maeseneer M, Shahabpour M, Van Roy F, et al. MR imaging of the medial collateral ligament bursa: findings in patients and anatomic data derived from cadavers. AJR Am J Roentgenol. 2001; 177(4):911–917

De Smet AA, Graf BK, del Rio AM. Association of parameniscal cysts with underlying meniscal tears as identified on MRI and arthroscopy. AJR Am J Roentgenol. 2011; 196(2):W180–6

Rennie WJ, Saifuddin A. Pes anserine bursitis: incidence in symptomatic knees and clinical presentation. Skeletal Radiol. 2005; 34(7):395–398

Steinbach LS, Stevens KJ. Imaging of cysts and bursae about the knee. Radiol Clin North Am. 2013; 51(3):433–454

病例 60

Paulomi Kanzaria, Jasjeet Bindra

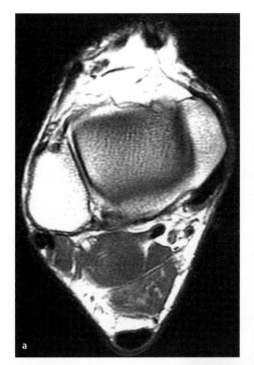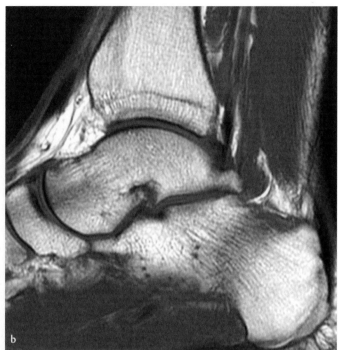

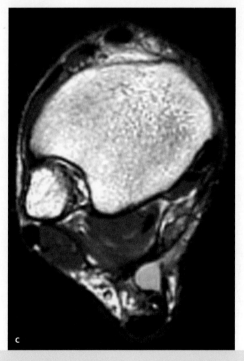

图 60.1 （a）踝关节轴位 PDWI 显示踝管内三角形肌和另一个跟腱前副肌。（b）矢状位 T1WI 显示副肌长轴。（c）同一患者踝关节轴位 PDWI 显示两个副肌切除术后改变。

■ 临床病史

38 岁女性，运动后反复后踝疼痛（图 60.1）。

■ 关键影像学表现

踝关节周围副肌。

■ Top 3 鉴别诊断

- **副比目鱼肌**：男性多见，常无临床症状，但可表现为软组织肿块、肌肉肥大压迫胫后神经。X线片可以观察到跟骨上方Kager脂肪垫的正常三角形低密度透亮区消失，代之以肌肉软组织密度。断层图像更具特异性和敏感性。MRI显示副比目鱼肌位于跟腱前方、屈肌支持带上方，典型者向内侧走行于内踝和跟腱内缘之间。根据其附着点可分为5种类型，包括：跟腱、跟骨上缘肌肉附着或肌腱附着、跟骨内缘肌肉附着或肌腱附着。

- **第4腓骨肌**：第4腓骨肌是一种常见的无症状变异，但可能导致运动员外踝疼痛及关节不稳。第4腓骨肌走行于其他腓侧肌腱的内侧和后方，有多个附着点，最常见附着点是跟骨。MRI是显示第4腓骨肌的最佳方法，轴位显示其位于腓骨短肌后内侧或内侧，并由脂肪间隙分隔。第4腓骨肌大小有较大变异，可因腓侧支持带挤压而纵行撕裂。

- **副趾长屈肌**：副趾长屈肌起源于胫骨内侧或腓骨外侧，其起源可能差异较大。沿胫神经后缘走行，在屈肌支持带下方通过踝管，与胫骨后动脉、胫神经关系紧密，因此，可能导致踝管综合征。轴位MRI显示其走行于踝管内，常位于神经血管束表面。

■ 诊断

副比目鱼肌和副趾长屈肌。

√ 要点

- 副比目鱼肌位于踝关节后方，平片表现类似肿块。
- 第4腓骨肌可与腓骨肌腱纵行撕裂有关，常继发于腓骨肌支持带深部挤压。
- 副趾长屈肌位于内侧，可导致踝管综合征。

■ 推荐阅读

Cheung Y, Rosenberg ZS. MR imaging of the accessory muscles around the ankle. Magn Reson Imaging Clin N Am. 2001; 9(3):465–473, x

Sookur PA, Naraghi AM, Bleakney RR, Jalan R, Chan O, White LM. Accessory muscles: anatomy, symptoms, and radiologic evaluation. Radiographics. 2008; 28(2):481–499

病例 61

Paulomi Kanzaria, Jasjeet Bindra

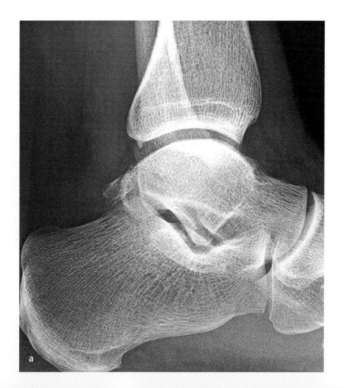

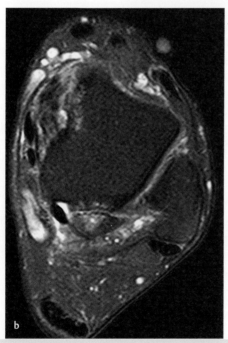
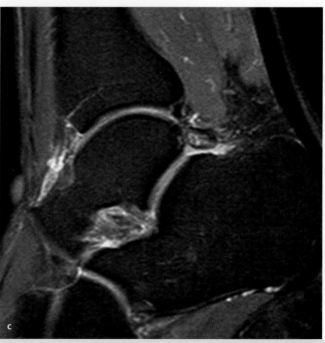

图61.1 （a）踝关节侧位X线片显示距骨后方卵圆形副骨。（b）轴位脂肪抑制PDWI和（c）矢状位STIR显示距骨后方与副骨间隙假关节形成伴囊变及骨髓水肿。

■ **临床病史**
....

28岁女性，后踝疼痛（图61.1）。

■ 关键影像学表现

踝关节周围副骨。

■ Top 3 鉴别诊断

- **三角副骨**：三角副骨是距骨后方未融合的骨化中心。正常情况下该骨化中心在8~13岁形成，并在1年内与距骨融合。当未融合保持独立时，被称为三角副骨。在踝或足的侧位X线片上，三角副骨呈圆形或椭圆形骨块伴有完整清晰的皮质硬化边，与距骨外侧结节形成关节。三角副骨与三角副骨综合征、后踝撞击有关，矢状位和轴位MRI显示最佳，表现为三角副骨骨髓水肿、碎裂，假关节退行性变及周围滑膜炎。
- **腓骨肌籽骨**：腓骨肌籽骨是腓骨长肌腱远端接近骰骨的小籽骨，可单侧或双侧出现。腓骨肌籽骨疼痛综合征（POPS）是多种原因引起的骰骨外侧疼痛的疾病，可由急性创伤或慢性过度使用导致。急性病例多由腓骨肌籽骨骨折、腓骨长肌腱撕裂引起；慢性病例可能与籽骨肥大及反复过度旋后活动有关。

籽骨骨折X线片表现为骨片碎裂且边缘锐利。腓骨肌籽骨移位是肌腱断裂的间接征象。MRI是评估骨髓水肿、邻近软组织及肌腱异常的最佳方法。

- **副舟骨**：主要分为3型。Ⅰ型副舟骨是位于胫骨后肌腱远端近舟骨内侧止点处小的圆形或椭圆形籽骨，很少引起临床症状。Ⅱ型副舟骨是最常见的类型，也最常出现临床症状，与胫后肌腱功能紊乱有关。X线表现呈三角形，位于舟骨结节附近，伴有假关节形成及退变表现。MRI为最佳显示方法，可观察到整个或大部分胫骨后肌腱附着在Ⅱ型副舟骨上。有临床症状者MRI表现为副舟骨水肿、胫骨后肌腱异常或撕裂、胫骨后肌腱腱鞘积液。Ⅲ型副舟骨与舟骨融合，形成明显隆起的舟骨结节。这种类型也称为角型舟骨，通常没有症状，但可能与突出的舟骨内侧隆起继发的疼痛有关。

■ 诊断

三角副骨伴后踝撞击。

√ 要点

- 三角副骨可能与后踝撞击有关，MRI是最佳评估方法。
- 腓骨肌籽骨移位是腓骨长肌腱断裂的间接征象。
- 在三种类型的副舟骨中，Ⅱ型副舟骨最常伴有临床症状。

■ 推荐阅读

Bianchi S, Bortolotto C, Draghi F. Os peroneum imaging: normal appearance and pathological findings. Insights Imaging. 2017; 8(1):59–68

Mellado JM, Ramos A, Salvadó E, Camins A, Danús M, Saurí A.

Accessory ossicles and sesamoid bones of the ankle and foot: imaging findings, clinical significance and differential diagnosis. Eur Radiol. 2003; 13 Suppl 4:L164–L177

病例 62

Paulomi Kanzaria, Jasjeet Bindra

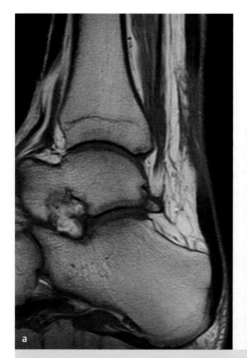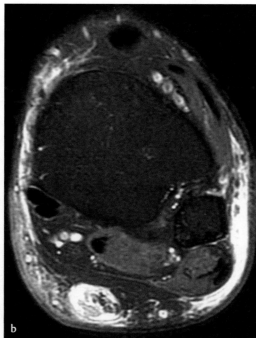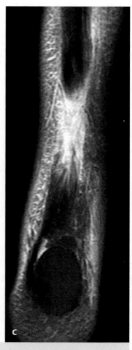

图62.1 （a）踝关节矢状位T1WI显示跟腱中段可见中等信号裂口，距离跟骨附着处约5cm。（b，c）轴位、冠状位脂肪抑制PDWI更易显示水样信号。

■ **临床病史**

50岁男性，打羽毛球时突发后踝疼痛（图62.1）。

■ 关键影像学表现

跟腱异常。

■ Top 3 鉴别诊断

- **跟腱腱病**：跟腱有腱膜但无腱鞘。跟腱周围炎MRI表现为跟腱周围脂肪垫呈线样或不规则异常信号。跟腱腱病MRI表现包括正常轴位肌腱前缘凹陷或平直的形态消失，矢状位跟腱呈梭形增厚，肌腱内局灶性信号增高。

- **跟腱撕裂**：典型跟腱撕裂发生于距跟骨附着处2~6cm乏血管区，不典型撕裂发生于近端的肌腱–肌肉移行处，更罕见部位是跟骨跟腱附着处。撕裂可累及部分或全层。急性病例断端之间形成血肿，慢

性撕裂可见肌肉萎缩。超声和MRI显示跟腱不连续，撕裂处局限性液体充填，跟腱断端回缩。

- **Haglund病**：Haglund病是一组骨、软组织异常导致的后跟疼痛疾病。发病常与特定的鞋类有关，如女性高跟鞋和冰球鞋，由跟骨滑囊受到跟骨结节突起的挤压所致。Haglund畸形是跟骨结节后上方的骨性突起肥大，可导致跟腱滑囊炎、跟腱腱病及跟后皮下滑囊炎。MRI表现为止点处跟腱病、跟骨骨髓水肿、跟腱滑囊和跟后皮下滑囊炎，以及跟骨结节肥大。

■ 其他鉴别诊断

- **跟腱黄色瘤**：跟腱黄色瘤是含脂质巨噬细胞、巨细胞、其他炎症细胞的非肿瘤病变。常发生于有家族

性高胆固醇血症伴双侧跟腱异常的患者。MRI表现为跟腱梭形增粗，腱内斑点状不均匀信号。

■ 诊断

跟腱断裂。

√ 要点

- 跟腱腱病轴位MRI表现为跟腱前缘正常凹陷或平直的形态消失。
- 典型跟腱撕裂发生于距跟骨附着处2~6cm处，肌腱

不连续，局部呈水样信号。
- Haglund病是跟骨后上缘一系列骨、软组织的异常表现。

■ 推荐阅读

Rosenberg ZS, Beltran J, Bencardino JT. From the RSNA refresher courses. Radiological Society of North America. MR imaging of the ankle and foot. Radiographics. 2000; 20(Spec No):S153–S179

Schweitzer ME, Karasick D. MR imaging of disorders of the Achilles tendon. AJR Am J Roentgenol. 2000; 175(3):613–625

病例 63

Paulomi Kanzaria, Jasjeet Bindra

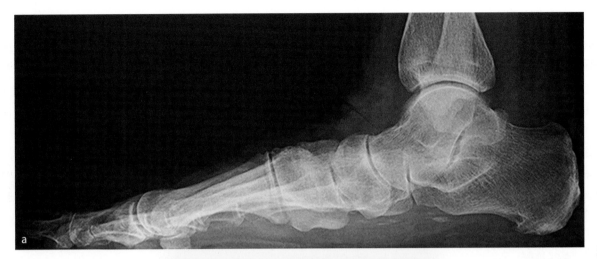

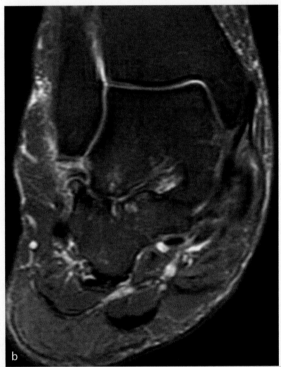

图63.1 （a）踝关节侧位X线片显示扁平足。（b）冠状位脂肪抑制PDWI显示距骨外侧突及对应跟骨皮质下囊变与骨髓水肿。

■ 临床病史

52岁男性，慢性后外侧踝疼痛（图63.1）。

■ **关键影像学表现**

踝关节撞击综合征。

■ **Top 3 鉴别诊断**

- **前踝撞击：**反复微创伤、被动背伸损伤导致前踝撞击，是导致慢性踝关节疼痛的常见原因，特别是足球运动员。X线片显示胫骨前缘和距骨对侧缘有喙状突起。MRI有助于显示软骨损伤、前关节囊滑膜炎和骨髓水肿。

- **后踝撞击：**由反复或急性跖屈导致，在芭蕾舞演员中尤为常见。发病机制是跖屈时胫骨、跟骨挤压距骨后突及周围软组织。骨性原因最常见，包括三角

副骨肥大、距骨外侧结节狭长及游离体。软组织原因包括踇长屈肌腱鞘炎、后踝间韧带。MRI表现为距骨外侧结节和距后三角骨骨髓水肿或隐匿性骨折、距跟关节或胫距关节后隐窝滑膜炎，以及踇长屈肌腱鞘炎。

- **前外踝撞击：**轻度扭伤导致，相对少见。反复轻度损伤导致踝关节前外侧滑膜增生、纤维瘢痕。MRI显示踝关节前外侧异常软组织影，有别于距腓前韧带。

■ **其他鉴别诊断**

- **后外侧足关节外撞击：**严重扁平足、足外翻时导致距跟撞击（在外侧距骨与跟骨之间）、腓骨下撞击（跟骨与腓骨之间）。MRI常表现为后距下关节、距骨外侧突与外侧跟骨关节面下囊变、硬化及骨髓

水肿。

- **内踝撞击：**前内踝、后内踝撞击罕见，常因扭伤导致。可表现为瘢痕、滑膜炎、关节囊及三角韧带增厚。

■ **诊断**

后外侧足撞击。

√ **要点**

- X线片显示胫距关节前缘骨刺形成是有临床症状的前踝撞击唯一的影像学表现。
- 后踝撞击MRI表现为距骨后突或距后三角骨骨髓水

肿、碎裂或隐匿性骨折。

- 因前外侧撞击是踝关节前外侧软组织异常，X线片价值有限。

■ **推荐阅读**

Cerezal L, Abascal F, Canga A, et al. MR imaging of ankle impingement syndromes. AJR Am J Roentgenol. 2003; 181(2):551–559

Donovan A, Rosenberg ZS. MRI of ankle and lateral hindfoot impingement syndromes. AJR Am J Roentgenol. 2010; 195(3):595–604

病例 64

Jasjeet Bindra

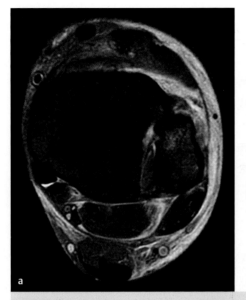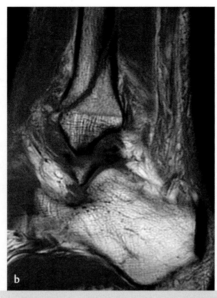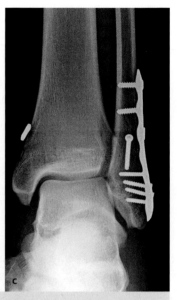

图64.1 （a）踝关节轴位脂肪抑制PDWI显示胫腓前下韧带撕裂、胫腓后下韧带水肿。（b）矢状位T1WI显示Weber B型腓骨远端骨折。（c）踝关节术后正位X线片显示胫腓联合韧带重建和腓骨远端骨折内固定。

■ **临床病史**

42岁女性，摔倒后急性踝关节疼痛（图64.1）。

■ 关键影像学表现

踝关节扭伤。

■ Top 3 鉴别诊断

- **联合韧带损伤或高位踝关节扭伤**：胫腓联合韧带主要包括 3 根韧带：胫腓前下韧带、胫腓后下韧带及骨间韧带。大部分联合韧带损伤与 Lauge–Hansen 旋后外旋型（或 Weber B 型）骨折或旋前外旋型（或 Weber C 型）骨折有关。这些损伤是慢性踝关节功能障碍、疼痛的重要因素。轴位、冠状位 MRI 可显示胫距关节面水平连续两层及以上的胫腓前下韧带、胫腓后下韧带。胫腓韧带附着踝窝上方水平，该层面距骨穹隆类似矩形，腓骨横断面呈圆形。轴位上可以根据距骨和腓骨的形态把胫腓前下韧带和更下方的距腓前韧带区分开。胫腓前下韧带撕裂最常见，并几乎总是先于其他联合韧带在损伤中撕裂。MRI 常表现为韧带变细、松弛、断裂。

- **外踝扭伤**：外侧韧带复合体包括距腓前韧带、跟腓韧带和距腓后韧带，是踝关节最常损伤的韧带。最典型损伤发生在踝跖屈及内旋时。损伤先发生在距腓前韧带，随后是跟腓韧带，最后是距腓后韧带。

距腓前韧带最佳观察序列是轴位 T1WI 和 PDWI MRI，表现为薄、扁平、均匀的低信号带，从外踝发出并向内侧走行，附着于距骨颈。距骨呈长方形，腓骨于踝窝水平呈新月形，是距腓前韧带骨性定位的标志。跟腓韧带起至外踝尖深份向后下附着于跟骨外缘。距腓后韧带起自外踝深部，自上而下呈多束状附着于距骨中后部。所有韧带完全撕裂均表现为中断不连续，纤维松弛回缩；慢性撕裂表现韧带变薄或增厚。

- **内踝扭伤**：单纯内侧副韧带（三角韧带）损伤不常见。急性断裂常发生于旋前外翻或旋前外展时。内侧副韧带复合体分深、浅两层，MRI 最常显示的 3 个部分包括：浅层的胫舟韧带、胫弹簧韧带和深层的胫距后韧带。深层韧带撕裂较浅层更常见，部分撕裂较全层撕裂常见。大部分内侧副韧带在冠状位 MRI 显示最佳。重度扭伤时，脂肪抑制 PDWI、T2WI 显示撕裂处呈液体信号充填或韧带完全中断不连续。

■ 诊断

胫腓联合韧带损伤。

∨ 要点

- 胫腓前下韧带撕裂在胫腓联合韧带损伤中最常见。
- 外踝扭伤中，距腓前韧带最先受累。

- 三角韧带复合体在冠状位 MRI 上观察最佳。

■ 推荐阅读

Nazarenko A, Beltran LS, Bencardino JT. Imaging evaluation of traumatic ligamentous injuries of the ankle and foot. Radiol Clin North Am. 2013; 51(3):455–478

Perrich KD, Goodwin DW, Hecht PJ, Cheung Y. Ankle ligaments on MRI: appearance of normal and injured ligaments. AJR Am J Roentgenol. 2009; 193(3):687–695

病例 65

Paulomi Kanzaria, Jasjeet Bindra

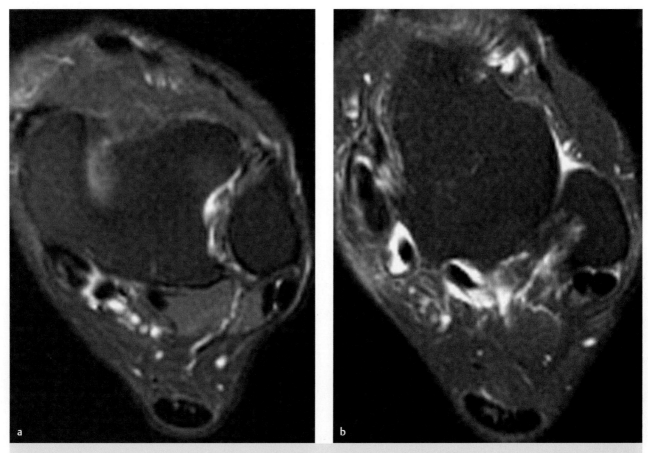

图65.1 （a，b）踝关节轴位脂肪抑制PDWI内踝及其下方层面显示胫后肌腱纵行撕裂，同时可见内侧3条肌腱腱鞘存在积液。

■ 临床病史

72岁女性，进行性扁平足（图65.1）。

■ 关键影像学表现

踝关节内侧肌腱异常。

■ Top 3 鉴别诊断

- **胫骨后肌腱病**：腱鞘炎、肌腱病、肌腱部分或完全撕裂都可以引起胫骨后肌腱功能障碍。急性腱鞘炎常见于年轻运动员，而慢性撕裂更多见于中老年女性。腱鞘炎 MRI 表现为腱鞘内积液增多，而肌腱信号、形态正常。肌腱病时，肌腱信号不均、增粗。慢性胫骨后肌腱撕裂常位于内踝后方，继发于内踝摩擦，伴进行性扁平足。急性撕裂较少见，常位于舟骨附着处。

- **拇长屈肌腱损伤**：足踝肌腱中拇长屈肌腱很少损伤。其易损伤部位是通过距骨内、外侧结节处纤维骨的踝管部。三角副骨肥大可导致拇长屈肌腱卡压，特别是反复跖屈承重的患者，如芭蕾舞演员。反复摩擦导致慢性或狭窄性腱鞘炎、肌腱病、肌腱撕裂。由于其走行较长，故容易发生腱鞘炎和肌腱病，最常发生于胫距关节水平，其次是远端拇趾籽骨处和足底 Henry 结节趾长屈肌腱交叉处。拇长屈肌腱鞘可与踝关节相通，不要把腱鞘内少量生理性液体诊断为腱鞘炎。慢性腱鞘炎的特征是围绕正常肌腱、与关节积液不成比例的大量腱鞘积液。拇长屈肌腱异常在轴位、矢状位 MRI 观察最佳。

- **趾长屈肌腱损伤**：单纯性趾长屈肌腱损伤少见，但因其在前足的走行相对表浅，常与穿通伤有关。损伤包括肌腱病和肌腱撕裂，临床表现类似足底筋膜炎和踝管综合征。锤状趾、交叉趾及跖板损伤可导致腱鞘炎。其他少见原因包括过度使用、直接创伤、炎症和感染。交叉综合征发生在 Henry 结节。腱鞘炎 MRI 表现为腱鞘积液和肌腱周围水肿。

■ 诊断

慢性胫骨后肌腱功能障碍伴纵行撕裂。

∨ 要点

- 正常胫骨后肌腱在内踝水平的直径约为趾长屈肌腱的 3 倍。
- 慢性胫骨后肌腱损伤后遗症包括进行性扁平足和跗骨窦综合征。
- 交叉综合征发生在中足底部拇长屈肌腱、趾长屈肌腱相互交叉的 Henry 结节处。

■ 推荐阅读

Donovan A, Rosenberg ZS, Bencardino JT, et al. Plantar tendons of the foot: MR imaging and US. Radiographics. 2013; 33(7):2065-2085

Rosenberg ZS, Beltran J, Bencardino JT. MD. MR Imaging of the ankle and foot. Radiographics. 2000; 20:S153-S179

病例 66

Jasjeet Bindra

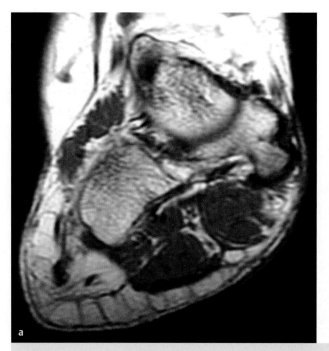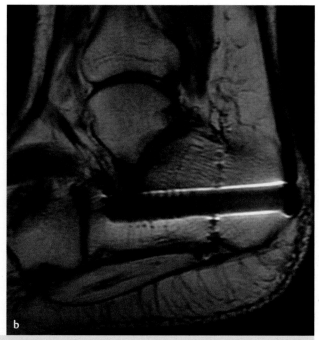

图66.1 （a）踝关节冠状位T1WI显示小趾展肌萎缩和脂肪浸润。（b）同一踝关节矢状位T1WI显示跟骨截骨术后内固定影，伴有小趾展肌萎缩。

■ 临床病史

55岁男性，足跟疼痛（图66.1）。

■ 关键影像学表现

足踝神经卡压。

■ Top 3 鉴别诊断

- 胫神经：胫神经及其分支最常在踝管内卡压。踝管是一个纤维–骨性通道，从踝的后内侧延伸到足底面。在踝管中，胫神经分出3个末端分支：足底内侧神经、足底外侧神经和跟内侧神经。踝管内神经病变的主要机制是压迫和牵拉。踝管综合征通常会导致足和脚趾的底部感觉异常或烧灼痛，晚期出现肌肉萎缩。足底内侧神经可能被 Henry 结节挤压（踇长屈肌和趾长屈肌肌腱的解剖交叉）。跑步者反复微创伤可引起足底内侧感觉异常，即所谓"慢跑者足"。跟下神经是足底外侧神经的一个分支，为小趾展肌提供运动分支。其神经压迫（Baxter 神经病变）可能继发于足底筋膜炎，MRI 表现为小趾展肌孤立的脂肪萎缩。

- 趾神经：趾间（Morton）神经瘤是常见的趾神经疾病。其是由趾骨间韧带慢性卡压神经引起的，好发于第2、3趾骨间隙。在冠状位 MRI 上呈低到中等信号的泪滴状结节，向足底方向延伸。

- 腓肠神经：腓肠神经在踝关节平面先沿跟腱外侧走行，然后位于腓骨长短肌总腱鞘下方，形态菲薄，难以在 MRI 图像上识别。因腓肠神经紧邻小隐静脉，常通过小隐静脉来定位。该神经卡压常继发于第5跖骨基部骨折及骨痂形成、创伤或术后瘢痕形成。腓肠神经病变表现为足踝外侧缘疼痛和感觉异常。

■ 其他鉴别诊断

- 腓深神经：腓深神经穿过踝关节前部，通常相邻于胫前动脉外侧，分为内侧的第1跖间隙感觉支和外侧的趾短伸肌运动支。该神经可能在踇长伸肌腱穿行于伸肌支持带处被压迫，导致前跗管综合征。

■ 诊断

跟下神经卡压（Baxter 神经病变）。

√ 要点

- 跟下神经卡压表现为小趾展肌孤立性萎缩。
- 跟腱外侧的小隐静脉可用于定位腓肠神经。
- 典型趾间（Morton）神经瘤呈低到中等信号结节，向足底方向延伸。

■ 推荐阅读

De Maeseneer M, Madani H, Lenchik L, et al. Normal anatomy and compression areas of nerves of the foot and ankle: US and MR imaging with anatomic correlation. Radiographics. 2015; 35(5):1469–1482

Delfaut EM, Demondion X, Bieganski A, Thiron MC, Mestdagh H, Cotten A. Imaging of foot and ankle nerve entrapment syndromes: from well-demonstrated to unfamiliar sites. Radiographics. 2003; 23(3):613–623

病例 67

Paulomi Kanzaria, Jasjeet Bindra

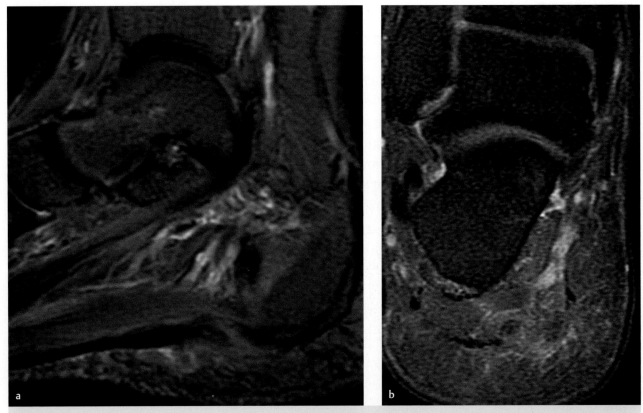

图67.1 （a）踝关节矢状位STIR显示足底筋膜中央束增厚和局灶性断裂。（b）踝关节冠状位脂肪抑制PDWI显示足底筋膜中央束内侧区信号增高。

■ 临床病史

45岁女性，慢性足跟痛急性发作（图67.1）。

■ 关键影像学表现

足底筋膜异常。

■ Top 3 鉴别诊断

- **足底筋膜炎**：足底筋膜炎是足跟痛最常见的原因，常由反复创伤应力或与血清阴性脊柱关节病相关的肌腱止点病（附丽病）导致。X线片可显示足底跟骨骨刺、MRI特征包括足底筋膜梭形增厚，主要累及近段，并向跟骨止点处延伸。正常足底筋膜为一条薄（2~4mm）的低信号带，足底筋膜炎时足底筋膜近端信号增高，T1WI和PDWI呈中等信号，T2WI和STIR呈高信号。相关的MRI表现还包括邻近足跟脂肪垫和下方软组织水肿，以及跟骨结节内侧局限性骨髓水肿。血清阴性关节炎相关的足底筋膜炎通常为双侧。

- **足底筋膜撕裂或断裂**：相对不常见，主要见于从事跑步和跳跃等运动的竞技运动员，也可见于跑步和跳高爱好者，因筋膜的反复轻度创伤所导致。有足底筋膜炎病史的患者，尤其是进行了局部注射类固醇治疗的患者，可出现足底筋膜自发破裂。创伤性撕裂表现为突发的足跟疼痛，在受伤部位可触及压痛包块。MRI表现为正常低信号的筋膜出现部分或完全中断，T2WI和STIR上信号增高多由于水肿和出血。在T2WI上常见筋膜周围积液。足底筋膜撕裂通常累及下方的趾短屈肌。

- **足底纤维瘤病（Ledderhose病）**：足底纤维瘤病是一种相对少见的良性、具有局部侵袭性的病变，其特征是足底筋膜的纤维增生。其与其他浅表的纤维瘤病（主要是手掌纤维瘤病）相关。足底纤维瘤病常累及足底筋膜的中央和内侧部分。病灶MRI表现为足底筋膜下缘单发或多发结节状增厚，结节通常<3cm。结节在T1WI和T2WI上呈低至中信号，较大的病灶往往信号不均匀。病变细胞区域可见持续性强化。侵袭性或深部纤维瘤病可伴足底肌肉浸润。

■ 诊断

足底筋膜撕裂。

√ 要点

- 足底筋膜炎表现为足底筋膜近端增厚和信号增高。
- 足底筋膜撕裂表现为筋膜局限性中断伴周围水肿。
- 足底纤维瘤为低到中等信号强度的病灶，可呈不同程度的强化。

■ 推荐阅读

Narváez JA, Narváez J, Ortega R, Aguilera C, Sánchez A, Andía E. Painful heel: MR imaging findings. Radiographics. 2000; 20(2):333–352

Theodorou DJ, Theodorou SJ, Farooki S, Kakitsubata Y, Resnick D. Disorders of the plantar aponeurosis: a spectrum of MR imaging findings. AJR Am J Roentgenol. 2001; 176(1):97–104

病例 68

Paulomi Kanzaria, Jasjeet Bindra

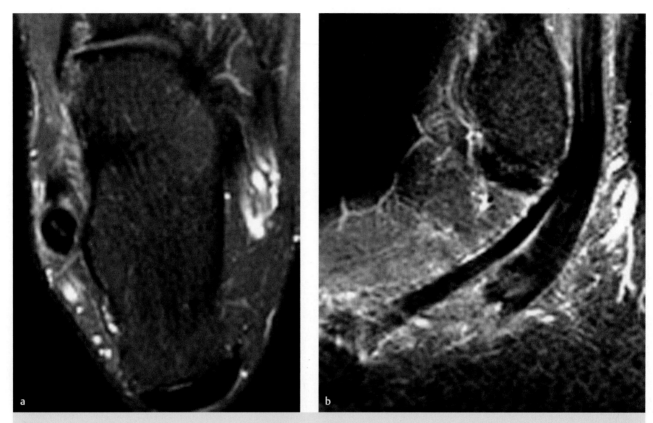

图68.1 （a）踝关节轴位脂肪抑制PDWI显示腓骨长肌腱内高信号裂隙。（b）同一踝关节矢状位STIR 显示沿其长轴的裂隙。

■ 临床病史

55岁男性，慢性外侧踝关节疼痛（图68.1）。

■ 关键影像学表现

踝关节腓骨肌腱病变。

■ Top 3 鉴别诊断

- **腓骨肌腱腱鞘炎**：急性腓骨肌腱腱鞘炎被认为是继发于固定滑车结构（如外踝后沟、腓结节或骰骨下表面）周围的应力增加，常见于芭蕾舞演员和退役后恢复运动的运动员。在慢性腓骨肌腱腱鞘炎中，MRI显示腓骨肌腱总腱鞘内液体聚集。虽然正常腱鞘内亦能看到薄层液体，但肌腱周围环形滑液增多引起腱鞘扩张则提示腱鞘炎。急性跟腓韧带撕裂可导致腱鞘积液，类似于腱鞘炎。

  狭窄性腱鞘炎伴随滑膜增生而发生，肌腱周围纤维化阻止其自由移动，MRI表现为滑膜增厚，滑液内可见中等或低信号的线状影。

- **腓骨短肌腱撕裂（腓骨肌劈裂综合征）**：由于腓骨短肌位于骨性外踝后沟和腓骨长肌腱之间，因此，在足背屈曲时容易受压，发生退行性撕裂。轴位MRI显示典型的肌腱撕裂呈C形或回旋镖形，伴内外侧支部分包裹腓骨长肌腱及前方肌腱变薄。此外，第4腓骨肌可引起外踝后沟拥挤，诱发腓骨短肌肌腱疾病。

- **腓骨长肌腱撕裂**：腓骨长肌腱撕裂通常与外踝后沟处的腓骨短肌腱撕裂相关。孤立的腓骨长肌腱撕裂常见于足中部，这可能与腓骨籽骨撕脱骨折有关。MRI显示撕裂处呈高或中等信号，而肌腱断裂表现为纤维完全中断。纵行撕裂常伴跟骨的腓骨结节肥大，MRI可显示跟骨外侧增生肥大的腓骨结节和骨髓水肿。跟骨骨折易导致腓骨长肌和短肌肌腱部分撕裂、脱位和塌陷。腓骨肌腱脱位也可继发于腓骨肌支持带浅层损伤。

■ 诊断

腓骨长肌腱撕裂。

∨ 要点

- 跟腓韧带撕裂可继发腓骨肌腱腱鞘积液，表现类似于慢性腓骨肌腱腱鞘炎。
- 腓骨肌腱脱位继发于腓骨上支持带损伤。
- 腓骨长肌腱异常可能与疼痛性腓籽骨综合征相关。

■ 推荐阅读

Donovan A, Rosenberg ZS, Bencardino JT, et al. Plantar tendons of the foot: MR imaging and US. Radiographics. 2013; 33(7):2065–2085

Rosenberg ZS, Beltran J, Bencardino JT. MD. MR Imaging of the ankle and foot. Radiographics. 2000; 20:S153–S179

Wang X-T, Rosenberg ZS, Mechlin MB, Schweitzer ME. Normal variants and diseases of the peroneal tendons and superior peroneal retinaculum: MR imaging features. Radiographics. 2005; 25(3):587–602. PubMed PMID: 15888611

病例 69

Jasjeet Bindra

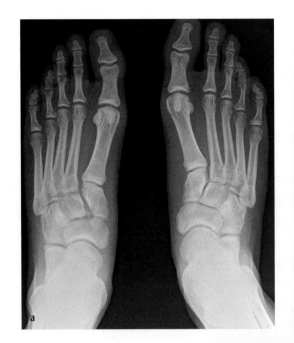
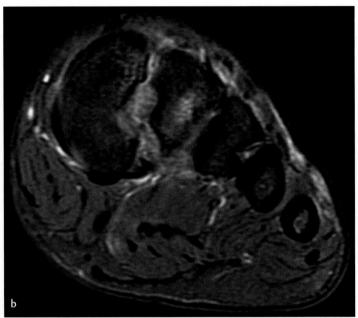
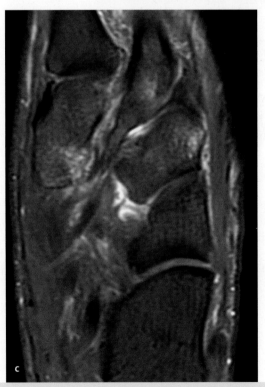

图69.1 （a）双足负重位X线片显示左侧第1跖骨间隙轻度不对称性增宽。（b）足底冠状位脂肪抑制T2WI和（c）轴位脂肪抑制PDWI显示内侧楔骨与第2跖骨基底之间的韧带复合体连续性中断和水肿。

■ 临床病史

68岁女性，足部扭伤伴疼痛，无法负重（图69.1）。

144

■ 关键影像学表现

中足韧带或骨性损伤。

■ Top 3 鉴别诊断

- **Lisfranc关节复合体损伤**：Lisfranc关节由跖跗关节复合体组成，其稳定性来自骨性连接和韧带支持。韧带结构可分为跖跗骨间韧带、跗骨间韧带和跖骨间韧带。Lisfranc韧带连接第2跖骨基底部和内侧楔骨，将内柱固定到中间柱和外柱上。Lisfranc韧带由3个部分组成：相对较弱的背侧韧带、骨间韧带和较强的足底韧带。创伤性关节复合体损伤可发生在高能量和低能量创伤中，高能量创伤通常是继发于车辆碰撞或从高处坠落，低能量损伤或中足扭伤较难诊断。X线片表现包括背侧软组织肿胀、第2跖骨或第1楔形骨基底部小的撕脱骨折，以及第2跖跗关节轻度排列异常。MRI可以直接评估韧带和骨性损伤，韧带损伤主要表现为韧带形态不规则或断裂，以及韧带内信号异常。

- **跗横关节损伤**：跗横关节复合体由跟骰和距跟舟关节组成，其稳定装置包括弹簧韧带、分歧韧带、足底长韧带和足底短韧带。跗横关节创伤包括单纯的韧带损伤和小的撕脱骨折，以及罕见的骨折脱位。分歧韧带是足背外侧韧带，由跟舟内侧韧带和跟骰外侧韧带两部分组成，可在矢状位MRI上显示。跟骨前突或骰骨的微小撕脱骨折可能提示分歧韧带损伤。弹簧韧带也称为足底跟舟韧带，功能是支持距骨头并稳定内侧纵弓，病变以退行性为主，偶尔也可由创伤引起。MRI可以很好地显示跗横关节的骨挫伤和韧带断裂。

- **舟骨骨折**：急性舟骨骨折相对不常见，其中以舟骨背侧撕脱骨折最常见，通常与足底屈曲损伤有关。舟骨是中足最常发生应力性骨折的部位，舟骨中1/3处由于血液供应稀疏最常受累。与X线片相比，CT和MRI有更高的敏感性。

■ 其他鉴别诊断

- **骰骨骨折**：单独骰骨骨折很少见。在外翻损伤中存在一种"胡桃夹"机制，即骰骨在第4和第5跖骨基底部和跟骨前突之间发生骨折。

■ 诊断

Lisfranc关节复合体损伤。

∨ 要点

- Lisfranc韧带走行于内侧楔骨和第2跖骨基底部之间。
- 分歧韧带主要在踝关节或中足矢状位MRI上观察。
- 舟骨中1/3处血供稀少，应力性骨折最常累及该部位。

■ 推荐阅读

Benirschke SK, Meinberg E, Anderson SA, Jones CB, Cole PA. Fractures and dislocations of the midfoot: Lisfranc and Chopart injuries. J Bone Joint Surg Am. 2012; 94(14):1325–1337

Tafur M, Rosenberg ZS, Bencardino JT. MR imaging of the midfoot including Chopart and Lisfranc joint complexes. Magn Reson Imaging Clin N Am. 2017; 25(1): 95–125

病例 70

Jasjeet Bindra

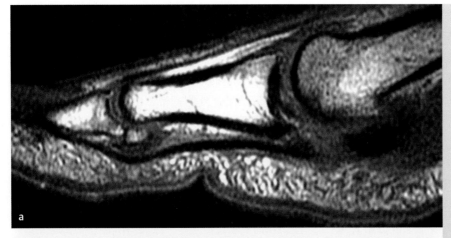
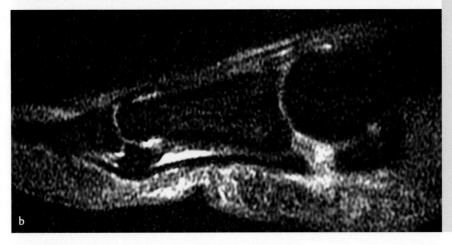

图70.1 （a）第1趾矢状位T1WI和（b）STIR显示内侧籽趾韧带撕裂，踇趾内侧籽骨向近端轻微回缩。

■ **临床病史**

22岁运动员，踇趾过伸性损伤，急性疼痛伴无法负重（图70.1）。

■ 关键影像学表现

踇趾籽骨异常。

■ Top 3 鉴别诊断

- **跖板损伤（草皮趾）**：草皮趾是第1跖趾关节过伸性损伤，最常见于在人造草皮上穿轻便、柔韧鞋比赛的足球运动员。其可能导致跖板（第1跖趾关节关节囊足底侧增厚的纤维软骨）部分或完全断裂。跖板与踇趾籽骨复合体及相邻的肌腱结构对第1跖趾关节的稳定性至关重要。跖板损伤通常位于籽骨远端，可能导致籽骨回缩或近端移位。X线片可显示软组织肿胀、撕脱骨折、籽骨骨折、二段籽骨分离或籽骨近端移位。跖板和踇趾籽骨在矢状位和冠状位MRI上观察最佳，可能存在软组织水肿，跖板部分或完全断裂，以及伴随的籽骨病理改变，如水肿、骨折、分离或籽骨近端移位，同时可伴随肌腱和软骨损伤。
- **籽骨炎**：籽骨炎是一种引起籽骨疼痛性炎症状态的非特异性术语。籽骨炎可发生于前足底部的反复创伤，也可继发于骨关节炎、炎性关节病或缺血性坏死（AVN）。X线片可以表现正常，或显示受累籽骨碎裂和硬化。MRI可显示弥漫性骨髓水肿，对骨折、缺血性坏死或潜在病变诊断特异性高。
- **籽骨骨折**：大多数急性骨折累及籽骨内侧，X线征象包括边缘不规则、籽骨碎片不同程度分离，对侧籽骨无类似表现或部分愈合的征象。在X线片上很难区分二分或多分籽骨与骨折，在这种情况下，CT或MRI可以提供帮助。二分籽骨形态呈圆形骨碎片，边缘光滑硬化。在MRI上，骨折T1WI表现为低信号线，T2WI表现为高或低信号，也可显示弥漫性骨髓水肿。

■ 其他鉴别诊断

- **籽骨缺血坏死**：踇趾籽骨缺血性坏死相对少见，大多数病例常由反复创伤所致。X线片可显示籽骨碎裂呈点、片状，密度增高。早期MRI显示骨髓水肿，但后期硬化与水肿同时存在，T1WI和T2WI表现为碎片状混杂信号。

■ 诊断

草皮趾。

∨ 要点

- 跖板在矢状位和冠状位（短轴）MRI上显示最佳。
- 籽骨骨折的碎片边缘不规则、无硬化。
- 籽骨缺血坏死的早期MRI表现与籽骨炎及应力性损伤类似。

■ 推荐阅读

Ashman CJ, Klecker RJ, Yu JS. Forefoot pain involving the metatarsal region: differential diagnosis with MR imaging. Radiographics. 2001; 21(6):1425–1440

Sanders TG, Rathur SK. Imaging of painful conditions of the hallucal sesamoid complex and plantar capsular structures of the first metatarsophalangeal joint. Radiol Clin North Am. 2008; 46(6):1079–1092, vii

病例71

Robert D. Boutin

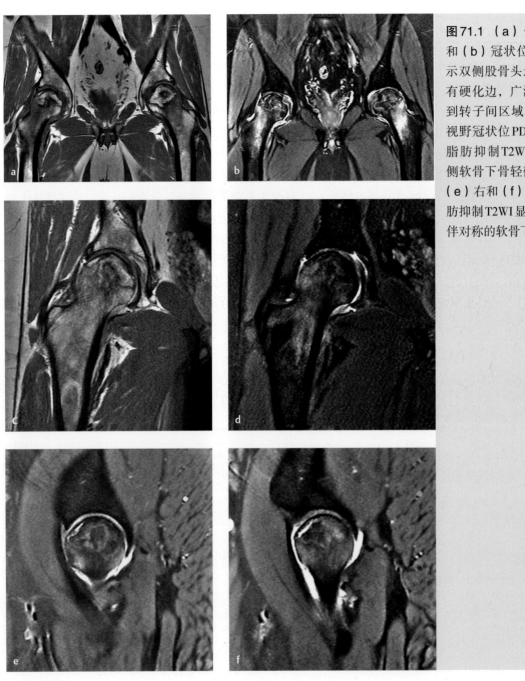

图71.1 （a）骨盆冠状位T1WI和（b）冠状位脂肪抑制T2WI显示双侧股骨头地图状异常信号伴有硬化边，广泛的骨髓水肿延伸到转子间区域。（c）右髋关节小视野冠状位PDWI和（d）矢状位脂肪抑制T2WI显示股骨头前外侧软骨下骨轻微扁平（＜2mm）。（e）右和（f）左髋关节矢状位脂肪抑制T2WI显示双侧股骨头塌陷伴对称的软骨下新月形高信号。

■ 临床病史

....

34岁男性，双侧髋关节持续疼痛，"3个月前影像学未见异常"（图71.1）。

■ 关键影像学表现

软骨下新月征。

■ 诊断

- **骨坏死**：骨坏死定义为骨骼和骨髓细胞的缺血性死亡，其他相关术语包括"骨梗死"（通常用于干骺端和骨干受累）和缺血性坏死（AVN，通常用于软骨下骨受累）。

  AVN好发于股骨头，这可能与股骨头潜在的血液供应不稳定有关。AVN的发病机制一般包括：①创伤性血管破裂（如股骨颈骨折、髋关节脱位或髋关节半脱位）；②"系统性"原因（如骨内高压伴血液淤滞或血栓栓塞异常）。与非创伤性AVN相关的危险因素包括糖皮质激素、酒精中毒、胰腺炎、血红蛋白病、放射治疗和气压伤。重要的是，与AVN相关的非创伤性危险因素通常会使多骨发生骨坏死的风险。

  对于股骨头AVN，X线片可能表现为假阴性，特别是在软骨下骨塌陷之前（塌陷前X线片的敏感性和特异性通常分别＜70%和＜90%）。因此，对于出现髋关节疼痛而X线片表现为阴性的年轻患者（＜50岁），应高度怀疑AVN。MRI是诊断AVN的首选检查方式，其敏感性和特异性均＞90%。

  在MRI上，股骨头AVN常表现为边界较清的异常信号区，典型者扩展到软骨下骨，并可见低信号的蛇形边界。

  与"临床无症状"的AVN相比，AVN邻近区域的骨髓水肿（BME）与疼痛密切相关。BME常提示股骨头塌陷（通常是轻微的）。对于股骨头塌陷，保留关节的手术（例如，带或不带佐剂的核心减压）是无效的；全髋关节置换术是最可靠的长期治疗方法。

  对于股骨头AVN的分期系统还没有普遍的共识。因此，无论分期如何，报道都应记录AVN的最重要表现：①股骨头塌陷（如存在和范围）；②AVN的大小（如估计股骨头受影响的百分比）；③髋臼改变（如软骨下囊肿和硬化）。新月征也是一个重要的发现，提示股骨头可能存在塌陷。

√ 要点

- 骨坏死与髋部创伤、长期使用皮质类固醇和酒精中毒，以及许多其他较不常见的疾病（如代谢和凝血障碍）高度相关。
- 髋关节疼痛但X线片正常的年轻人可能存在股骨头AVN；因此，临床上需要排除该疾病的可能性。
- MRI可用于股骨头AVN塌陷前的诊断。早期治疗可以提高髋关节存活率（5年存活率可达80%）。

■ 推荐阅读

Boutin RD. MR imaging of the hip. In: McCarthy SM, ed. RSNA Categorical Course in Diagnostic Radiology. Chicago, Illinois: Radiological Society of North America. 1999;201–217

Chee CG, Cho J, Kang Y, et al. Diagnostic accuracy of digital radiography for the diagnosis of osteonecrosis of the femoral head, revisited. Acta Radiol. 2019; 60(8): 969–976

Grecula MJ. CORR Insights: which classification system is most useful for classifying osteonecrosis of the femoral head? Clin Orthop Relat Res. 2018; 476(6):1250–1252

Lamb JN, Holton C, O'Connor P, Giannoudis PV. Avascular necrosis of the hip. BMJ. 2019; 365:l2178

Larson E, Jones LC, Goodman SB, Koo KH, Cui Q. Early-stage osteonecrosis of the femoral head: where are we and where are we going in year 2018? Int Orthop. 2018; 42(7):1723–1728

Steinberg ME, Oh SC, Khoury V, Udupa JK, Steinberg DR. Lesion size measurement in femoral head necrosis. Int Orthop. 2018; 42(7):1585–1591

病例 72

Robert D. Boutin, Jasjeet Bindra

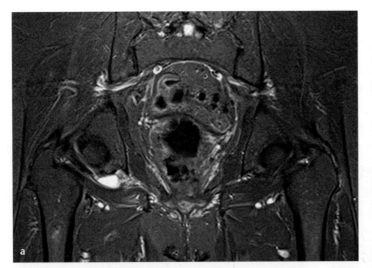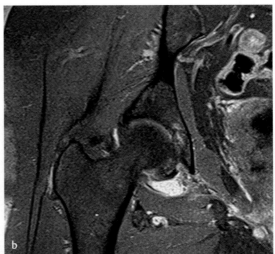

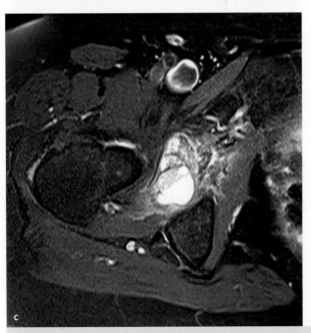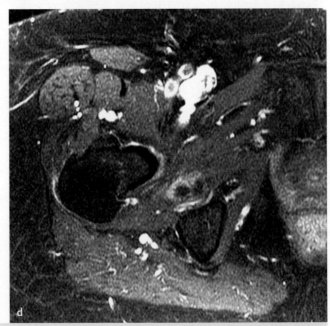

图72.1 （a，b）冠状位脂肪抑制T2WI显示右髋关节内下方见一个圆形液体信号影，并有一薄蒂延伸至髋关节。（c）轴位脂肪抑制T2WI显示右髋关节内下方圆形液体信号区。（d）随访6个月后，轴位脂肪抑制T1WI增强显示病灶较小，轻度边缘强化。

■ **临床病史**

78岁女性，有肺癌和右髋关节疼痛史（图72.1）。

■ 关键影像学表现

髋关节内下方局限性积液。

■ 诊断

- **闭孔外肌滑囊积液**：闭孔外肌滑囊位于髋关节下方，在闭孔外肌的上方。

  闭孔外肌滑囊是滑膜内衬的潜在空间或隐窝，通过坐股韧带（上）和轮匝肌带（下）之间的狭窄开口与髋关节相通。

  与髂腰肌滑囊类似，少部分人的闭孔外肌滑囊与髋关节相通。慢性髋关节积液时，积液会因关节内减压而导致进入这些邻近滑囊的频率增加。慢性

髋关节积液见于多种疾病，包括骨关节炎、骨坏死和滑膜骨软骨瘤病。全髋关节置换术后，闭孔外肌与髋臼杯之间发生闭孔外肌撞击综合征也可直接刺激闭孔外肌滑囊。

在髋关节周围滑囊积液中，闭孔外肌滑囊积液较髂腰肌滑囊积液不常见，但也并不少见。6%的患者可通过MRI关节造影显示髋关节和闭孔外肌滑囊之间的交通。

∨ 要点

- 闭孔外肌滑囊内液体积聚位于髋关节内下方。
- 闭孔外肌滑囊扩张可能是偶然发现的，也可能是继发于髋关节内压力的慢性增加导致液体减压进入邻近的闭孔外肌滑囊。

- 闭孔外肌滑囊的特征性位置及其与髋关节之间存在交通有助于做出可靠的诊断，并避免误诊为腱鞘囊肿、盂唇旁囊肿或肿瘤。

■ 推荐阅读

Gudena R, Alzahrani A, Railton P, Powell J, Ganz R. The anatomy and function of the obturator externus. Hip Int. 2015; 25(5):424–427

Kassarjian A, Llopis E, Schwartz RB, Bencardino JT. Obturator externus bursa: prevalence of communication with the hip joint and associated intra-articular findings in 200 consecutive hip MR arthrograms. Eur Radiol. 2009; 19(11):2779–2782

Müller M, Dewey M, Springer I, Perka C, Tohtz S. Relationship between cup position and obturator externus muscle in total hip arthroplasty. J Orthop Surg Res. 2010; 5:44

Robinson P, White LM, Agur A, Wunder J, Bell RS. Obturator externus bursa: anatomic origin and MR imaging features of pathologic involvement. Radiology. 2003; 228(1):230–234

Robinson P, White LM, Kandel R, Bell RS, Wunder JS. Primary synovial osteochondromatosis of the hip: extracapsular patterns of spread. Skeletal Radiol. 2004; 33(4): 210–215

病例 73

Robert D. Boutin

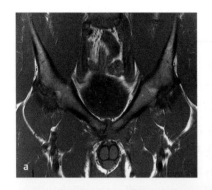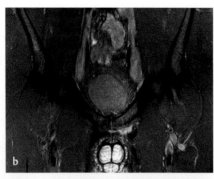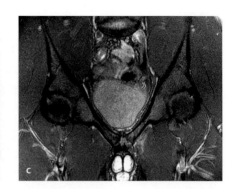

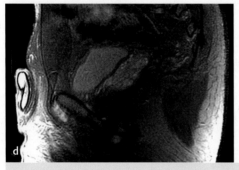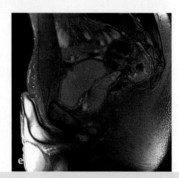

图73.1 （a）冠状位T1WI和（b，c）冠状位脂肪抑制T2WI显示左侧长收肌肌腱和邻近附着处左侧耻骨体的腱膜板之间可见T2WI高信号裂隙影，同时也累及耻骨中线板。（d）在中线左侧层面，矢状位脂肪抑制T2WI显示局限性高信号影累及腹直肌－内收肌腱膜在耻骨体上的止点。（e）在中线右侧层面，矢状位脂肪抑制T2WI显示正常耻骨前部腹直肌－内收肌腱膜的低信号止点。

■ 临床病史

21岁职业大学足球运动员，耻骨联合疼痛，左侧明显（图73.1）。

■ 关键影像学表现

腹直肌–内收肌腱膜止点处T2WI高信号裂隙。

■ 诊断

- **腹直肌–内收肌腱膜撕裂**：耻骨联合及其邻近的骨、肌腱、腱膜和韧带结构有助于维持正常人体的生物力学稳定性，被称为"肌肉骨骼运动的核心"。

    该肌肉骨骼核心内部结构的相互连接十分重要，因为耻骨联合或前方被称为"中央核心"；该部位的损伤可破坏耻骨联合区域的稳定性，导致与运动性耻骨痛相关的生物力学进行性异常的恶性循环。这种与运动相关的腹股沟疼痛通常与踢、伸展或切入动作（如英式足球、曲棍球或美式足球）所施加的剪切力有关。

    运动性耻骨痛有很多原因，包括耻骨前腱膜的耻骨止点处剥离引起的核心损伤。核心损伤可能起源于"耻骨中线板"（耻骨联合前的薄纤维腱膜）的

中线，或单侧邻近的"腹直肌–内收肌腱膜"（由远端腹直肌和近端长收肌纤维形成，并汇聚附着在耻骨前骨膜上）。

该区域损伤的位置和程度各不相同，因此，高分辨率的图像和解剖学知识很重要。超声和X线片可用于多数运动员的诊断评估，MRI通常用于同时显示所有相关的骨和软组织结构。

MRI常表现为T2WI高信号裂隙累及中线或旁正中腱膜附着处，可诊断为剥脱或撕裂。对于运动性耻骨痛，影响治疗和预后的影像学表现包括相邻肌腱病、肌腱劳损、肌腱撕裂、应激反应（骨髓水肿）、应力性骨折和骨关节炎，同时也可能伴有骨突炎和钙化性肌腱炎。

∨ 要点

- 耻骨区疼痛可由多种疾病引起，包括骨关节、肌腱、腱膜和韧带结构，以及胃肠道、神经、泌尿和妇科来源。
- 运动员的肌肉骨骼核心损伤通常集中在腱膜板植入

的前联合区域，特别是累及腹直肌和长收肌。

- 对于患有耻骨痛的运动员，影像学征象的位置、范围和持续时间对治疗选择和预后（如恢复比赛）有很大影响。

■ 推荐阅读

Agten CA, Sutter R, Buck FM, Pfirrmann CW. Hip imaging in athletes: sports imaging series. Radiology. 2016; 280(2):351–369

Delic JA, Ross AB, Blankenbaker DG,Woo K. Incidence and implications of fracture in core muscle injury. Skeletal Radiol. 2019; 48(12):1991–1997

Emblom BA, Mathis T, Aune K. Athletic pubalgia secondary to rectus abdominisadductor longus aponeurotic plate injury: diagnosis, management, and operative treatment of 100 competitive athletes. Orthop J Sports Med. 2018; 6 (9):2325967118798333

Hegazi TM, Belair JA, McCarthy EJ, Roedl JB, Morrison WB. Sports injuries about the hip: what the radiologist should know. Radiographics. 2016; 36(6):1717–1745

Lee SC, Endo Y, Potter HG. Imaging of groin pain: magnetic resonance and ultrasound imaging features. Sports Health. 2017; 9(5):428–435

Mizrahi DJ, Poor AE, Meyers WC, Roedl JB, Zoga AC. Imaging of the pelvis and lower extremity: demystifying uncommon sources of pelvic pain. Radiol Clin North Am. 2018; 56(6):983–995

病例 74

Robert D. Boutin, Jasjeet Bindra

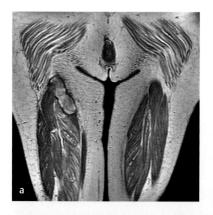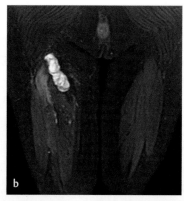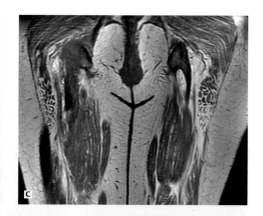

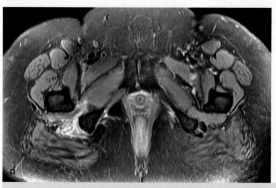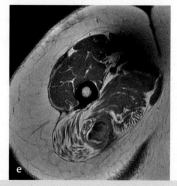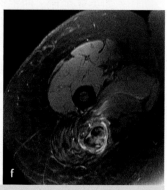

图74.1 （a）冠状位T1WI和（b）冠状位脂肪抑制T2WI显示大腿后方轻度不均质的卵圆形病变，以高信号为主，边缘为薄层T2WI低信号。（c）骨盆冠状位T1WI和（d）轴位脂肪抑制T2WI显示右侧坐骨结节腘绳肌肌腱止点信号增高。（e）小视野轴位T1WI和（f）轴位脂肪抑制T2WI显示大腿近端收缩的肌腱残端被水肿和轻度纤维化组织包绕（紧邻坐骨神经内侧）。

■ 临床病史

66岁女性，1个月前有外伤史且持续疼痛（图74.1）。

■ 关键影像学表现

腘绳肌肌腱不连续伴亚急性血肿。

■ 诊断

- **腘绳肌肌腱完全撕裂**：腘绳肌由半腱肌、半膜肌和股二头肌组成。腘绳肌近端损伤是臀部或大腿疼痛的常见原因，也可能与膝关节屈曲无力和坐骨神经痛有关。

  损伤机制通常是膝关节伸直时髋关节强行屈曲导致腘绳肌偏心收缩（例如，无意中被迫进行"劈叉"时影响"主导腿"）。损伤最常发生于运动活动（如滑水或足球）或日常活动（特别是老年患者）。

  为了诊断和治疗，将近端腘绳肌损伤根据位置和程度进行分类（1型：骨性撕脱；2型：肌腱连接处撕裂；3型：不完全骨性撕脱；4型：完全撕脱，仅轻微回缩；5型：完全撕脱并回缩＞2cm）。损伤类型通常与患者年龄有关：青少年运动员以坐骨突骨性撕脱为特征性表现，年轻的成年运动员常发生肌腱拉伤，30岁后坐骨附着处肌腱断裂最常见。

  首选的诊断性影像学检查通常是X线检查，以评估坐骨结节撕脱骨折和周围性病变。为了确认或排除适合手术修复的损伤，应及时进行MRI或超声检查。

  在MRI图像上，近端腘绳肌肌腱完全断裂的特征是肌腱不连续性伴有血肿。瘢痕（MRI上通常不明显）形成相对较快，导致肌腱失去弹性和坐骨神经束缚。相比之下，老年人的部分撕裂典型表现为坐骨结节表面的T2WI高信号曲线带（"镰状征"），没有任何肌腱收缩。

  急性外科修复（受伤后＜1个月）最常见的指征是双肌腱撕裂或撕脱，并伴有＞2cm的收缩，或涉及所有3个肌腱的完全撕裂或撕脱。在慢性情况下，由于绳肌回缩和纤维化，外科手术通常在技术上要求更高，并导致更多的并发症。此外，简单的修复手术可能对慢性损伤无效，有必要进行复杂的重建手术（如同种异体跟腱移植）。

  腘绳肌肌腱近端起始处部分撕裂的治疗根据患者和医生的需求而不同。如果患者无法进行保守治疗，一些外科医生提倡使用内镜下肌腱修复技术修复部分腘绳肌肌腱止点撕裂（这类似于其他部分、非回缩的肌腱撕裂的修复，如冈上肌和臀中肌肌腱的修复）。然而，重要的是要认识到，无论是有症状还是无症状的个体，在衰老过程中腘绳肌肌腱止点处的部分撕裂很常见，其中有症状的患者更可能存在邻近的腱膜周围软组织水肿和坐骨结节骨髓水肿。

∨ 要点

- 有明确外伤史，症状符合腘绳肌近端完全断裂，临床上应高度怀疑，并适当处理，因为其早期手术预后通常要优于延迟手术。

- 早、中期腘绳肌肌腱断裂常合并血肿，应与肿瘤鉴别。

- 随着年龄的增长，腘绳肌近端坐骨结节止点处的部分撕裂很常见，主要根据患者症状进行针对性处理。

■ 推荐阅读

Belk JW, Kraeutler MJ, Mei-Dan O, Houck DA, McCarty EC, Mulcahey MK. Return to sport after proximal hamstring tendon repair: a systematic review. Orthop J Sports Med. 2019; 7(6):2325967119853218

Bowman KF, Jr, Cohen SB, Bradley JP. Operative management of partial-thickness tears of the proximal hamstring muscles in athletes. Am J Sports Med. 2013; 41(6):1363–1371

De Smet AA, Blankenbaker DG, Alsheik NH, Lindstrom MJ. MRI appearance of the proximal hamstring tendons in patients with and without symptomatic proximal hamstring tendinopathy. AJR Am J Roentgenol. 2012; 198(2):418–422

Irger M, Willinger L, Lacheta L, Pogorzelski J, Imhoff AB, Feucht MJ. Proximal hamstring tendon avulsion injuries occur predominantly in middle-aged patients with distinct gender differences: epidemiologic analysis of 263 surgically treated cases. Knee Surg Sports Traumatol Arthrosc. 2020; 28(4):1221–1229

Thompson SM, Fung S, Wood DG. The prevalence of proximal hamstring pathology on MRI in the asymptomatic population. Knee Surg Sports Traumatol Arthrosc. 2017; 25(1):108–111

Wood DG, Packham I, Trikha SP, Linklater J. Avulsion of the proximal hamstring origin. J Bone Joint Surg Am. 2008; 90(11):2365–2374

（刘日　盛波　李佳 译）

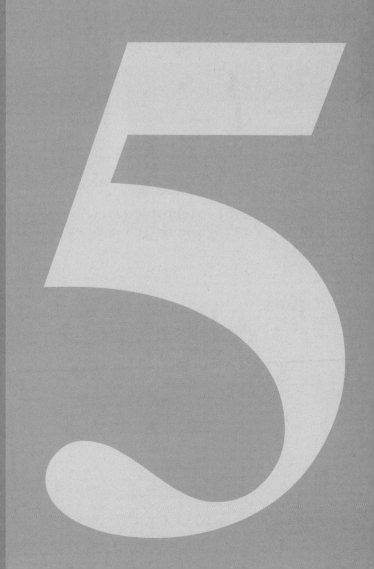

第 5 部分

关节病

病例 75

Robert D. Boutin, Geoffrey M. Riley

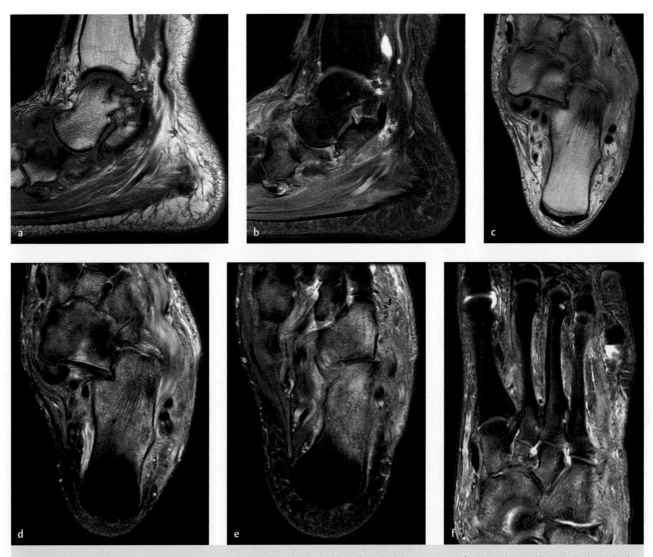

图75.1 （a）踝关节和邻近足部的矢状位T1WI和（b）矢状位脂肪抑制T2WI显示舟骨相对于距骨和楔骨向足底移位。（c）相应的轴位PDWI和（d~f）轴位脂肪抑制T2WI显示以中足为中心的骨与软组织存在明显的弥漫性水肿。需要注意，无软组织溃疡、窦道或积液。

■ 临床病史

45岁男性，双足肿胀、发红、发热，但无外伤或疼痛史（图75.1）。

■ 关键影像学表现

以中足为中心的明显的、弥漫性、非创伤性的骨和软组织水肿。

■ Top 3 鉴别诊断

- **夏科关节病**：夏科关节病继发于神经病变，也被称为神经性骨关节病。患者本体感觉和痛觉的下降与反复的微创伤和交感神经系统的改变有关。夏科足最常见于有至少10年糖尿病（Ⅰ型或Ⅱ型）病史的患者，但也可能由其他疾病（如神经梅毒）引起。在被转诊至足部专科医生之前，超过90%的夏科足未能得到正确的诊断。如果在早期阶段得不到有效的治疗，夏科足常会致残。

　　夏科关节病常累及中足，至少80%的病例累及跗跖关节和跗骨关节。"活动期"最初表现为炎症，随后出现骨碎裂和足纵弓塌陷。之后将发生更广泛的骨关节破坏（通常伴有骨质增生）和畸形（如摇椅足）。

　　在夏科足的早期，X线片可以表现正常，也可以为非诊断性的改变。MRI可用于早期诊断、监测疾病的活动性及评估并发症（如感染）。

- **感染**：蜂窝织炎和骨髓炎通常会导致足部软组织和骨髓明显水肿。由于MRI上的骨水肿不具有特异性，所以还应寻找有无软组织缺损。在不存在深部溃疡或穿透性创伤的情况下，足部骨髓炎很少见。值得注意的是，一些夏科足患者可能会出现软组织溃疡，因此，骨髓炎和夏科足可能共存。除了深部溃疡和蜂窝织炎，其他与骨髓炎相关的MRI表现还包括窦道、脓肿和骨皮质侵蚀。

　　临床上，实验室炎症标志物（如血细胞沉降率、C反应蛋白）水平增高更符合急性感染的情况，而非夏科足。

- **关节炎**：关节炎，尤其是骨关节炎和痛风，可以中足为主要发病部位，并引起骨水肿。临床上，骨关节炎和痛风不会出现发热和周围神经病（与夏科足不同）。

　　骨关节炎影像上可见退行性关节病的典型表现，包括骨赘和软骨下囊肿。痛风则常表现为痛风石、伴悬垂样边缘的骨侵蚀。无论是骨关节炎还是痛风，通常不存在伴有严重力线异常（晚期夏科足的典型表现）的骨碎裂。

■ 诊断

夏科关节病（神经性骨关节病）。

∨ 要点

- 骨髓水肿是一种非特异性表现，可因炎症、感染和（或）生物力学改变导致。
- 在足部，除非存在深部溃疡或穿透性创伤，否则几乎不会发生骨髓炎。
- 众所周知，骨关节炎和痛风可累及中足，但影像学表现通常不同于夏科足和骨髓炎。

■ 推荐阅读

Dodd A, Daniels TR. Charcot neuroarthropathy of the foot and ankle. J Bone Joint Surg Am. 2018; 100(8):696–711

Holmes C, Schmidt B, Munson M, Wrobel JS. Charcot stage 0: A review and considerations for making the correct diagnosis early. Clin Diabetes Endocrinol. 2015; 1(1):18

Rosskopf AB, Loupatatzis C, Pfirrmann CWA, Böni T, Berli MC. The Charcot foot: a pictorial review. Insights Imaging. 2019; 10(1):77

Schmidt BM, Holmes CM. Updates on diabetic foot and Charcot osteopathic arthropathy. Curr Diab Rep. 2018; 18(10):74

病例 76

Robert D. Boutin

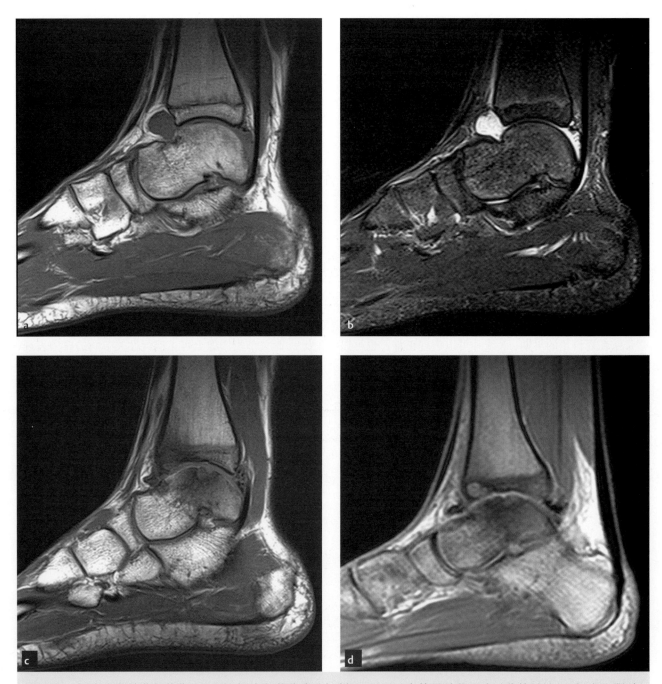

图76.1 （a）右踝关节矢状位T1WI和（b）矢状位脂肪抑制T2WI显示中等量关节积液（非特异性）。（c）左踝关节矢状位T1WI和（d）矢状位T2* GRE序列图像显示关节病，距骨顶和胫骨远端关节面出现软骨损伤和软骨下反应性改变。虽然左踝未发现关节积液，但踝关节前后隐窝可见低信号（GRE序列上观察最佳）。

■ **临床病史**

14岁男孩，双踝疼痛，但无外伤史（图76.1）。

■ 关键影像学表现

青少年多关节性关节炎，伴关节内"开花样"含铁血黄素沉积。

■ Top 3 鉴别诊断

- **幼年特发性关节炎（JIA）**：JIA指一组16岁以前起病并持续6周以上的病因不明的异质性关节炎，被认为是儿童最常见的风湿性疾病（与I型糖尿病患病率相近）。

  尽管随着人们对这些特发性疾病的了解不断加深，JIA的命名在不断发展，但目前JIA的主要亚型包括全身性关节炎、多关节炎、少关节炎、与附着点相关的关节炎和银屑病关节炎。

  JIA本质上可以累及任何关节，包括膝关节、踝关节（或足）和腕关节（或手）。影像学检查在早期诊断（例如，排除其他可能与JIA相似的疾病）和评估发生侵蚀性损伤的风险方面非常重要。如果初始治疗失败，在晚期关节炎发生之前，治疗"机会窗"内，患者通常可以从更积极的药物治疗（例如，改善病情的抗风湿药）中受益。如果不治疗，可能会发生生长障碍（例如，充血可能与骨骺过度生长和骺板提早闭合有关）。

  MRI和超声检查能够显示亚临床滑膜炎、侵蚀和附着点炎，可作为临床检查和X线检查的补充。MRI是唯一能够检测骨髓水肿的影像学方法，而骨髓水肿是发生侵蚀性损伤和功能损害的重要的独立预测指标。

- **血友病性关节病**：血友病可引起自发性、反复性关节内出血，导致关节病。这种X连锁遗传性疾病仅发生于男性。最常见于膝关节、踝关节和肘关节。X线可以很好地评估血友病性关节病的晚期表现，包括骨骺过度生长（或畸形）和弥漫性关节间隙变窄。在疾病早期阶段，与MRI相比，X线会低估关节受累的程度。

  血友病性关节病的MRI表现类似于炎症性关节炎（如JIA），包括积液和滑膜炎，之后是侵蚀和软骨破坏。与JIA类似，血友病性关节病常累及多个关节。但与JIA不同，血友病性关节病在MRI T2WI上可见关节内低信号，其在梯度回波序列呈"开花样"。如果含铁血黄素沉积局限于单关节，则鉴别诊断包括腱鞘巨细胞瘤（以前称为色素沉着绒毛结节性滑膜炎），这是一种单关节疾病。

- **感染性关节炎**：关节炎的鉴别诊断范围很广。任何炎症性关节炎都可以出现关节周围软组织肿胀、积液、关节周围矿化不足、侵蚀和均匀性关节间隙狭窄等影像学表现。

  当出现局限于单个关节的原因不明的炎症性关节炎时，特别需要考虑感染性关节炎。然而，高达20%的感染性关节炎可能累及多个关节。感染性关节炎通常是由细菌（如金黄色葡萄球菌）的血行传播引起的。

  儿童化脓性关节炎最常累及的关节为髋关节和膝关节；其他关节如踝关节和肘关节则不太常见。影像学表现不具特异性，包括关节积液和滑膜炎、关节周围水肿、关节周围骨量减少、侵蚀，最终出现关节间隙狭窄。因此，如果临床怀疑感染性关节炎患者出现关节积液，则应进行关节穿刺以寻找感染的病因。

■ 诊断

血友病性关节病。

∨ 要点

- 如果关节炎累及多个关节，必须考虑全身性关节炎。
- 如果关节炎累及多个关节，且存在关节内含铁血黄素，则考虑血友病导致的血友病性关节病。
- 如果16岁以下的患者患多发性关节炎超过6周，则考虑JIA（排除性诊断）。

■ 推荐阅读

Jacobson JA, Girish G, Jiang Y, Sabb BJ. Radiographic evaluation of arthritis: degenerative joint disease and variations. Radiology. 2008; 248(3):737–747

Malattia C, Tzaribachev N, van den Berg JM, Magni-Manzoni S. Juvenile idiopathic arthritis–the role of imaging from a rheumatologist's perspective. Pediatr Radiol. 2018; 48(6):785–791

Sudoł-Szopińska I, Jans L, Jurik AG, Hemke R, Eshed I, Boutry N. Imaging features of the juvenile inflammatory arthropathies. Semin Musculoskelet Radiol. 2018; 22(2):147–165

von Drygalski A, Moore RE, Nguyen S, et al. Advanced hemophilic arthropathy: sensitivity of soft tissue discrimination with musculoskeletal ultrasound. J Ultrasound Med. 2018; 37(8):1945–1956

Wyseure T, Mosnier LO, von Drygalski A. Advances and challenges in hemophilic arthropathy. Semin Hematol. 2016; 53(1):10–19

病例 77

Robert D. Boutin

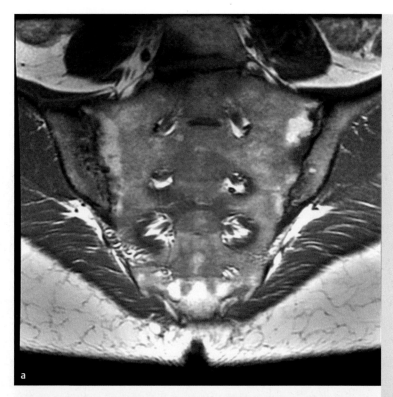

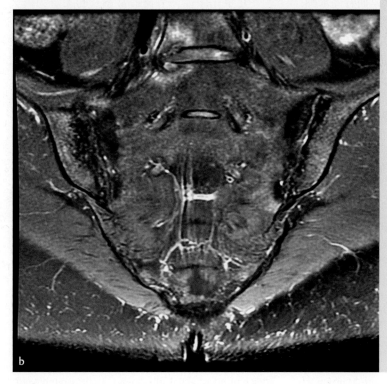

图77.1 （a）骶髂关节斜冠状位T1WI和（b）冠状位脂肪抑制T2WI显示累及双侧骶髂关节的侵蚀（骨皮质不完整）、广泛的软骨下硬化、邻近骨髓水肿和脂肪化生。L5椎体下缘至S1上缘右侧终板可见椎体角炎性病变。

■ 临床病史

43岁女性，患有"慢性疼痛综合征" 15年（图77.1）。

■ 关键影像学表现

双侧骶髂关节炎。

■ Top 3 鉴别诊断

- **脊柱关节炎**：脊柱关节炎是一组慢性炎症性风湿性疾病，包括强直性脊柱炎（最常见）、银屑病关节炎、反应性关节炎和炎性肠病相关性关节炎。根据国际脊柱关节炎研究协会2019年分类标准，区分这些类型已经变得不那么重要。近10年来，根据其主要临床表现，脊柱关节炎一般分为两种类型——中轴型和周围型。

　　中轴型脊柱关节炎主要发生于骶髂关节和脊柱，常见于年龄＜40岁的炎性腰背痛（IBP）患者。IBP被定义为腰背痛，并至少符合以下5条标准中的4条：发病年龄＜40岁，隐匿性发病，活动后症状改善，休息后症状无改善，夜间疼痛（起床改善）。

　　美国人口的患病率约为1%。延误诊断是一个主要问题（平均长达14年），因此，熟悉诊断标准非常重要。脊柱关节炎有3个特征（IBP、HLA–B27阳性、骶髂关节炎的影像学证据）。目前建议，如果患者出现其中一个或一个以上特征，应转诊至风湿科医生。虽然经常用到血清生物学标志物（HLA–B27和C反应蛋白），但骶髂关节MRI被认为是最敏感的影像生物学标志物。MRI有助于早期诊断和早期治疗，治疗包括运动、非甾体抗炎药（NSAID）和生物药物（改善病情的抗风湿药）。中轴型脊柱关节炎通常首先发生于骶髂关节，之后才累及脊柱。

　　强直性脊柱炎是双侧性骶髂关节炎最常见的病因。关于脊柱关节炎，一般认为强直性脊柱炎和炎性肠病相关性关节炎患者的骶髂关节炎是对称的；而银屑病关节炎和反应性关节炎患者的骶髂关节炎可能是单侧的、不对称性的或对称性的。

- **骶髂关节炎样改变**：多种机械性和全身性疾病可累及双侧的骶髂关节，这些疾病也可累及其他滑膜或纤维关节。

　　机械性（如退行性或创伤后）改变常累及骶髂关节，最常见的情况包括骨关节炎、髂骨致密性骨炎和应力性反应。除了影像学特征外，临床病史和实验室标志物有助于鉴别真正的炎症性骶髂关节炎与机械性改变。

　　脊柱关节炎引起的双侧骶髂关节炎必须与全身或代谢性疾病相鉴别。甲状旁腺功能亢进导致的骨膜下骨吸收为双侧分布，在关节的髂骨侧更明显（类似于强直性脊柱炎），但其不会导致关节间隙狭窄或强直。焦磷酸钙沉积症见于软骨钙质沉着的老年患者，可能发生双侧骶髂关节软骨下囊肿（或侵蚀）、硬化和关节间隙狭窄。

- **解剖变异**：骶髂关节炎和骶髂关节机械性改变的鉴别诊断应考虑骶髂关节的解剖和生理性变异。

　　解剖变异最常见于女性，在近1/3的骶髂关节MRI检查中可以见到。这些变异可以是单侧的（28%）或双侧的（72%），可以发生于骶髂关节的软骨或韧带部分。在5种不同类型的解剖变异中，"变形性骶髂关节"（患病率为17%）和"副骶髂关节"（患病率为11%）最常伴有水肿和（或）结构性改变，可能被误认为是炎症性骶髂关节炎。

■ 诊断

中轴型脊柱关节炎（强直性脊柱炎）。

√ 要点

- 双侧骶髂关节炎与中轴型脊柱关节炎相关，最常见的是强直性脊柱炎。
- 一些类似骶髂关节炎的情况可能累及双侧的骶髂关节，特别是机械性（如退行性或创伤后）改变和全身性疾病（如甲状旁腺功能亢进或焦磷酸钙沉积症）。
- 近1/3的骶髂关节MRI检查可以见到解剖变异，可能同时伴有水肿和（或）结构性改变，易与骶髂关节炎相混淆。

■ 推荐阅读

Bray TJP, Jones A, Bennett AN, et al. Recommendations for acquisition and interpretation of MRI of the spine and sacroiliac joints in the diagnosis of axial spondyloarthritis in the UK. Rheumatology (Oxford). 2019; 58(10):1831–1838

Danve A, Deodhar A. Axial spondyloarthritis in the USA: diagnostic challenges and missed opportunities. Clin Rheumatol. 2019; 38(3):625–634

El Rafei M, Badr S, Lefebvre G, et al. Sacroiliac joints: anatomical variations on MR images. Eur Radiol. 2018; 28(12):5328–5337

Eshed I, Hermann KA, Zejden A, Sudoł-Szopińska I. Imaging to differentiate the various forms of seronegative arthritis. Semin Musculoskelet Radiol. 2018; 22(2):189–196

Maksymowych WP, Lambert RG, Østergaard M, et al. MRI lesions in the sacroiliac joints of patients with spondyloarthritis: an update of definitions and validation by the ASAS MRI working group. Ann Rheum Dis. 2019; 78(11):1550–1558

Tsoi C, Griffith JF, Lee RKL, Wong PCH, Tam LS. Imaging of sacroiliitis: current status, limitations and pitfalls. Quant Imaging Med Surg. 2019; 9(2):318–335

病例 78

Robert D. Boutin

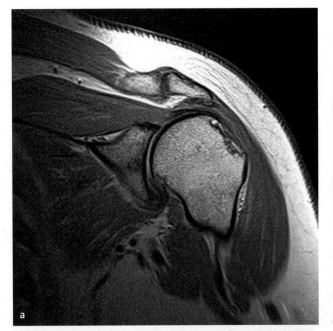 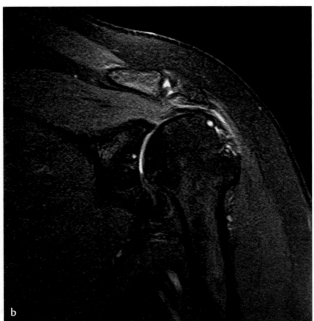

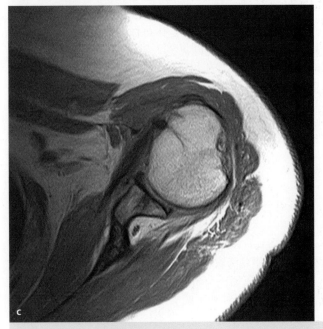

图78.1 （a）肩部冠状位PDWI、（b）冠状位脂肪抑制T2WI和（c）轴位PDWI显示肱骨头后外侧明显扁平变形。

■ 临床病史

患者37岁，非外伤性肩痛（图78.1）。

■ 关键影像学表现

肱骨头后外侧局部缺损。

■ Top 3 鉴别诊断

- **侵蚀性关节炎**：炎症性关节炎常累及肩关节（大约2/3的类风湿关节炎患者和1/3的慢性强直性脊柱炎患者）。肩关节受累的表现包括肩袖异常、滑膜炎和骨质侵蚀。

  肩关节是强直性脊柱炎最常受累的外周关节之一（仅次于髋关节）。某些强直性脊柱炎患者肱骨头的整个上外侧或后外侧面受到侵蚀，形成特征性的骨性缺损，类似Hill-Sachs损伤，被称为"斧头"征。

- **Hill-Sachs损伤**：至少2/3的肩关节前脱位会发生肱骨头后上外侧的压缩性骨折，该种创伤后畸形称为Hill-Sachs损伤。

  手臂外展90°和外旋90°时，肱骨头后外侧处于与肩胛骨关节盂前缘啮合的位置，Hill-Sachs损伤比较明显（"啮合型"）。Hill-Sachs损伤啮合比单纯的骨缺损大小更能预测复发性不稳。尽管这个课题仍在研究中，但啮合型Hill-Sachs损伤通常不在肩胛盂轨迹内（肩胛盂轨迹=0.83D-d，其中D是下盂的直径，d是骨丢失的直径）。

  除了治疗各种关节盂损伤（如Bankart损伤），啮合型Hill-Sachs损伤也可通过Remplissage填充治疗，包括用关节囊和冈下肌腱填充Hill-Sachs缺损（即关节镜下后囊融合术和冈下肌腱固定术）。

- **肱骨头后上部囊性病变**：肱骨头边缘的骨质可出现多种囊性病灶。肱骨头囊肿与多种关节疾病和肩袖疾病有关。此外，位于肱骨裸区附近的偶发的囊性改变也很常见，与退行性变和肱骨头后外侧的血管通道有关。最后，在肱骨头后上部分（即裸区或大结节后方）可能出现微小（≤4mm）的假性囊肿，内衬胶原结缔组织，可能被认为是正常变异。

■ 诊断

侵蚀性关节炎（强直性脊柱炎引起的"斧头"征）。

∨ 要点

- 强直性脊柱炎患者肱骨头上外侧或后外侧面的骨质侵蚀，形成一种称为"斧头"征的特征性影像学表现，类似Hill-Sachs损伤。
- Hill-Sachs损伤是一种常继发于肩关节脱位的压缩性骨折畸形。在某些情况下，其可能与复发性脱位有关，需要行手术治疗。
- 肱骨头后上部分的微小假性囊肿可能是一种偶发的正常变异。

■ 推荐阅读

Fox JA, Sanchez A, Zajac TJ, Provencher MT. Understanding the Hill–Sachs lesion in its role in patients with recurrent anterior shoulder instability. Curr Rev Musculoskelet Med. 2017; 10(4):469–479

Gyftopoulos S, Beltran LS, Bookman J, Rokito A. MRI evaluation of bipolar bone loss using the on-track off-track method: a feasibility study. AJR Am J Roentgenol. 2015; 205(4):848–852

Jin W, Ryu KN, Park YK, Lee WK, Ko SH, Yang DM. Cystic lesions in the posterosuperior portion of the humeral head on MR arthrography: correlations with gross and histologic findings in cadavers. AJR Am J Roentgenol. 2005; 184(4):1211–1215

Maio M, Sarmento M, Moura N, Cartucho A. How to measure a Hill–Sachs lesion: a systematic review. EFORT Open Rev. 2019; 4(4):151–157

Sankaye P, Ostlere S. Arthritis at the shoulder joint. Semin Musculoskelet Radiol. 2015; 19(3):307–318

Soker G, Bozkirli ED, Soker E, et al. Magnetic resonance imaging evaluation of shoulder joint in patients with early stage of ankylosing spondylitis: A casecontrol study. Diagn Interv Imaging. 2016; 97(4):419–424

病例 79

Michael A. Tall

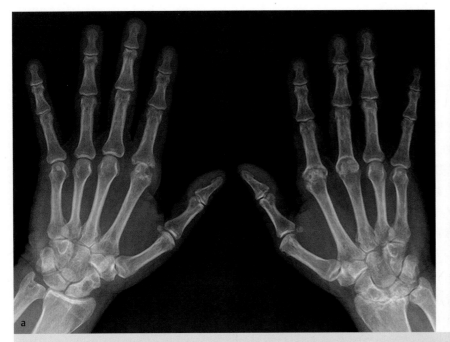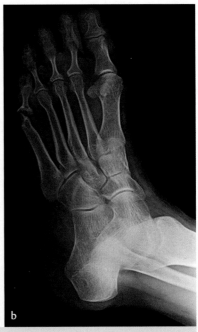

图79.1 （a）双手正位X线片显示部分掌指关节存在侵蚀性改变、关节间隙狭窄，右桡腕关节关节间隙消失，双腕构成骨见散在的囊性透光区。（b）左足斜位X线片显示第5跖趾关节存在明显的侵蚀性改变。

■ 临床病史
54岁女性，手足僵硬、疼痛（图79.1）。

■ 关键影像学表现

主要累及掌指关节的近端关节病。

■ Top 3 鉴别诊断

- **类风湿关节炎（RA）**：RA常见的X线表现包括关节周围骨量减少、均匀性的关节间隙狭窄，伴边缘骨质侵蚀、软骨下囊肿形成和关节半脱位。与银屑病关节炎和反应性关节炎不同，RA缺乏成骨性改变。手部RA的病变主要分布于掌指关节（MCP）、近指间关节（PIP）和腕骨，多累及双侧，呈对称性。足部RA的骨侵蚀通常最早见于第5跖骨头的外侧缘。足RA主要累及跖趾关节、近端趾间关节和跗骨间关节。随着疾病进展，出现关节半脱位，主要发生在掌指关节。绝大多数患者手部受累早于足部受累。
- **晶体性关节病**：焦磷酸钙沉积（CPPD）性关节病是最常见的晶体性关节病。X线表现类似骨关节病。可

能出现对称性的关节间隙狭窄、软骨下囊肿和骨赘，但与类风湿关节炎不同，不会出现骨质侵蚀。手部的关节病变通常局限于掌指关节。软骨钙质沉着常见，最常发生于腕部的三角纤维软骨。痛风是一种主要累及手和足的晶体性关节病，呈散发性、双侧不对称性分布。与类风湿关节炎不同，痛风患者的骨质侵蚀伴硬化缘和特征性的悬垂样边缘。软组织痛风石见于慢性期。骨钙盐沉积通常是正常的。
- **胶原血管疾病**：系统性红斑狼疮（SLE）是最常见的胶原血管疾病。系统性红斑狼疮的X线表现包括关节旁骨质疏松、关节半脱位和脱位。与RA不同，很少出现骨质侵蚀。

■ 其他鉴别诊断

- **血色素沉着症**：血色素沉着症常累及手的第2和第3掌指关节，伴有软骨下囊肿和钩状骨赘。骨钙盐沉积正常，不发生骨侵蚀。与CPPD关节病一样，可能出现软骨钙质沉着。

■ 诊断

类风湿关节炎。

√ 要点

- 类风湿关节炎表现为关节间隙均匀变窄、边缘骨侵蚀和软骨下囊肿。
- 痛风的骨侵蚀具有硬化缘，常伴有悬垂样边缘；还可能存在痛风石。
- 系统性红斑狼疮表现为关节周围骨量减少、半脱位，无骨侵蚀。
- 血色素沉着症会导致关节间隙狭窄、钩状骨赘和软骨钙质沉着。

■ 推荐阅读

Brower AC, FlemmingDJ. Arthritis: in Black and White. 3rd ed. Philadelphia, PA: Saunders Elsevier; 2012

Gupta KB, Duryea J, Weissman BN. Radiographic evaluation of osteoarthritis. Radiol Clin North Am. 2004; 42(1):11–41, v

Jacobson JA, Girish G, Jiang Y, Resnick D. Radiographic evaluation of arthritis: inflammatory conditions. Radiology. 2008; 248(2):378–389

病例 80

Michael A. Tall

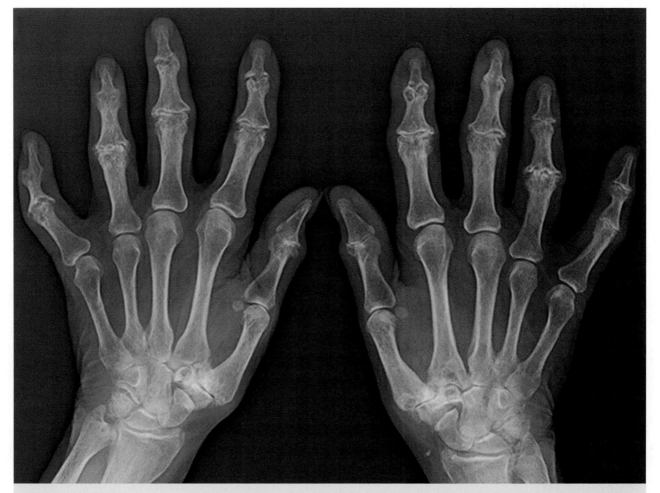

图80.1 双手正位X线片显示双手近指间关节（PIP）和远指间关节（DIP）关节间隙狭窄、不规则、软骨下硬化、骨赘和中央骨质侵蚀。一些远指间关节骨性融合。骨矿化正常。

■ 临床病史

71岁女性，双侧手、指长期疼痛（图80.1）。

■ 关键影像学表现

主要累及指间关节的远端关节病。

■ Top 3 鉴别诊断

- **骨关节炎**：手部原发性骨关节炎累及DIP和PIP，掌指（MCP）关节相对常不受累。软骨破坏最显著的区域可见关节间隙不均匀狭窄、软骨下硬化、骨赘形成。骨赘形成可引起DIP关节周围软组织肿胀，称为Heberdon结节，而PIP关节周围软组织肿胀称为Bouchard结节。不会出现骨质侵蚀和强直。
- **侵蚀性骨关节炎**：侵蚀性骨关节炎主要见于绝经后女性。其在手部的受累关节与原发性骨关节炎一致，包括DIP、PIP和第1腕掌关节（CMC）。关节面边缘骨赘和中央骨质侵蚀形成关节表面的两个特征性凸起，就像海鸥的翅膀。侵蚀性骨关节炎有时会发生关节强直。
- **银屑病关节炎**：银屑病关节炎最常累及手，病变部位有3种不同的分布方式。第1种类型主要位于DIP和PIP。第2种方式累及1~3个手指所有的关节，而其他手指不受累。第3种方式类似于类风湿关节炎（RA），但常累及DIP和（或）伴有骨质增生，这与类风湿关节炎相反。骨质侵蚀最初发生于关节边缘，但最终累及整个关节。末端骨质变尖，并呈碟状，产生经典的"铅笔帽"外观。即使发生严重的骨质侵蚀，骨钙盐沉积仍然正常。骨质增生是银屑病关节炎最重要的特征之一，几乎总是以某种形式出现。

■ 其他鉴别诊断

- **反应性关节炎**：下肢受累更常见。如果有上肢受累，通常发生在手部。具体的X线表现基本类似于银屑病关节炎，伴有骨质侵蚀和新骨形成。通常仅累及一个手指或足趾。PIP较DIP或MCP更常受累。
- **类风湿关节炎**：常见的X线表现包括关节周围骨量减少，进展为广泛性骨质疏松、均匀性关节间隙狭窄消失伴边缘侵蚀、软骨下骨囊肿形成和半脱位。与银屑病关节炎和反应性关节炎不同，类风湿关节炎不会出现新骨形成。该病主要对称性地累及PIP、MCP和腕骨。

■ 诊断

侵蚀性骨关节炎。

√ 要点

- 骨关节炎的特点包括关节间隙狭窄、骨质硬化和骨赘形成。
- 指间关节中央骨质侵蚀是侵蚀性骨关节炎的特点。
- 边缘侵蚀和新骨形成是反应性关节炎和银屑病关节炎的特征。
- 晚期银屑病关节炎可能导致指骨典型的"铅笔帽"畸形。

■ 推荐阅读

Brower AC, Flemming DJ. Arthritis: in Black and White. 3rd ed. Philadelphia, PA: Saunders Elsevier; 2012

Gupta KB, Duryea J, Weissman BN. Radiographic evaluation of osteoarthritis. Radiol Clin North Am. 2004; 42(1):11–41, v

Jacobson JA, Girish G, Jiang Y, Sabb BJ. Radiographic evaluation of arthritis: degenerative joint disease and variations. Radiology. 2008; 248(3):737–747

病例 81

Michael A. Tall, Jasjeet Bindra

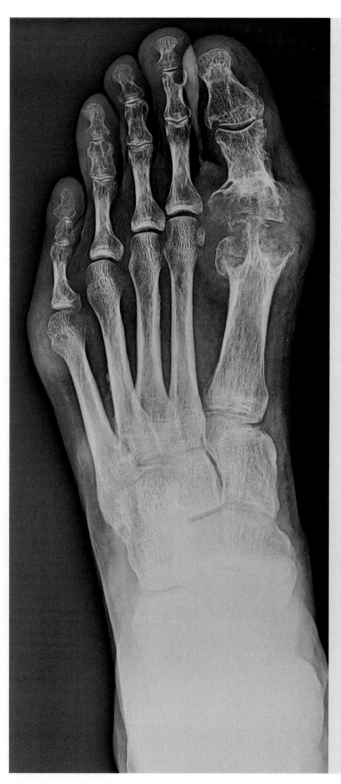

图81.1　足正位X线片显示前足多个关节骨质侵蚀。第1跖趾关节（MTP）可见明显的骨质侵蚀，伴硬化边和悬垂样边缘。关节周围有密度稍增高的软组织肿块样病变，尤其是在第1和第5跖趾关节周围。

■ 临床病史

74岁男性，长期足痛，大踇趾处最为明显（图81.1）。

■ 关键影像学表现

累及足的侵蚀性关节病。

■ Top 3 鉴别诊断

- **类风湿关节炎**：类风湿关节炎的特征是双侧对称性受累，均匀性的关节间隙狭窄、关节周围骨量减少、边缘骨质侵蚀和关节半脱位。80%~90%的病例累及足部，足部改变通常晚于手部改变出现。第5跖骨头外表面通常为最早受累的部位，跖趾关节（MTP）、近趾间关节（PIP）和跗骨间关节可见受累，远趾间关节（DIP）不受累。跟腱后滑囊炎也常伴骨质侵蚀和跟腱炎。

- **痛风**：痛风关节炎是由单钠尿酸盐晶体沉积引起的。其最常见于老年男性。特征性的X线表现包括边界清楚的、穿凿样骨质侵蚀，伴硬化边、悬垂样边缘及软组织痛风石。钙盐沉积通常正常，关节间隙直到疾病晚期仍保持正常。疾病常呈多关节、不对称性受累。第1跖趾关节是最常见的发病部位，被称为足痛风。

- **反应性关节炎**：在疾病早期，以关节旁骨质疏松为主要表现，可仅影响单个关节。钙盐沉积可以恢复正常。晚期出现均匀性的关节间隙狭窄，边缘骨质侵蚀和邻近骨质增生。最终可能发生关节强直。但关节强直的发生率不及银屑病关节炎。足部小关节和跟骨是最常累及的关节，多累及跖趾关节和第1趾间（IP）关节。

■ 其他鉴别诊断

- **银屑病关节炎**：银屑病关节炎最常累及手，但足部也可受累。边缘骨质侵蚀加上骨质增生是该病的特点。骨质侵蚀非常严重时会导致"铅笔帽"畸形。还可能发生整个手指弥漫性的软组织肿胀，被称为"香肠指"畸形。手、足强直常见。足部银屑病关节炎特征性地累及趾间关节、跖趾关节和跟骨后缘。DIP关节受累往往在早期就会出现，并较PIP或MTP关节受累更严重。

■ 诊断

伴痛风石的痛风。

√ 要点

- MTP是痛风最常累及的关节，被称为足痛风。
- 痛风患者骨钙盐沉积正常，关节间隙通常直到疾病晚期仍保持正常。
- RA表现为对称性的关节间隙狭窄、边缘骨质侵蚀和关节周围骨量减少。
- 足部反应性关节炎的表现包括关节间隙狭窄，边缘骨质侵蚀和骨质增生。

■ 推荐阅读

Brower AC, Flemming DJ. Arthritis: in Black and White. 3rd ed. Philadelphia, PA: Saunders Elsevier;2012

Girish G, Glazebrook KN, Jacobson JA. Advanced imaging in gout. AJR Am J Roentgenol. 2013; 201(3):515–525

Monu JU, Pope TL, Jr. Gout: a clinical and radiologic review. Radiol Clin North Am. 2004; 42(1):169–184

病例 82

William T. O'Brien, Sr.

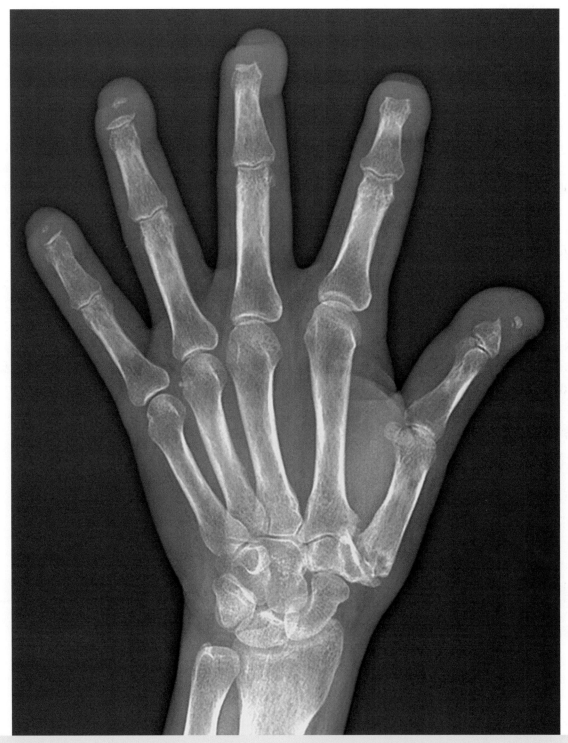

图 82.1 左手正位X线片显示所有末节指骨粗隆骨质吸收（肢端骨溶解），第2和第3指末节指骨完全吸收。

■ **临床病史**

49岁女性，双手慢性疼痛和溃疡（图82.1）。

■ 关键影像学表现

肢端骨溶解。

■ Top 3 鉴别诊断

- **甲状旁腺功能亢进症**：甲状旁腺功能亢进是一种系统性的钙稳态异常，可能为原发性（甲状旁腺本身的疾病导致甲状旁腺激素分泌过多）、继发性（由肾衰竭或吸收不良导致）或三发性（由于慢性肾衰竭或吸收不良导致甲状旁腺自主分泌）。骨膜下骨质吸收，尤其是第 2、3 中节指骨桡侧骨膜下骨吸收，为甲状旁腺功能亢进症的特征性改变。其他的骨质异常包括锁骨远端骨吸收、脊柱椎体带状骨硬化（"橄榄球衣"椎）、棕色瘤和末节指骨骨吸收。

- **硬皮病**：硬皮病是一种系统性结缔组织疾病，会引起特征性的肌肉骨骼异常，手部最为明显。最常见的表现包括远节指骨骨质侵蚀和邻近软组织吸收。严重的病例会导致远节指骨变细或完全破坏（肢端骨溶解）。10%~30% 的患者可见明显的软组织钙化。CREST 综合征是硬皮病的一种变异，包括钙盐沉积、雷诺现象、食管运动功能障碍，指端硬化和毛细血管扩张。

- **创伤**：高温和低温损伤是指冷伤（冻伤）或烧伤。两者都可引起血管闭塞和缺血，从而导致软组织和骨的异常。骨的表现包括骨质疏松、骨膜炎和远节指骨骨质吸收。冻伤通常累及双侧手部，拇指可不受累，这是因为握拳的情况下其他手指保护了拇指。作为并发症，儿童可出现生长板提早闭合。

■ 其他鉴别诊断

- **银屑病**：银屑病关节炎是一种有多种变异形式的多关节性关节炎。虽然发病部位多变，但银屑病好发于手部的远指间关节（DIP）。手部的骨骼肌肉受累包括软组织肿胀、关节周围骨质侵蚀、"绒毛状"骨膜反应和远节指骨骨质吸收。骨钙盐沉积通常正常。典型的 X 线表现包括"香肠指"（弥漫性软组织肿胀）和远端指骨骨质吸收、逐渐变细导致的"铅笔帽"畸形。银屑病也会累及足和骶髂关节。

- **Hajdu–Cheney 综合征**：Hajdu–Cheney 综合征是一种罕见的综合征，可为散发或者常染色体显性家族遗传。患者有面部畸形和颅骨异常，包括蝶鞍扩大，缝间骨和颅底凹陷。听力障碍和语言障碍常见。手足远节指（趾）骨骨质溶解，伴有典型的透亮带，分隔指骨粗隆近端和远端的碎骨片。

■ 诊断

硬皮病。

√ 要点

- 甲状旁腺功能亢进症可导致第 2 和第 3 中节指骨的桡侧骨膜下骨吸收。
- 硬皮病可导致软组织吸收、钙化和远节指骨的肢端骨溶解。
- 高温和低温损伤（烧伤和冻伤）可表现为骨质疏松、骨膜炎和肢端骨溶解。
- Hajdu–Cheney 综合征是一种罕见的合并有面部畸形和带样肢端骨溶解的综合征。

■ 推荐阅读

Avouac J, Guerini H, Wipff J, et al. Radiological hand involvement in systemic sclerosis. Ann Rheum Dis. 2006; 65(8):1088–1092

Resnick D, Kransdorf MJ. Bone and Joint Imaging. 3rd ed. Philadelphia, PA: Elsevier Saunders;2005

病例 83

M. Jason Akers

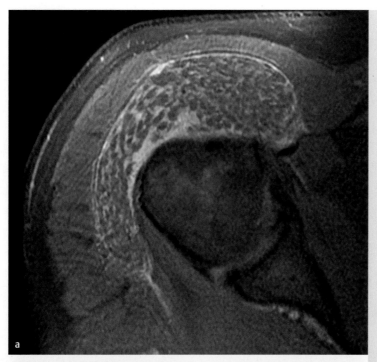

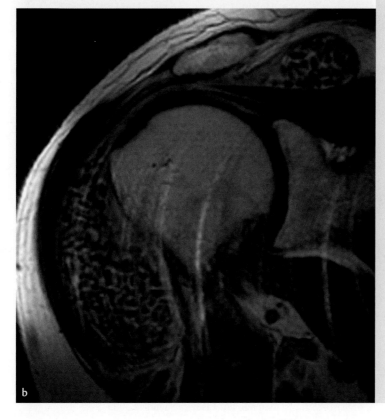

图83.1 （a）肩部轴位脂肪抑制T2WI和（b）冠状位T2WI显示右侧肩峰下－三角肌下滑囊明显扩张、积液，内见多个等至低信号小结节或游离体。

■ **临床病史**

71岁男性，肩部疼痛、肿胀（图83.1）。

■ 关键影像学表现

游离体。

■ Top 3 鉴别诊断

- **滑膜（骨）软骨瘤病**：滑膜（骨）软骨瘤病是一种由滑膜化生引起的滑膜疾病，具体原因不明。见于20~50岁的男性，最常发生于关节内，但也可能发生于腱鞘和滑囊。化生的肿块偶尔可能延伸到关节囊外的软组织。滑膜（骨）软骨瘤病通常是单关节发病，最常见于膝关节、肘关节、肩关节和髋关节。滑膜化生导致滑膜形成绒毛结节状突起、长大形成结节。如果结节仍然附着于滑膜，滑膜供血，结节可能会骨化。如果结节折断，则由滑液提供营养，成为软骨性结节。多达85%的患者X线片可发现钙化，呈多个圆形、大小类似的钙化体。游离体在MRI上信号多变，可表现为在所有序列呈低信号，也可以在所有序列上表现为骨髓信号，取决于钙质、软骨样组织和成熟骨样组织的比例。机械性关节软骨损伤导致边缘清晰的骨质侵蚀。恶性变很罕见。治疗可行游离体和滑膜切除术。手术清创后可能复发。

- **色素沉着绒毛结节性滑膜炎（PVNS）**：PVNS是一种良性的滑膜肿瘤性病变。其可发生在关节内，分为弥漫性和局限性；也可发生于关节外滑囊或腱鞘（腱鞘巨细胞瘤）。关节内型表现为滑膜绒毛结节状增生并伴出血。PVNS属于单关节病变，最常见于膝关节和髋关节。在X线片上，PVNS表现为关节大量积液，伴有或无相关侵蚀和软骨下囊肿。关节间隙通常正常。MRI显示关节积液和局灶性或弥漫性滑膜增厚，由于含铁血黄素沉积导致增厚的滑膜在T1WI和T2WI上呈低信号。含铁血黄素引起磁敏感伪影，在梯度回波序列上呈"开花样"改变。治疗需要行滑膜切除术，切除不完全与高复发率有关。

- **米粒体**：类风湿关节炎累及的关节内可能会出现多发的小游离体，因其与抛光的米粒类似，所以被称为"米粒体"。"米粒体"是机体对滑膜炎症的非特异性反应而产生的纤维组织的小碎片。确切的原因尚不清楚，但有一种理论假设"米粒体"代表了梗死的滑膜脱落的碎片。最初认为"米粒体"与结核性关节炎有关，但是现在认为其更多见于类风湿关节炎。然而，"米粒体"也可见于没有基础疾病的患者。在MRI T2WI上，"米粒体"由于纤维成分表现为低信号，并与关节积液、滑膜增厚和注射钆对比剂后的滑膜强化有关。

■ 诊断

米粒体。

√ 要点

- 滑膜（骨）软骨瘤病是一种滑膜化生，产生游离体；85%会钙化。
- 由于含铁血黄素沉积，PVNS在T1和T2上表现为呈低信号的滑膜增厚，在梯度回波序列上呈"开花样"改变。
- 米粒体是多个很小的游离体，最常见于类风湿关节炎。

■ 推荐阅读

Chung C, Coley BD, Martin LC. Rice bodies in juvenile rheumatoid arthritis. AJR Am J Roentgenol. 1998; 170(3):698–700

Cheung HS, Ryan LM, Kozin F, McCarty DJ. Synovial origins of rice bodies in joint fluid. Arthritis Rheum. 1980; 23(1):72–76

Dürr HR, Stäbler A, Maier M, Refior HJ. Pigmented villonodular synovitis. Review of 20 cases. J Rheumatol. 2001; 28(7):1620–1630

Murphey MD, Vidal JA, Fanburg-Smith JC, Gajewski DA. Imaging of synovial chondromatosis with radiologic-pathologic correlation. Radiographics. 2007; 27(5): 1465–1488

Stoller DW, Bredella MA, Phillip FJ. Diagnostic Imaging: Orthopaedics, Salt Lake City, UT: Amirsys; 2004

病例 84

Robert D. Boutin

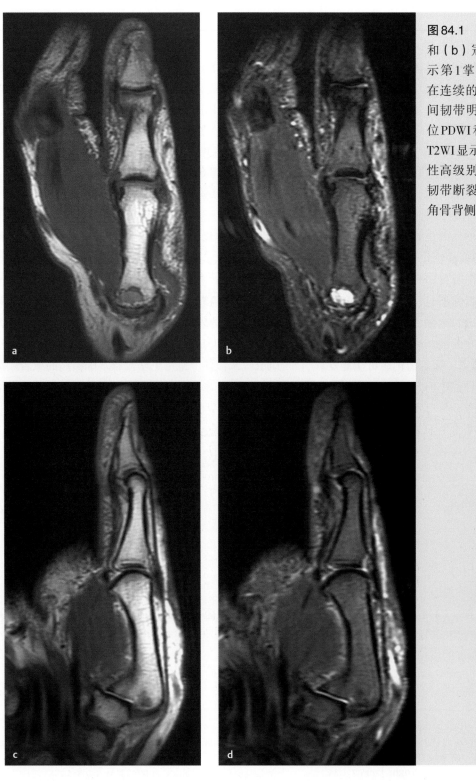

图84.1 （a）拇指冠状位PDWI和（b）冠状位脂肪抑制T2WI显示第1掌骨基底部软骨下囊肿。在连续的冠状位图像上显示掌骨间韧带明显断裂。（c）拇指矢状位PDWI和（d）矢状位脂肪抑制T2WI显示腕掌（CMC）关节弥漫性高级别的关节软骨缺损，前斜韧带断裂，掌骨基底部相对大多角骨背侧半脱位。

■ 临床病史

64岁男性，拇指关节基底部疼痛（图84.1）。

■ 关键影像学表现

第1掌骨基底部典型的X线表现为关节软骨变薄、软骨下囊肿形成和背侧半脱位。

■ 诊断

拇指腕掌（CMC）关节骨关节炎（OA）：拇指腕掌关节骨关节炎是老年人疼痛和严重功能障碍的常见原因（例如，75岁以上人群，高达25%的男性和40%的女性患病）。

骨关节炎的X线特征包括关节间隙狭窄、软骨下囊肿、软骨下骨硬化和骨赘。与对照组相比，拇指腕掌关节骨关节炎还会出现明显的背侧（或背侧桡侧）半脱位。这种半脱位与创伤史无关，很可能是韧带松弛或功能障碍所致。事实上，在有症状的拇指腕掌关节骨关节炎患者中，可能出现多根韧带断裂。MRI最常显示前斜韧带（也称为掌喙韧带）和掌骨间韧带同时断裂。

目前，除非病情严重，否则大多数有症状的腕掌关节骨关节炎患者采取保守治疗。有多种侵入性手术术式用于治疗终末期拇指腕掌关节骨关节炎，如大多角骨切除术联合韧带重建及肌腱间置术。虽然X线是首选的影像学检查方法，仍有大量评估其他成像技术的研究以优化骨关节炎的诊断和管理。超声检查已被用于显示骨关节炎的软组织炎症性改变，如滑膜炎和积液。MRI也能显示症状性骨关节炎相关的征象，包括骨髓水肿；并且MRI评估腕掌关节骨关节炎较X线更敏感。

"TOMS"是一套对拇指基底部骨关节炎的炎症性和结构性异常进行MRI评分的系统，可用于评估患者的预后。除了半脱位外，MRI进行评分的特殊影像学征象有滑膜炎、软骨下骨质缺损（包括侵蚀、囊肿和骨磨损）、骨赘、软骨和0~3级（从正常到严重）的骨髓病变。

∨ 要点

• 拇指腕掌关节是骨关节炎极为常见的发病部位。发生于该部位的关节炎通常为骨关节炎，而非其他病因（如类风湿关节炎）。

• 在过去的10年中，使用超声检查和MRI评估手部关节炎的情况越来越多。与X线相比，这两种检查方法在发现病理性特征，包括活动性炎症性病变（如滑膜炎、积液或骨髓水肿）方面更为敏感。

• 对于拇指腕掌关节骨关节炎，半脱位是一种非创伤性表现，通常与多根韧带断裂有关。

■ 推荐阅读

Dumont C, Lerzer S, Vafa MA, et al. Osteoarthritis of the carpometacarpal joint of the thumb: a new MR imaging technique for the standardized detection of relevant ligamental lesions. Skeletal Radiol. 2014; 43(10):1411–1420

Hirschmann A, Sutter R, Schweizer A, Pfirrmann CW. The carpometacarpal joint of the thumb: MR appearance in asymptomatic volunteers. Skeletal Radiol. 2013; 42(8):1105–1112

Kroon FPB, Conaghan PG, Foltz V, et al. Development and reliability of the OMERACT thumb base osteoarthritis magnetic resonance imaging scoring system. J Rheumatol. 2017; 44(11):1694–1698

Marshall M, Watt FE, Vincent TL, Dziedzic K. Hand osteoarthritis: clinical phenotypes, molecular mechanisms and disease management. Nat Rev Rheumatol. 2018; 14(11):641–656

Melville DM, Taljanovic MS, Scalcione LR, et al. Imaging and management of thumb carpometacarpal joint osteoarthritis. Skeletal Radiol. 2015; 44(2):165–177

van Beest S, Kroon FPB, Kroon HM, et al. Assessment of osteoarthritic features in the thumb base with the newly developed OMERACT magnetic resonance imaging scoring system is a valid addition to standard radiography. Osteoarthritis Cartilage. 2019; 27(3):468–475

（孙微　张振怡　王小会 译）

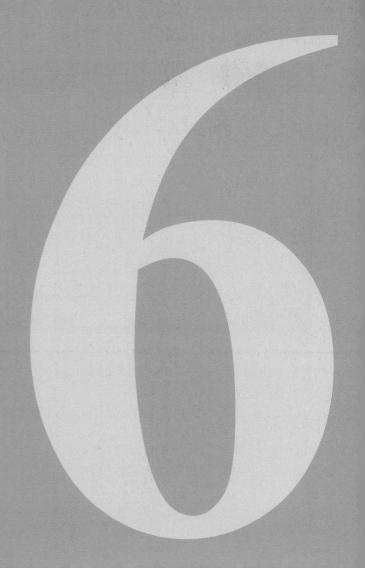

第 **6** 部分

感染

病例 85

Robert D. Boutin

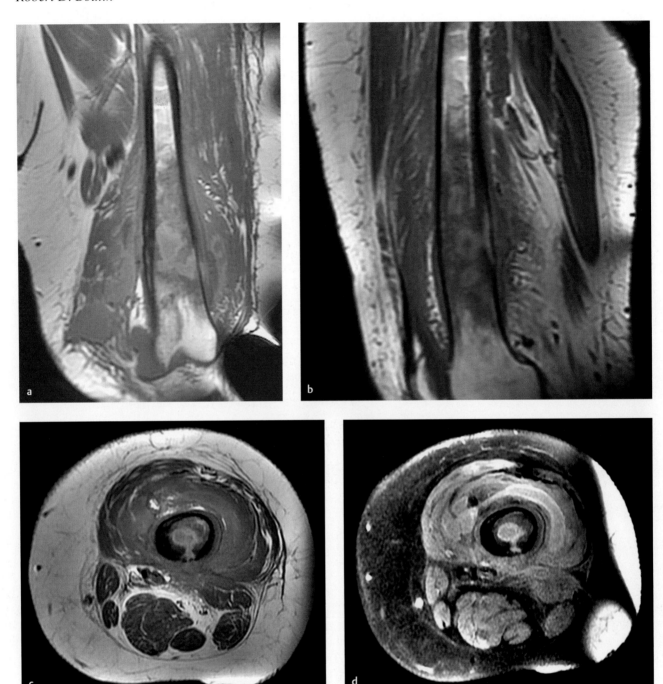

图85.1 （a）冠状位T1WI、（b）矢状位T1WI及（c）轴位T1WI显示股骨干及邻近软组织内环形薄边或稍高信号影（"半暗带"）。（d）轴位脂肪抑制T1WI显示同一区域信号稍高。

■ 临床病史

30岁男性，肥胖，左腿持续性疼痛（图85.1）。

■ 关键影像学表现

半暗带征。

■ Top 3 鉴别诊断

- **亚急性骨髓炎**：急性感染通常有明显的临床表现和异常实验室检查结果，亚急性及慢性感染和急性感染不同，可能仅表现为疼痛、非特异性炎性标志物异常（如C反应蛋白升高）或非特异性影像学征象。

  当存在半暗带征时，有助于MRI鉴别感染和肿瘤。半暗带征是脓肿周围薄壁肉芽组织，是亚急性骨髓炎的特征性表现。据报道，半暗带征诊断亚急性骨髓炎的敏感性为75%，特异性＞90%。半暗带征也可见于慢性骨髓炎、软组织脓肿和慢性肌肉骨骼感染急性发作。

  半暗带征常见于干骺端和长骨干骺端。在T1WI上"半暗带"（晕环）呈高信号（相对于脓肿呈高信号，相对于正常肌肉呈等信号），可能是肉芽组织中蛋白质含量较高所致。如果静脉注射造影剂，脓肿周围血管化的炎性肉芽组织将明显强化。

- **软骨下腱鞘囊肿/囊肿**：骨的良性囊性病变，如骨内腱鞘囊肿，也可具有"半暗带"特征。与大多数骨髓炎病例不同，软骨下囊肿通常位于骨骺区，与软骨形成有关。

- **肿瘤**：良性或恶性肿瘤也可表现为半暗带征。例如，嗜酸性肉芽肿、软骨母细胞瘤、平滑肌肉瘤，表现为巨大软组织肿块的尤因肉瘤等。此外，在某些病例中，病理性骨折合并亚急性血肿也可导致T1WI高信号。

■ 诊断

亚急性骨髓炎。

√ 要点

- 无论是临床评估还是影像学检查，亚急性和慢性肌肉骨骼感染都很难与肿瘤鉴别。
- 半暗带征是肌肉骨骼感染的特征性表现，最常见于亚急性骨髓炎。

- 半暗带征由脓肿周围的肉芽组织导致，在T1WI非增强图像上呈相对高信号的薄壁晕环。

■ 推荐阅读

Crundwell N, O'Donnell P, Saifuddin A. Non-neoplastic conditions presenting as softtissue tumours. Clin Radiol. 2007; 62(1):18–27

Davies AM, Grimer R. The penumbra sign in subacute osteomyelitis. Eur Radiol. 2005; 15(6):1268–1270

Kasalak Ö, Overbosch J, Adams HJ, et al. Diagnostic value of MRI signs in differentiating Ewing sarcoma from osteomyelitis. Acta Radiol. 2019; 60(2):204–212

McCarville MB, Chen JY, Coleman JL, et al. Distinguishing osteomyelitis from Ewing sarcoma on radiography and MRI. AJR Am J Roentgenol. 2015; 205(3):640–650, quiz 651

McGuinness B, Wilson N, Doyle AJ. The "penumbra sign" on T1-weighted MRI for differentiating musculoskeletal infection from tumour. Skeletal Radiol. 2007; 36(5):417–421

Shimose S, Sugita T, Kubo T, Matsuo T, Nobuto H, Ochi M. Differential diagnosis between osteomyelitis and bone tumors. Acta Radiol. 2008; 49(8):928–933

病例 86

Michael A. Tall

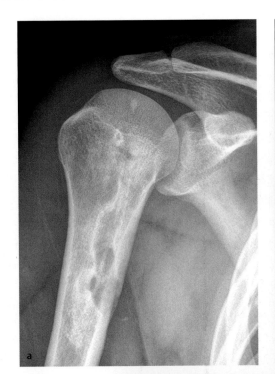
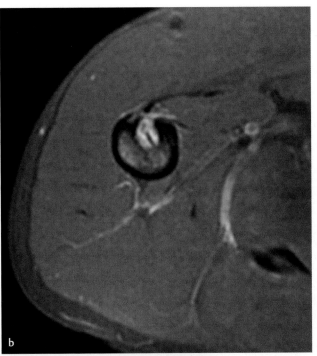
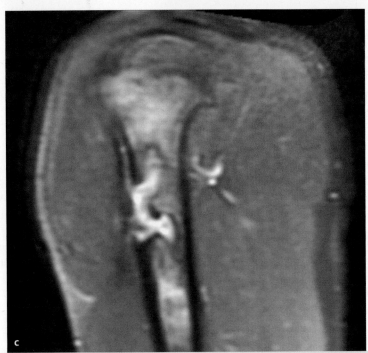

图86.1 （a）肩关节正位X线片显示肱骨近端不规则透亮影伴线样硬化边。（b）肱骨近端轴位及（c）矢状位脂肪抑制T1WI增强显示髓腔内无强化死骨被强化的肉芽组织（包壳）包绕。可见窦道从包壳延伸至骨皮质表面。

■ **临床病史**
....
23岁男性，手臂疼痛、肿胀、发热（图86.1）。

■ 关键影像学表现

死骨。

■ Top 3 鉴别诊断

- **骨髓炎**：骨髓炎的死骨是指从肉芽组织旁活骨中剥离出来的一条硬化坏死的骨片。死骨位于骨髓内，会成为感染源，导致急性骨髓炎的反复发作。围绕死骨的活骨称为包壳。包壳可能被窦道穿过，脓液和死骨可通过引流窦道排出至皮肤表面。
- **朗格汉斯细胞组织细胞增生症（LCH）**：嗜酸性肉芽肿是LCH的一种亚型，约占LCH病例的70%。其特征是好发于儿童和年轻人（＜30岁），累及中轴骨及四肢骨的多发溶骨性病变。长骨内的病变以溶骨性

病变为特征，骨内膜呈扇贝样改变，偶有骨膜反应。由于内、外板受累程度不对称，颅骨受累的典型表现为斜边样溶骨性改变。颅顶的溶骨性病灶中央可含有致密的骨碎片，称为"纽扣样死骨"。

- **骨样骨瘤**：骨样骨瘤的典型X线表现为位于中央的椭圆形或圆形的透亮瘤巢，周围环绕均匀的硬化骨。中央透亮区高度血管化，是手术清创或射频消融的主要区域。在80%的病例中，病灶内有不同程度的钙化。常见的部位包括下肢长骨和脊柱。

■ 其他鉴别诊断

- **淋巴瘤**：霍奇金淋巴瘤和非霍奇金淋巴瘤在初期或扩散期均可累及骨骼。原发性非霍奇金淋巴瘤好发于四肢骨，呈边界不清的侵袭性溶骨性改变。霍奇金淋巴瘤可表现为溶骨性病变、骨硬化性病变或两者兼有，但骨硬化性病变更常见。死骨在霍奇金淋

巴瘤中更常见。

- **纤维肉瘤**：纤维肉瘤的特征表现为地图样、虫蚀样或浸润性溶骨性骨破坏。骨质硬化少见，没有明显的骨膜反应。偶尔会有明显的死骨。

■ 诊断

骨髓炎。

√ 要点

- 骨髓炎表现为被包壳包绕的死骨，且有窦道形成。
- LCH导致颅骨的斜边样溶骨性病变和纽扣样死骨。
- 骨样骨瘤典型表现为圆形或卵圆形透亮瘤巢，被硬

化骨包绕。

- 骨样骨瘤的中心病灶高度血管化，是射频消融的主要区域。

■ 推荐阅读

Helms CA. Fundamentals of Skeletal Radiology. 4th ed. Philadelphia, PA: Elsevier Saunders; 2014

Jennin F, Bousson V, Parlier C, Jomaah N, Khanine V, Laredo JD. Bony sequestrum: a radiologic review. Skeletal Radiol. 2011; 40(8):963–975

Krasnokutsky MV. The button sequestrum sign. Radiology. 2005; 236(3):1026–1027

Resnick D, Kransdorf MJ. Bone and Joint Imaging. 3rd ed. Philadelphia, PA: Elsevier Saunders; 2005

病例 87

Robert D. Boutin

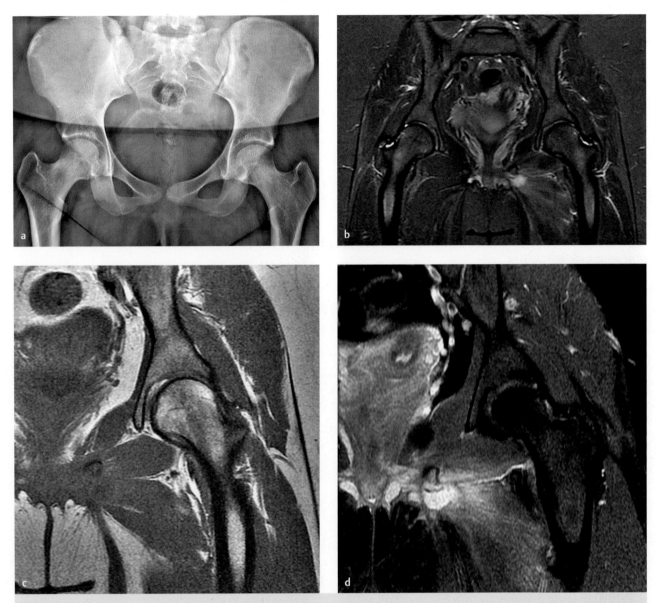

图87.1 （a）骨盆正位X线片显示左侧耻骨联合下外侧局部轮廓欠光整。（b）冠状位脂肪抑制T2WI、（c）冠状位T1WI及（d）冠状位STIR显示左侧耻骨下支骨质和肌肉水肿，伴局部积液。

■ 临床病史

15岁女性，肥胖，久坐，有左侧腹股沟疼痛和跛行史（图87.1）。

■ 关键影像学表现

干骺端部位积液伴水肿（在骨骼成熟之前）。

■ Top 3 鉴别诊断

- **骨骺炎**：骨骺为二次骨化中心。通过骺板与骨干相连。

  在肌腱附着部位的骨骺由于肌肉的反复收缩可导致微小的撕脱性损伤并伴有炎性改变，通常称为"骨骺炎"。这种慢性过度损伤最常见于骨盆，影像学表现包括骺板增宽、不规则骨化和水肿。

  骨化的进程和骨骺完全融合的年龄在不同的部位时间也不同。熟悉整个儿童时期骨化中心的成像特点是鉴别正常和病理改变的基础。在骨盆中，耻骨联合二次骨化中心出现的时间晚于其他部位骨骺。在骨骼成熟过程中，耻骨联合二次骨化中心闭合发生较晚，通常在成年早期。

- **撕裂伤**：骨盆有许多骨骺。在骨化之前，骨骺是纯软骨，因此，在X线上通常不显影。骨骺是急性超负荷生物力学作用的典型薄弱点（肌肉骨骼中"最薄弱的部位"）。

  牵拉引起的撕脱骨折可损伤骨盆骨骺。这些撕脱最常发生在青少年运动员的坐骨结节、髂前下棘和髂前上棘。

- **感染**：发生于青少年患者的骨髓炎常通过血源传播，好发于血供丰富的长骨干骺端。在骨骼未发育成熟的患者骨盆中，骨髓炎首先发生在骨和软骨交界处的干骺端区域。骨髓炎的典型影像学表现常伴有脓肿和肌炎。

■ 诊断

感染（骨髓炎、脓肿和肌炎）。

∨ 要点

- 对于可疑的肌骨病变，通常首选X线检查。
- 随着技术进步，CT检查辐射剂量较以前明显降低，但是对于多数肌骨疾病来说，超声和MRI仍优先于CT。
- 骨盆有许多骨骺，骨骺随骨骼成熟发生动态变化。多种原因可引起骨骺区疼痛，包括骨骺炎、撕脱骨折和感染。

■ 推荐阅读

Arnaiz J, Piedra T, de Lucas EM, et al. Imaging findings of lower limb apophysitis. AJR Am J Roentgenol. 2011; 196(3):W316:25

Bayer J, Neubauer J, Saueressig U, Südkamp NP, Reising K. Age- and gender-related characteristics of the pubic symphysis and triradiate cartilage in pediatric computed tomography. Pediatr Radiol. 2016; 46(12):1705–1712

Grissom LE, Harty MP, Guo GW, Kecskemethy HH. Maturation of pelvic ossification centers on computed tomography in normal children. Pediatr Radiol. 2018; 48(13):1902–1914

Jaramillo D, Dormans JP, Delgado J, Laor T, St Geme JW, III.

Hematogenous osteomyelitis in infants and children: imaging of a changing disease. Radiology. 2017; 283(3):629–643

Nguyen JC, Sheehan SE, Davis KW, Gill KG. Sports and the growing musculoskeletal system: sports imaging series. Radiology. 2017; 284(1):25–42

Parvaresh KC, Pennock AT, Bomar JD, Wenger DR, Upasani VV. Analysis of acetabular ossification from the triradiate cartilage and secondary centers. J Pediatr Orthop. 2018; 38(3):e145–e150

病例 88

Robert D. Boutin

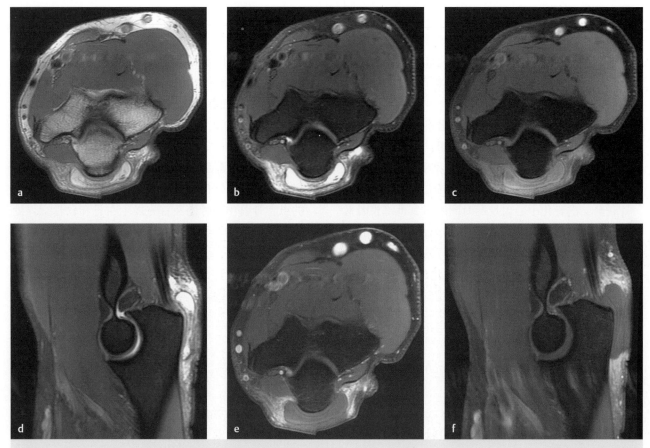

图88.1 （a）肘关节轴位PDWI、（b）轴位脂肪抑制T2WI、（c）轴位脂肪抑制T1WI及（d）矢状位脂肪抑制T2WI显示浅表软组织内一个新月形病灶伴周围水肿信号。病灶信号强度类似于液体，但T1WI的信号稍高于肌肉，病灶内可见中等信号组织。（e）轴位和（f）矢状位脂肪抑制T1WI增强图像仅显示病灶周围强化。

■ 临床病史

49岁男性，肘关节后部肿块，有慢性淋巴细胞白血病化疗史（图88.1）。

■ 关键影像学表现

鹰嘴后方占位性病变。

■ Top 3 鉴别诊断

- **非感染性（非化脓性）鹰嘴滑囊炎**：滑囊是囊状结构，内有一层薄薄的滑膜，可因许多不同类型的急性和慢性病变［如钝性创伤、反复微创伤、炎性关节炎（如类风湿关节炎），以及结晶引起的关节病（如痛风）］而发炎肿胀。

  临床上，肘关节背侧的肿胀和炎症无特殊表现。可抽吸滑囊内积液用于实验室检查（如检测痛风结晶和排除感染）。超过2/3的鹰嘴滑囊炎是非感染性的。然而，在感染性滑囊炎患者中，约1/3有非感染性鹰嘴滑囊炎发作史。

- **感染性（化脓性）鹰嘴滑囊炎**：鹰嘴滑囊和髌前滑囊为人体的两个浅表滑囊，位于皮下脂肪层，穿刺伤或擦伤使病原体容易进入这些滑囊，导致感染。在成人中，化脓性鹰嘴滑囊炎比化脓性肘关节炎更常见。免疫功能受损是化脓性鹰嘴滑囊炎一个重要的危险因素，多达50%的化脓性鹰嘴滑囊炎病例与此有关［如酗酒、糖尿病、恶性肿瘤（如慢性淋巴细胞白血病），以及药物（如化疗、糖皮质激素和抗TNF药物等）］。

  影像学检查可用于评估骨和关节（如排除骨髓炎和关节积液）情况。感染性和非感染性鹰嘴滑囊炎的影像学表现有较多重叠（如滑囊内液体量、滑囊分隔或鹰嘴骨髓信号改变，两者均无明显差异）。然而，当滑囊和软组织没有强化时，可以排除化脓性鹰嘴滑囊炎。

- **肿瘤**：肿瘤可发生于皮下筋膜层，并可通过影像学检查进行评估。MRI增强扫描有助于鉴别囊性病变和实性病变。

  肉瘤术前选择合适的成像方法至关重要，因为首次最佳的广泛切除是避免局部复发（通常复发率为11%~23%）的重要因素之一。肉瘤起初很小，而且较表浅，如果存在不确定的实性病变，放射科医生术前应提示外科医生，以避免二次手术。

■ 诊断

感染性鹰嘴滑囊炎。

∨ 要点

- 如果患者鹰嘴处皮肤破损或有免疫受损的病史，应高度怀疑感染性鹰嘴滑囊炎。
- 滑囊炎除了结合临床表现或影像学检查，还可以通过抽吸滑囊内容物进行实验室检查以帮助确诊。
- 虽然浅表软组织肿块通常是良性的，但是我们需要注意，皮下软组织的肉瘤有时较小而容易被忽略，导致错误处理。

■ 推荐阅读

Blackwell JR, Hay BA, Bolt AM, Hay SM. Olecranon bursitis: a systematic overview. Shoulder Elbow. 2014; 6(3):182–190

Boutin FJ, Boutin RD, Boutin FJ Jr. Bursitis. In: Chapman MW, Madison M, eds. Operative Orthopaedics. 2nd ed.Philadelphia: Lippincott;1993:3419–3432

Dyrop HB, Safwat A, Vedsted P, et al. Characteristics of 64 sarcoma patients referred to a sarcoma center after unplanned excision. J Surg Oncol. 2016; 113(2):235–239

Endo M, Setsu N, Fujiwara T, et al. Diagnosis and management of subcutaneous soft tissue sarcoma. Curr Treat Options Oncol. 2019; 20(7):54

Floemer F, Morrison WB, Bongartz G, Ledermann HP. MRI characteristics of olecranon bursitis. AJR Am J Roentgenol. 2004; 183(1):29–34

Morel M, Taïeb S, Penel N, et al. Imaging of the most frequent superficial soft-tissue sarcomas. Skeletal Radiol. 2011; 40(3):271–284

Reilly D, Kamineni S. Olecranon bursitis. J Shoulder Elbow Surg. 2016; 25(1):158–167

病例 89

Robert D.Boutin

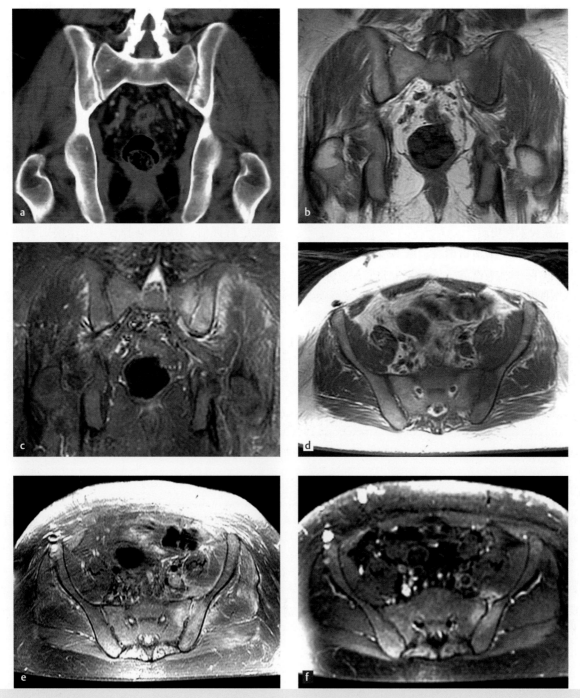

图89.1 （a）骨盆冠状位CT扫描显示左侧骶髂关节髂骨关节面欠光整，关节面硬化。（b）骨盆冠状位T1WI、（c）冠状位脂肪抑制T2WI、（d）轴位T1WI和（e）轴位脂肪抑制T2WI显示左侧骶髂关节两侧关节面下骨髓水肿及周围软组织水肿。（f）骨盆轴位脂肪抑制T1WI增强显示关节前部分骨髓水肿、关节囊增厚或关节囊炎。

■ **临床病史**

34岁女性，下背部和臀部疼痛（图89.1）。

■ **关键影像学表现**

单侧骶髂关节炎。

■ **Top 3 鉴别诊断**

- **脊柱关节炎**：单侧骶髂关节炎最常见的原因是脊柱关节炎，特别是银屑病关节炎、反应性关节炎和强直性脊柱炎的早期阶段。

  X线片对早期骶髂关节炎诊断的敏感性或特异性较低。当呈阳性时，骶髂关节炎在X线和CT上特征性表现为软骨下骨侵蚀和硬化，通常影响关节的髂骨侧。

  MRI是诊断疑似脊柱关节病患者是否处于骶髂关节炎活动期的首选影像学检查方法。国际脊柱关节炎评估协会（ASAS）MRI诊断活动性炎症阳性标准包括骨髓水肿、滑膜炎（关节间隙强化）、关节囊炎和附着点炎。随着时间的推移，演变为结构改变，如侵蚀、软骨下骨硬化、软骨下骨脂肪化（非脂肪抑制的T1图像上显示最佳）、关节强直。

- **感染性骶髂关节炎**：感染性骶髂关节炎较少见，仅占所有骶髂关节炎病因不到2%。明确骶髂关节炎的病因很重要，病因不同，治疗方法也有很大区别。临床表现通常不典型，只有大约50%的患者有发热和炎性血液标志物升高，这些标志物通常缺乏特异性（如WBC计数、ESR和C反应蛋白）。潜在的危险因素可能包括尿路感染、产后状态、静脉注射药物或免疫受损状态。

  MRI对感染性骶髂关节炎的诊断非常敏感，但也有一些重叠的特征，如骨水肿和糜烂。一般来说，骨水肿和关节周围水肿在感染性骶髂关节中表现非常明显，但在脊椎关节病中显示较轻。此外，广泛的关节囊外软组织异常，包括关节周围肌肉水肿、关节囊增厚（＞5mm）、关节囊外积液和＞1cm的骨质侵蚀等MRI表现，多提示感染性骶髂关节炎。在这些影像学表现中，关节周围肌肉水肿是感染性骶髂关节炎的最重要特征。此外，关节周围积液几乎仅见于感染性骶髂关节炎（高度特异性，但不敏感）。

- **退行性和创伤后**：骨关节炎常累及骶髂关节，最常见于老年人。常表现为双侧，可以不对称，甚至是单侧。易发生单侧的原因包括创伤或生物力学改变（如脊柱侧弯、移行椎或运动性骨盆应力性损伤）。骶髂关节也可能受到其他损伤的影响，包括骨盆的放射治疗、骨坏死及不全应力性骨折。

  骶髂关节炎的主要表现包括关节间隙变窄（尤其是下方）、软骨下硬化（尤其是髂骨）、骨赘（尤其是前方）和真空现象（关节内充气）。关节骨性强直不是骨关节炎的特征。几乎1/3有腰痛症状的非脊柱关节病运动员或患者都发现骶髂关节骨髓水肿。

■ **诊断**

感染性骶髂关节炎。

∨ **要点**

- 骶髂关节炎通常是脊柱关节病的首发症状。
- 单侧骶髂关节炎最常见的原因是脊柱关节病（如银屑病关节炎、反应性关节炎和早期强直性脊柱炎）。
- 感染性骶髂关节炎的MRI表现为广泛的关节囊外软组织异常（如关节周围肌肉水肿、关节囊增厚及囊外积液）和＞1cm的骨质侵蚀。

■ **推荐阅读**

Kang Y, Hong SH, Kim JY, et al. Unilateral sacroiliitis: differential diagnosis between infectious sacroiliitis and spondyloarthritis based on MRI findings. AJR Am J Roentgenol. 2015; 205(5):1048–1055

Kanna RM, Bosco A, Shetty AP, Rajasekaran S. Unilateral sacroiliitis: differentiating infective and inflammatory etiology by magnetic resonance imaging and tissue studies. Eur Spine J. 2019; 28(4):762–767

Maksymowych WP, Lambert RG, Østergaard M, et al. MRI lesions in the sacroiliac joints of patients with spondyloarthritis: an update of definitions and validation by the ASAS MRI working group. Ann Rheum Dis. 2019; 78(11):1550–1558

Sieper J, Rudwaleit M, Baraliakos X, et al. The Assessment of SpondyloArthritis international Society (ASAS) handbook: a guide to assess spondyloarthritis. Ann Rheum Dis. 2009; 68 Suppl 2:ii1–ii44

Sondag M, Gete K, Verhoeven F, Aubry S, Prati C, Wendling D. Analysis of the early signs of septic sacroiliitis on computed tomography. Eur J Rheumatol. 2019; 6(3):122–125

病例 90

Robert D. Boutin

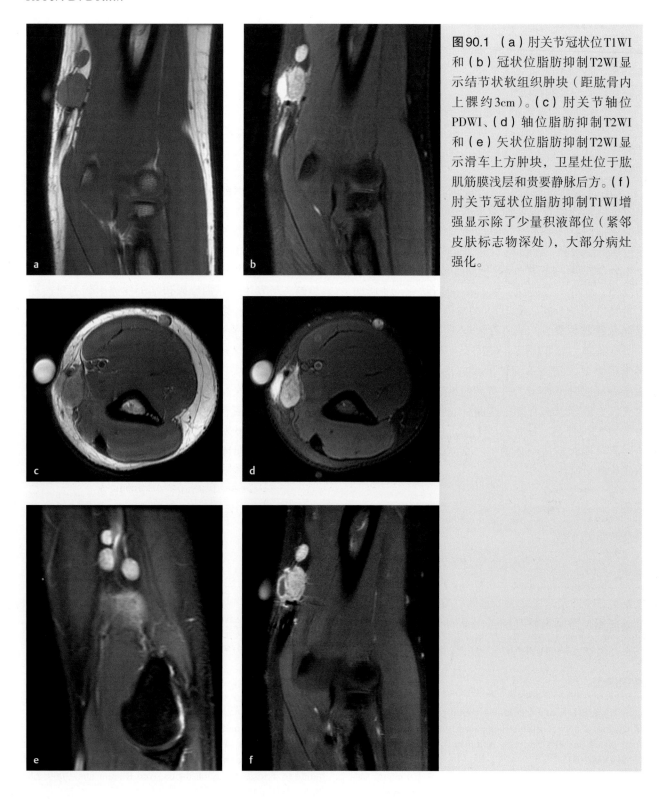

图90.1 （a）肘关节冠状位T1WI和（b）冠状位脂肪抑制T2WI显示结节状软组织肿块（距肱骨内上髁约3cm）。（c）肘关节轴位PDWI、（d）轴位脂肪抑制T2WI和（e）矢状位脂肪抑制T2WI显示滑车上方肿块，卫星灶位于肱肌筋膜浅层和贵要静脉后方。（f）肘关节冠状位脂肪抑制T1WI增强显示除了少量积液部位（紧邻皮肤标志物深处），大部分病灶强化。

■ **临床病史**

19岁女性，发现肘部包块3个月，伴轻度疼痛（图90.1）。

■ **关键影像学表现**

滑车上淋巴结病。

■ **Top 3 鉴别诊断**

- **感染**：病因包括病毒、细菌、分枝杆菌、真菌或寄生虫感染。在过去，滑车上腺病通常与结核或其他分枝杆菌有关。现在，在有猫接触史（排除其他病史）的儿童和年轻人中，如果出现滑车上肿块并疼痛，最常见的原因是革兰阴性细菌汉塞巴尔通体感染。通常称为"猫抓病"，因为细菌感染途径主要是通过猫抓伤或咬伤。

  对于猫抓病，影像学特征表现有助于区分内侧滑车上淋巴结和其他原因导致的软组织肿块。滑车上淋巴结的解剖位置在贵要静脉后、肱肌筋膜浅层。该筋膜将滑车上的淋巴结与更深层的神经血管结构（即包含尺神经、正中神经和肱动脉的神经血管束）分开，因此，可以排除常见的肌间病变，如外周神经鞘膜瘤和原发性肌肉内肿块。滑车上淋巴结病的

其他影像学特征包括90%以上的病灶呈椭圆形、50%以上的病灶有一个或多个卫星淋巴结，以及33%以上的病灶含有小范围积液。

- **炎症**：滑车上淋巴结病（非感染性）的原因包括异物（如与静脉注射药物有关）、结节病和木村病。

  结节病是一种以非干酪坏死性肉芽肿为特征的全身性炎性疾病，最常见的是肺部和淋巴系统。

  木村病是一种特发性慢性炎性疾病，其特征是累及头部、颈部或上肢的皮下淋巴结和软组织，好发于亚裔年轻男子。

- **赘生物**：肿瘤性疾病可导致滑车上淋巴结增大（＞5mm甚至＞10mm）。最常见的肿瘤为转移瘤，其次为淋巴瘤、白血病和黑色素瘤。

■ **诊断**

猫抓病。

∨ **要点**

- 淋巴结病最常由感染性炎症、非感染性炎症疾病（如自身免疫性疾病）及肿瘤性疾病引起。适当的筛查包括血液检查、影像学检查和活检。
- 滑车上淋巴结引流手和前臂尺侧的浅表淋巴系统。

- 虽然肘部内侧的软组织肿块常为肿瘤性病变，但滑车上淋巴结病和神经或血管起源的肿瘤性病变在影像学上有一定的区别。

■ **推荐阅读**

Bernard SA, Walker EA, Carroll JF, Klassen-Fischer M, Murphey MD. Epitrochlear cat scratch disease: unique imaging features allowing differentiation from other soft tissue masses of the medial arm. Skeletal Radiol. 2016; 45(9):1227–1234

Gaddey HL, Riegel AM. Unexplained lymphadenopathy: evaluation and differential diagnosis. Am Fam Physician. 2016; 94(11):896–903

Grunewald J, Grutters JC, Arkema EV, Saketkoo LA, Moller DR, Müller-Quernheim J. Sarcoidosis. Nat Rev Dis Primers. 2019; 5(1):45

Lam AC, Au Yeung RK, Lau VW. A rare disease in an atypical location-Kimura's disease of the upper extremity. Skeletal Radiol. 2015; 44(12):1833–1837

Muthu V, Sehgal IS, Dhooria S, Agarwal R. Clinical significance and epidemiological evolution of epitrochlear lymphadenopathy in pre- and post-highly active antiretroviral therapy era: A systematic review of the literature. Lung India. 2018; 35(2):150–153

病例 91

Robert D. Boutin

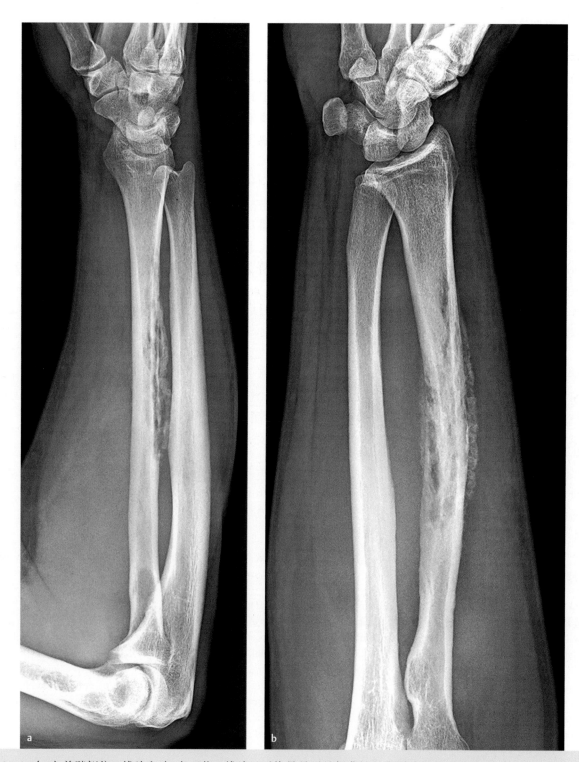

图91.1 （a）前臂侧位X线片和（b）正位X线片显示桡骨骨干处侵袭性骨皮质溶解伴骨膜反应。。。

■ 临床病史

57岁男性，前臂刺伤后持续疼痛（图91.1）。

■ 关键影像学表现

成人长骨骨干处侵袭性骨皮质溶解伴骨膜反应。

■ Top 3 鉴别诊断

- **骨髓炎**：骨髓炎（骨感染）可按感染途径（血源性与非血源性）、感染持续时间（急性与慢性）和病原体（如化脓性与非典型性）进行分类。

  成人四肢骨髓炎最常见于伴有软组织溃疡的糖尿病足。在没有临床和实验室结果提示骨髓炎的情况下，影像学表现有时难以和肿瘤鉴别。

  虽然X线是首选影像学检查，但横断面成像可能有助于显示一些特征影像学表现（如脓肿、死骨、窦道、气体、异物和晕征）。横断面成像还可以帮助确定骨质和软组织的感染严重程度。

- **恶性肿瘤**：各种小、圆的蓝细胞肿瘤可引起长骨骨干皮质侵袭性骨溶解和骨膜反应。小、圆的蓝细胞肿瘤鉴别诊断较多。可以用"LEMON"缩写来记忆：淋巴瘤（Lymphoma）或白血病（Leukemia）或LCH、尤因肉瘤（Ewing sarcoma）、多发性骨髓瘤（Multiple myeloma）或浆细胞瘤（plasmacytoma）或转移（metastasis）、骨髓炎（Osteomyelitis）和神经母细胞瘤（Neuroblastoma）。

结合解剖位置和患者年龄，鉴别诊断范围可以进一步缩小。

- **其他**：在对一个未知疾病进行鉴别诊断时，为了能快速考虑到所有主要疾病类别并防止遗漏，许多医生喜欢使用"常用鉴别诊断"助记符，如"VINDICATE"：血管（Vascular）、炎症（Inflammation）或感染（Infection）、肿瘤（Neoplastic）或神经学（Neurologic）、退变（Degenerative）或药物（Drugs）、医源性（Iatrogenic）或特发性（Idiopathic）、先天性（Congenital）、自身免疫（Autoimmune）、创伤（Trauma）和内分泌（Endocrine）或代谢（metabolic）。

  例如，在基于骨皮质溶解的情况下，有时考虑的病因可能包括"药物"（如静脉注射药物的后遗症）、"医源性"情况（如去除支架或刮骨后的不典型外观）、"特发性"情况（如Gorham-Stout病，也称为"消失骨病"）和"内分泌（或代谢）"情况（如甲状旁腺功能亢进）。

■ 诊断

骨髓炎。

√ 要点

- 相对于X线检查，横断面成像有助于评估脓肿、死骨、窦道、气体、异物和晕征。
- 成人长骨骨干侵袭性骨皮质溶解和骨膜反应的鉴别诊断主要集中于骨髓炎和恶性肿瘤。
- 常常需要活检才能得到明确诊断。准确识别特定的感染性病原体或特定的肿瘤组织学是指导临床治疗和预后的关键。

■ 推荐阅读

Chadayammuri V, Herbert B, Hao J, et al. Diagnostic accuracy of various modalities relative to open bone biopsy for detection of long bone posttraumatic osteomyelitis. Eur J Orthop Surg Traumatol. 2017; 27(7):871–875

Dellinger MT, Garg N, Olsen BR. Viewpoints on vessels and vanishing bones in Gorham-Stout disease. Bone. 2014; 63:47–52

Glaudemans AWJM, Jutte PC, Cataldo MA, et al. Consensus document for the diagnosis of peripheral bone infection in adults: a joint paper by the EANM, EBJIS, and ESR (with ESCMID endorsement). Eur J Nucl Med Mol Imaging. 2019; 46(4):957–970

Govaert GA, IJpma FF, McNally M, McNally E, Reininga IH, Glaudemans AW. Accuracy of diagnostic imaging modalities for peripheral post-traumatic osteomyelitis - a systematic review of the recent literature. Eur J Nucl Med Mol Imaging. 2017; 44(8):1393–1407

Rosen RA, Morehouse HT, Karp HJ, Yu GS. Intracortical fissuring in osteomyelitis. Radiology. 1981; 141(1):17–20

病例 92

Robert D. Boutin

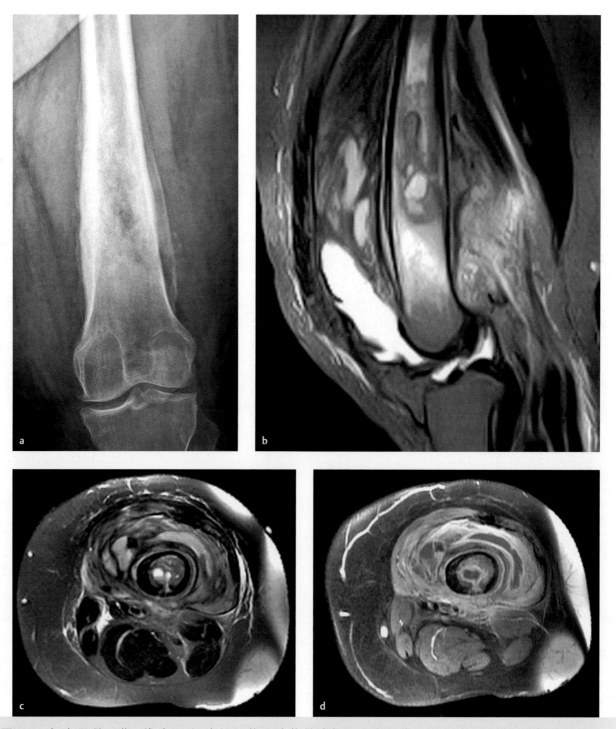

图92.1 （a）股骨正位X线片显示"虫蚀"状斑片状骨溶解，边缘欠清，较宽的移行带，片状骨膜反应。（b）股骨矢状位脂肪抑制T2WI和（c）轴位脂肪抑制T2WI均显示在骨髓和周围软组织中存在圆形水样信号。（d）股骨轴位脂肪抑制T1WI增强显示病灶边缘强化，后方骨皮质有细小窦道形成。

■ **临床病史**

年轻成年男性，因大腿疼痛至急诊科就诊（图92.1）。

▪ 关键影像学表现

骨内和周围组织脓肿，皮质内有细小窦道穿过。

▪ Top 3 鉴别诊断

- **感染**：肌肉骨骼感染影像多变。影像学表现可能因感染时间（急性、亚急性或慢性）、患者年龄、感染途径（即血源性、邻近扩散或直接感染）和致病菌不同而有所不同。

  考虑到肌肉骨骼感染的表现可能因持续时间、位置和病因的不同而有很大不同，因此，需要综合多种相关数据进行诊断，包括临床病史、实验室结果及影像学表现。

  MRI通常被认为是检测早期骨髓炎的敏感方法，但其特异性较低。骨髓中T1信号减低和T2信号增加可由多种疾病引起。

  骨髓炎MRI信号强度的改变缺乏特异性，其高度特征性的表现为随着骨髓炎在长骨中的进展，髓腔内脓肿可穿过骨皮质在骨膜下形成脓肿（主要见于儿童）或邻近软组织内形成脓肿（主要见于成人）。随着感染的持续扩散（通常见于糖尿病足），可以发展为局部软组织缺损，邻近的骨皮质中断。

▪ 诊断

骨髓炎伴有窦道和脓肿形成（骨内和软组织）。

√ 要点

- 对于骨髓炎的诊断，MRI具有高度的敏感性，有时甚至具有特异性。但是这种特异性在某些情况下可能不明显，例如，有神经性（夏科）骨关节病、既往手术史和一些肿瘤的患者。

- 部分骨髓炎的MRI表现具有较高的特异性，例如，在皮质上形成连接骨内脓肿和骨外脓肿的窦道。
- 增强检查有助于显示窦道，区分脓肿和蜂窝织炎，并显示坏死组织。

▪ 推荐阅读

Boutin RD, Brossmann J, Sartoris DJ, Reilly D, Resnick D. Update on imaging of orthopedic infections. Orthop Clin North Am. 1998; 29(1):41–66

Desimpel J, Posadzy M, Vanhoenacker F. The many faces of osteomyelitis: a pictorial review. J Belg Soc Radiol. 2017; 101(1):24

Jaramillo D, Dormans JP, Delgado J, Laor T, St Geme JW III. Hematogenous osteomyelitis in infants and children: imaging of a changing disease. Radiology. 2017; 283(3):629–643

Kompel A, Murakami A, Guermazi A. Magnetic resonance imaging of nontraumatic musculoskeletal emergencies. Magn Reson Imaging Clin N Am. 2016; 24(2):369–389

Lee YJ, Sadigh S, Mankad K, Kapse N, Rajeswaran G. The imaging of osteomyelitis. Quant Imaging Med Surg. 2016; 6(2):184–198

Sconfienza LM, Signore A, Cassar-Pullicino V, et al. Diagnosis of peripheral bone and prosthetic joint infections: overview on the consensus documents by the EANM, EBJIS, and ESR (with ESCMID endorsement). Eur Radiol. 2019; 29(12):6425–6438

（徐蕴潮　杨柳琼　王小会 译）

第**7**部分
软组织肿瘤

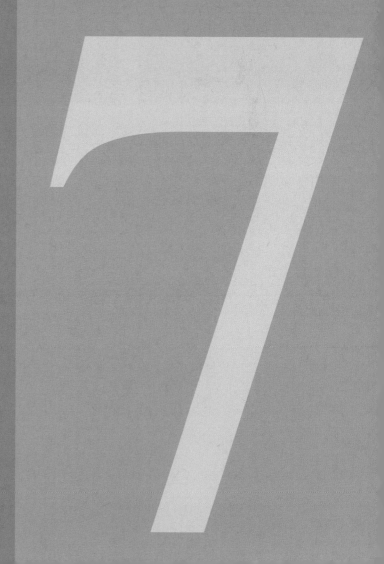

病例 93

Robert D. Boutin

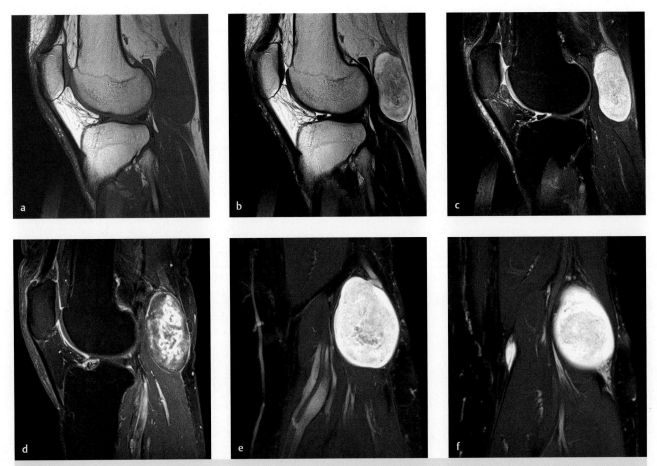

图 93.1 （a）膝关节矢状位T1WI、（b）矢状位T2WI、（c）矢状位脂肪抑制T2WI和（d）矢状位脂肪抑制T1WI增强显示腘窝病变。脂肪抑制T2WI显示病变为高信号T2加权像（类似于液体），但非脂肪抑制T2WI显示病灶内部信号不均匀，可见低信号区；增强扫描显示T2加权像低信号区有强化；相对而言，非脂肪抑制T2WI及脂肪抑制T1WI增强显示病变内部信号更不均匀，信号强度差更明显。矢状位也显示进入肿块后上缘的纵行条状异常信号（与病灶T1加权像信号相等）组织。冠状位脂肪抑制T2WI显示肿物上下的茎状组织偏心地进入（e）和延伸出（f）肿物。

■ 临床病史

51岁男性，有"坚硬的、缓慢增大的腘窝囊肿"病史（图93.1）。

■ 关键影像学表现

梭形肿物，其上下端可见尾状结构沿病灶长轴偏心性进出病灶。

■ Top 3 鉴别诊断

- **良性周围神经鞘肿瘤**：在非神经纤维瘤病患者中，良性周围神经鞘肿瘤（BPNST）分为两大类：施万细胞瘤（也称为神经鞘瘤）和神经纤维瘤。

  两种类型的BPNST均可显示对比强化和神经源性肿瘤特有的特征，包括：具有"尾征"（即神经进出肿块）的梭形肿块，"靶征"（即在T2WI上中央低信号被高信号包围），"束状征"（即束状神经束，在T2WI上呈现为小而圆的中等信号结构，被高信号结构包围），以及"脂肪分裂征"（即脂肪外皮，通常在肿块长轴的近端和远端最易显示）。

  神经鞘瘤（不同于神经纤维瘤）起源于较大的神经，病变神经常偏侧性地进出于肿块的边缘，这一特征便于手术切除肿块并保留神经。

- **恶性周围神经鞘肿瘤**：恶性周围神经鞘肿瘤（MPNST）通常影响大神经并与I型神经纤维瘤病高度相关（终身患病率约10%）。

  MPNST很难与BPNST（特别是有丛状神经纤维瘤的神经纤维瘤病患者）区分，与MPNST最相关的3个MRI表现包括：肿块直径（＞5cm），边缘呈浸润性改变（伴随病灶周围水肿和病灶周围强化）和T1WI、T2WI、增强上的不均匀信号（由于瘤内坏死和出血）。

- **血管病变**：血管病变包括动脉瘤、假性动脉瘤、血栓形成和静脉曲张。

  真性动脉瘤累及血管壁全层（内膜、中膜和外膜），好发于患有动脉粥样硬化或高血压的老年男性。腘窝动脉瘤是最常见的外周动脉瘤（70%），至少50%的患者双侧发病，通常瘤体直径为1.5~2cm时，需要进行治疗。

  假性动脉瘤继发于血管壁损伤（如手术或邻近存在骨软骨瘤），而渗漏的血液聚集在血管周围的软组织（通常包含动脉中膜、外膜）。这些病变起源于腘动脉，可能存在T1高信号（高铁血红蛋白）和T2低信号（含铁血黄素或流空）混杂的板层样血栓。

■ 诊断

腓总神经鞘瘤（BPNST）。

√ 要点

- 当发现沿神经分布的梭形肿块，尤其是沿肿块长轴上下端进出肿块的"尾征"时，应考虑神经源性肿瘤。
- 与大多数孤立的BPNST相比，MPNST与1型神经纤维瘤高度相关，其特征是体积大、病灶周围水肿和瘤内坏死。

- 与神经源性肿瘤一样，腘窝肌肉脂肪间隙内的血管病变也可出现从病变近端和远端两极发出的沿长轴走行的尾状结构。

■ 推荐阅读

Ahlawat S, Fayad LM. Imaging cellularity in benign and malignant peripheral nerve sheath tumors: utility of the "target sign" by diffusion weighted imaging. Eur J Radiol. 2018; 102:195–201

Baptista E, Kubo R, Santos DC, Taneja AK. A teenager presenting with pain and popliteal mass. Pseudoaneurysm of the popliteal artery secondary to a distal femoral osteochondroma. Skeletal Radiol. 2017; 46(6):805–806, 841–842

Leake AE, Segal MA, Chaer RA, et al. Meta-analysis of open and endovascular repair of popliteal artery aneurysms. J Vasc Surg. 2017; 65(1):246–256.e2

Matsumine A, Kusuzaki K, Nakamura T, et al. Differentiation between neurofibromas and malignant peripheral nerve sheath tumors in neurofibromatosis 1 evaluated by MRI. J Cancer Res Clin Oncol. 2009; 135(7):891–900

Miettinen MM, Antonescu CR, Fletcher CDM, et al. Histopathologic evaluation of atypical neurofibromatous tumors and their transformation into malignant peripheral nerve sheath tumor in patients with neurofibromatosis 1-a consensus overview. Hum Pathol. 2017; 67:1–10

Yu YH, Wu JT, Ye J, Chen MX. Radiological findings of malignant peripheral nerve sheath tumor: reports of six cases and review of literature. World J Surg Oncol. 2016; 14:142

病例 94

Robert D. Boutin

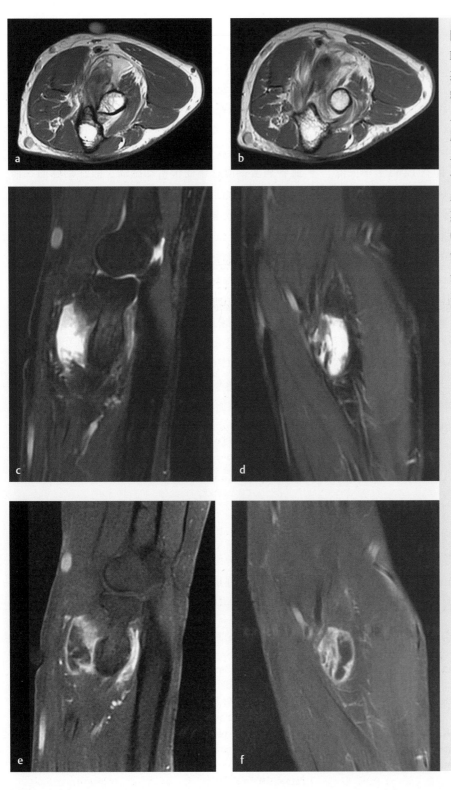

图94.1 （a，b）肘关节轴位PDWI显示肱二头肌肌腱病变（形态增粗、信号增高、周围间隙模糊），伴有肌腱附着点骨性肥大，上尺桡间隙狭窄，并可见在二头肌肌腱和桡骨粗隆之间延伸的肱二头肌桡骨滑囊积液。（c）矢状位和（d）冠状位脂肪抑制T2WI显示该区域类圆形的液体信号影，其内包含有增厚滑膜和菲薄分隔。（e）矢状位和（f）冠状位脂肪抑制T1WI增强显示前述病灶周边部分和内部分隔的强化，并沿桡骨和尺骨间隙延伸（e）。

■ 临床病史

59岁女性，发现肘前部肿块1年。患者描述肿块表现为："晨起肿块质软，晚间体积增大、硬度增加"（图94.1）。

■ 关键影像学表现

肱桡滑囊积液，信号混杂。

■ Top 3 鉴别诊断

- **肱桡滑囊炎**：肱桡滑囊位于肱二头肌肌腱和桡骨粗隆之间。该关节滑膜囊结构是为了减少旋前和旋后时肌腱和骨质之间的摩擦。

    肱桡滑囊炎和肿胀可继发于多种病因。最常见的原因是与肱二头肌肌腱病变或部分撕裂相关的慢性机械摩擦。较不常见的病因包括滑膜炎症（如类风湿关节炎）、惰性感染（如结核）、肿瘤疾病（如滑膜软骨瘤病）和代谢紊乱（如肿瘤钙质沉着病）。患者有时会注意到由于非肿瘤性液体积聚（如滑囊炎、囊肿）程度改变所导致的病灶大小变化。

- **关节周围囊肿**：肘部可发生关节周围囊肿（或腱鞘囊肿），常见于肱桡关节的前部。此类囊肿多位于肘关节线近端到旋后肌腱弓（旋后肌近端边缘）之间，存在有一个薄的蒂以支持诊断。

    囊肿可挤压桡神经主干或分支（通常是浅表感觉支），并压迫桡侧腕短伸肌，临床症状类似外上髁炎。当桡神经的深支（运动支，即骨间后神经）受累，症状均与伸肌无力有关，MRI可以显示受影响肌肉的去神经支配改变。

- **血肿**：组织损伤后，血液会在肘前区域聚集形成血肿。在急诊患者中，该类血肿可能与常见损伤（如肱二头肌腱断裂）或不常见损伤（如一过性肘关节脱位导致的肱肌撕裂和前关节囊全层撕裂）有关。经皮组织损伤（如医源性或静脉用药）有时可能并发血肿和（或）感染。

    发现肘关节脱位情况，医生应寻找特征性征象，以明确是否存在伴随损伤，包括副韧带撕裂、骨损伤（如冠突骨折）和神经血管损伤（如肱动脉闭塞）。

■ 诊断

肱二头肌桡骨滑囊炎。

√ 要点

- 非肿瘤性表现可以类似软组织肿瘤。掌握滑囊的特征解剖部位可以有助于避免误诊。
- 除非炎症和肿胀，否则肱桡滑囊正常情况下MRI不显示。肱桡滑囊炎在临床上常表现为软组织肿块，有时会压迫邻近的桡神经分支。
- 与腱鞘囊肿不同（腱鞘囊肿常发生于肱桡关节前部），肱桡滑囊炎总是延伸至肱二头肌肌腱和桡骨粗隆之间。

■ 推荐阅读

Luokkala T, Temperley D, Basu S, Karjalainen TV, Watts AC. Analysis of magnetic resonance imaging-confirmed soft tissue injury pattern in simple elbow dislocations. J Shoulder Elbow Surg. 2019; 28(2):341–348

Rodriguez Miralles J, Natera Cisneros L, Escolà A, Fallone JC, Cots M, Espiga X. Type A ganglion cysts of the radiocapitellar joint may involve compression of the superficial radial nerve. Orthop Traumatol Surg Res. 2016; 102(6):791–794

Schreiber JJ, Potter HG, Warren RF, Hotchkiss RN, Daluiski A. Magnetic resonance imaging findings in acute elbow dislocation: insight into mechanism. J Hand Surg Am. 2014;

39(2):199–205

Skaf AY, Boutin RD, Dantas RW, et al. Bicipitoradial bursitis: MR imaging findings in eight patients and anatomic data from contrast material opacification of bursae followed by routine radiography and MR imaging in cadavers. Radiology. 1999; 212(1):111–116

Yamazaki H, Kato H, Hata Y, Murakami N, Saitoh S. The two locations of ganglions causing radial nerve palsy. J Hand Surg Eur Vol. 2007; 32(3):341–345

Yap SH, Griffith JF, Lee RKL. Imaging bicipitoradial bursitis: a pictorial essay. Skeletal Radiol. 2019; 48(1):5–10

病例 95

Robert D. Boutin

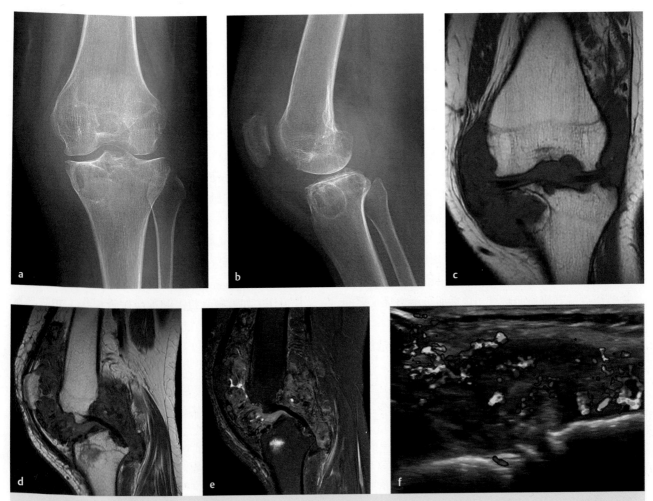

图95.1 （a）膝关节正位和（b）侧位X线片显示关节软组织肿块、局部骨质侵蚀、骨质疏松，但关节间隙相对正常。（c）膝关节MRI冠状位T1WI、（d）矢状位PDWI和（e）脂肪抑制T2WI均显示等低信号的巨大软组织肿块、关节肿胀和骨质侵蚀。（f）多普勒超声显示肿块内丰富且混杂的血流。

■ 临床病史

42岁女性，关节镜下滑膜切除术后10年复发性膝关节肿胀、疼痛（图95.1）。

■ 关键影像学表现

关节内弥漫浸润性T2WI低信号肿块，伴骨质侵蚀。

■ Top 3 鉴别诊断

- **弥漫型腱鞘巨细胞瘤（TSGCT）**：腱鞘巨细胞瘤是一种主要累及关节、腱鞘或滑囊的滑膜增生性疾病。自2013年世界卫生组织修订命名法以来，TSGCT用于指代既往被称为"色素沉着绒毛结节性滑膜炎（PVNS）"和"腱鞘巨细胞瘤"的巨细胞肿瘤。目前，局限性（结节性）或弥漫性（浸润性）是描述TSGCT家族病变范围的常用词汇。

    任何滑膜关节（包括膝关节、髋关节、踝关节和肘关节）均可发生弥漫型TSGCT，但最常受累的是单侧膝关节。X线片上，TSGCT的关节内软组织肿块特征为无矿化表现。MRI特征性表现为：在关节隐窝处浸润生长的T2WI低信号软组织肿块，因其内存在含铁血黄素成分，梯度回波序列可显示为"晕征"的磁敏感伪影，肿块对比增强后有强化。超声检查病变内可见血管分布。这些非恶性肿瘤存在局部侵袭性，伴邻近骨侵蚀，术后可复发。

    单纯手术治疗TSGCT的复发率为30%~40%。近期有研究结果认为，外科手术结合新一代免疫肿瘤药物治疗有可能获得较好的效果。

- **原发性滑膜骨软骨瘤病**：与TSGCT类似，原发性滑膜骨软骨瘤病通常也被认为是一种单关节病变，好发于膝关节（70%），且常见于中青年患者。继发性滑膜骨软骨瘤病有时用于指代继发于慢性关节炎（尤其是骨关节炎）的游离体。

    在原发性滑膜骨软骨瘤病中，关节软骨部分脱落进入关节腔形成游离体。这些结节样碎片大小近似，通常较小（＜1cm）。1/3的病例X线片无矿化（钙化或骨化）。在关节软骨保存完好的关节中观察到无数大小和形状类似的矿化体是本病的特征性表现。

- **血友病性关节病**：血友病可导致T2低信号的滑膜T2加权像增厚，常累及膝关节。与TSGCT类似，血友病所致的关节内含铁血黄素沉积，在MRI梯度回波序列中亦呈"晕征"的磁敏感伪影，且X线片无矿化。与TSGCT和滑膜软骨瘤病不同，血友病性关节病经常多关节发生，而且仅见于男性。

■ 诊断

弥漫型腱鞘巨细胞瘤（色素沉着绒毛结节性滑膜炎）。

√ 要点

- MRI T2WI病灶内低信号通常由钙化、含铁血黄素或纤维组织所致。X线片有助于鉴别矿化组织和非矿化组织。
- 弥漫型TSGCT的典型表现是伴有T2低信号的浸润性软组织肿块，最常累及单侧膝关节。

- 约1/3原发性滑膜骨软骨瘤病病例可无矿化。在其余病例中，在关节软骨保存完好的关节内观察到无数大小和形状相似的矿化游离体时，可做出明确诊断。

■ 推荐阅读

Boutin RD, Bindra J, Canter RJ. Imaging soft tissue tumors. In: Chapman MW, James MA, eds. Chapman's Comprehensive Orthopaedic Surgery. 4th ed. New Delhi: Jaypee; 2019

Evenski AJ, Stensby JD, Rosas S, Emory CL. Diagnostic imaging and management of common intra-articular and peri-articular soft tissue tumors and tumor like conditions of the knee. J Knee Surg. 2019; 32(4):322–330

Gounder MM, Thomas DM, Tap WD. Locally aggressive connective tissue tumors. J Clin Oncol. 2018; 36(2):202–209

Papakonstantinou O, Isaac A, Dalili D, Noebauer-Huhmann IM. T2-weighted hypointense tumors and tumor-like lesions. Semin Musculoskelet Radiol. 2019; 23(1):58–75

Wadhwa V, Cho G, Moore D, Pezeshk P, Coyner K, Chhabra A. T2 black lesions on routine knee MRI: differential considerations. Eur Radiol. 2016; 26(7):2387–2399

病例 96

Robert D. Boutin, Jasjeet Bindra

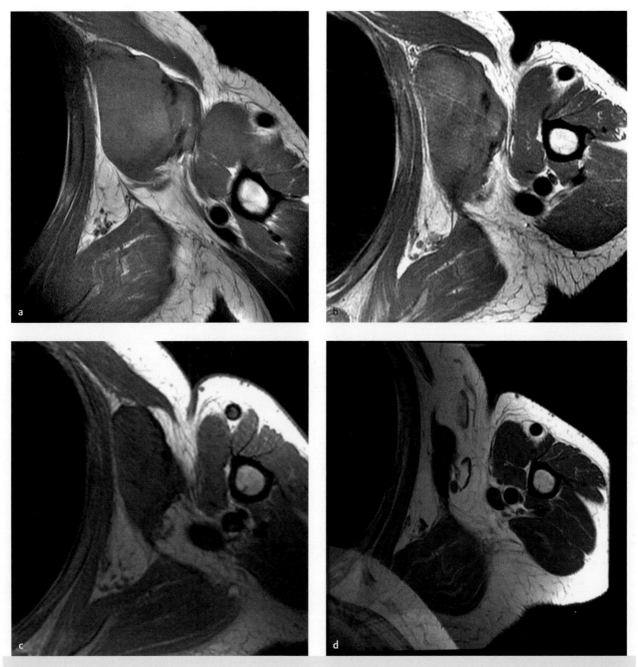

图96.1 （a）腋窝区轴位T1WI）显示左腋下软组织肿块，内含低信号胶原纤维组织带，其后缘可见放射状的线性低信号条索结构呈"尾征"或"带征"。（b）药物治疗后6个月、（c）12个月和（d）18个月随访复查，肿块信号弥漫性减低，体积逐渐缩小。

■ 临床病史

31岁患者，发现腋窝肿块，质硬，有外伤史，X线片无阳性发现。患者在包括非甾体抗炎药物（NSAID）和酪氨酸激酶抑制剂（索拉非尼）进行全身治疗的同时，使用MRI对肿瘤进行连续监测（图96.1）。

■ 关键影像学表现

无矿化，边界有浸润征象（"尾征"）的软组织肿块，对非手术治疗反应良好。

■ Top 3 鉴别诊断

- **硬纤维瘤**：硬纤维瘤是一种具有局部侵袭性的间叶组织来源肿瘤，肿瘤内部形成纤维组织，边缘具有浸润性生长倾向。虽然它被认为是不发生远处转移的中等级别肿瘤，但是由于病变浸润性生长的特点以及术后局部复发倾向，该病发病率较高。

  MRI 显示硬纤维瘤通常包含低中及低信号区。随病变发展或对治疗的反应，病灶内部 T2 信号强度逐渐减弱和增强后病灶强化幅度降低（反映从细胞性肿瘤到胶原性瘢痕的变化过程）。肿瘤体积随治疗时间延长而逐渐缩小也提示治疗反应良好。大约 80% 的病例中可见特征性征象：肿瘤边缘沿筋膜平面带状延伸（"尾征"）。和大多数的肉瘤不同，硬纤维瘤通常不发生肿瘤内部坏死。

  最常见的腹外硬纤维瘤的发病部位包括四肢（60%）、椎旁或胸壁区（25%）和头颈部（15%）。发病部位和局部侵袭范围（如累及重要的结构、神经血管束和骨骼）是治疗和预后的主要决定因素。

  少数患者（约 10%）可发生多中心病变，其与家族性腺瘤性息肉病相关，被称为 Gardner 综合征。

  硬纤维瘤的治疗方案应个体化。一线治疗倾向于密切观察和全身治疗（如 NSAID、激素阻滞、细胞毒性化疗、酪氨酸激酶抑制剂），而不是手术或放射治疗。

- **腱鞘巨细胞瘤**：当 X 线片未发现病灶内部矿化，MRI 表现为低信号的侵袭性肿块时，最应当纳入鉴别诊断的是腱鞘巨细胞瘤。腱鞘巨细胞肿瘤通常沿着肌腱鞘（"肌腱鞘巨细胞瘤"）或滑膜关节（"色素沉着绒毛结节性滑膜炎"）分布。

- **其他纤维性软组织肿瘤**：X 线片上表现为阴性，边缘有浸润性的 MRI 低信号肿块，还有其他少见的纤维性肿瘤。这些纤维性（成纤维细胞性或肌纤维母细胞性）肿瘤包括筋膜性病变，特别是结节性筋膜炎、纤维增生性纤维瘤和纤维肉瘤。

■ 诊断

硬纤维瘤（侵袭性纤维瘤病）。

∨ 要点

- 影像学在硬纤维瘤诊断、局部分期和治疗中起着关键作用。
- 硬纤维瘤首选全身治疗，而不是手术或放疗。
- 在 MRI 随访中，对全身治疗的良好反应表现为：肿物体积缩小和信号强度减低。

■ 推荐阅读

Benech N, Walter T, Saurin JC. Desmoid tumors and celecoxib with sorafenib. N Engl J Med. 2017; 376(26):2595–2597

Braschi-Amirfarzan M, Keraliya AR, Krajewski KM, et al. Role of imaging in management of desmoid-type fibromatosis: a primer for radiologists. Radiographics. 2016; 36(3):767–782

Gounder MM, Mahoney MR, Van Tine BA, et al. Sorafenib for advanced and refractory desmoid tumors. N Engl J Med. 2018; 379(25):2417–2428

Park JS, Nakache YP, Katz J, et al. Conservative management of desmoid tumors is safe and effective. J Surg Res. 2016; 205(1):115–120

Sheth PJ, Del Moral S, Wilky BA, et al. Desmoid fibromatosis: MRI features of rcsponse to systemic therapy. Skeletal Radiol. 2016; 45(10):1365–1373

Turner B, Alghamdi M, Henning JW, et al. Surgical excision versus observation as initial management of desmoid tumors: a population based study. Eur J Surg Oncol. 2019; 45(4):699–703

病例 97

Robert D. Boutin

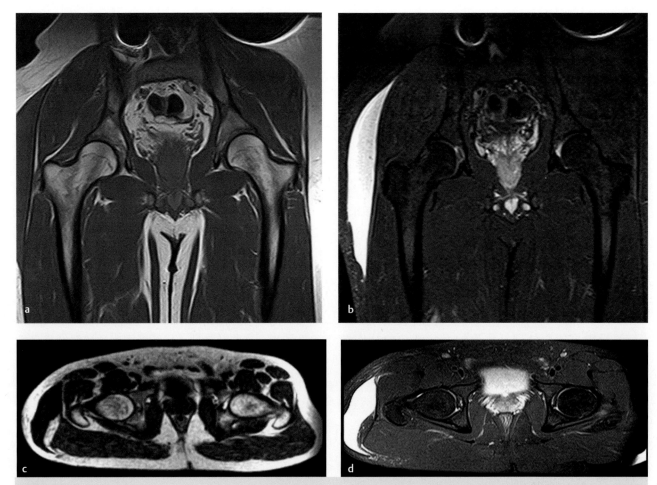

图97.1 （a）骨盆冠状位T1WI、（b）冠状位脂肪抑制T2WI、（c）轴位T1WI、（d）轴位脂肪抑制T2WI显示：位于浅筋膜皮下脂肪层的巨大、梭形的均匀液体样信号，聚集于右股骨大转子周围。

■ 临床病史

39岁男性，机动车事故外伤后主诉皮肤感觉减退，右髋关节外侧有肿块（图97.1）。

■ 关键影像学表现

创伤后沿筋膜浅层走行的深部皮下组织内积液。

■ Top 3 鉴别诊断

- **Morel-Lavallee病变**：Morel-Lavallee病变是筋膜表面的剪切力创伤的结果。该类内部脱套损伤所导致的血液淋巴聚集，最常见的部位是背部/侧面、臀部/大腿和膝关节，髋关节大转子外侧是典型的好发位置。

  由于病变内血液成分和淋巴液含量不同（常伴有脂肪球），导致病变的影像学特征随时间而发生变化。急性/亚急性积液不均质，且其边界不清常伴周围水肿（类似血肿）。慢性积液较为均质，其周常有纤维状假包膜形成。Morel-lavallee病变，不论年龄大小，均表现为卵圆形或梭形轮廓，内部无血管分布。

- **滑囊炎**：筋膜浅层滑囊内可出现液体聚集。例如，在臀部区域，炎症/感染和重复性微损伤可能会导致大量的黏液囊形成。最常见于股骨大粒子疼痛综合

征患者发生肌腱病变并发腱鞘炎时。经皮注射（如皮质类固醇注射）后，也可以立即观察到水肿和积液的叠加影像。

  在没有皮肤破裂（如溃疡）的情况下，累及大转子滑囊区的感染是罕见的。然而，在发展中国家，股骨大转子滑囊大量积液是分枝杆菌惰性感染（如结核）公认的并发症。

- **肿瘤**：Morel-Lavallee病变需要与位于筋膜浅表的肿块（如软组织肿瘤）进行鉴别。最常见的与筋膜相关的肿瘤是结节性筋膜炎（最常见于年轻人的上肢）和纤维瘤病。

  软组织肿瘤血管丰富，增强后有异常强化。肉瘤通常位于筋膜深部，但浅表位置也可以发生。肉瘤异质性强，病灶内常有坏死区域。

■ 诊断

Morel-Lavallee病变。

√ 要点

- 在毗邻筋膜的深层皮下软组织中，可发生各种各样的出血、炎症和肿瘤病变。
- Morel-Lavallee病变是一种创伤后沿皮下浅筋膜的侧面聚集的液体样组织。影像学表现随损伤时间而发

生变化。
- 当高能量创伤后，如在典型部位观察到该病的特征性影像学表现时，影像诊断医生需要考虑Morel-Lavallee病变。

■ 推荐阅读

De Coninck T, Vanhoenacker F, Verstraete K. Imaging features of Morel-Lavallée lesions. J Belg Soc Radiol. 2017; 101 Suppl 2:15

Kirchgesner T, Tamigneaux C, Acid S, et al. Fasciae of the musculoskeletal system: MRI findings in trauma, infection and neoplastic diseases. Insights Imaging. 2019; 10(1):47

McKenzie GA, Niederhauser BD, Collins MS, Howe BM. CT characteristics of Morel-Lavallée lesions: an under-recognized but significant finding in acute trauma imaging. Skeletal Radiol. 2016; 45(8):1053–1060

McLean K, Popovic S. Morel-Lavallée lesion: AIRP best cases in radiologic-pathologic correlation. Radiographics. 2017; 37(1):190–196

Nickerson TP, Zielinski MD, Jenkins DH, Schiller HJ. The Mayo Clinic experience with Morel-Lavallée lesions: establishment of a practice management guideline. J Trauma Acute Care Surg. 2014; 76(2):493–497

Spain JA, Rheinboldt M, Parrish D, Rinker E. Morel-Lavallée injuries: a multimodality approach to imaging characteristics. Acad Radiol. 2017; 24(2):220–225

病例 98

Robert D. Boutin

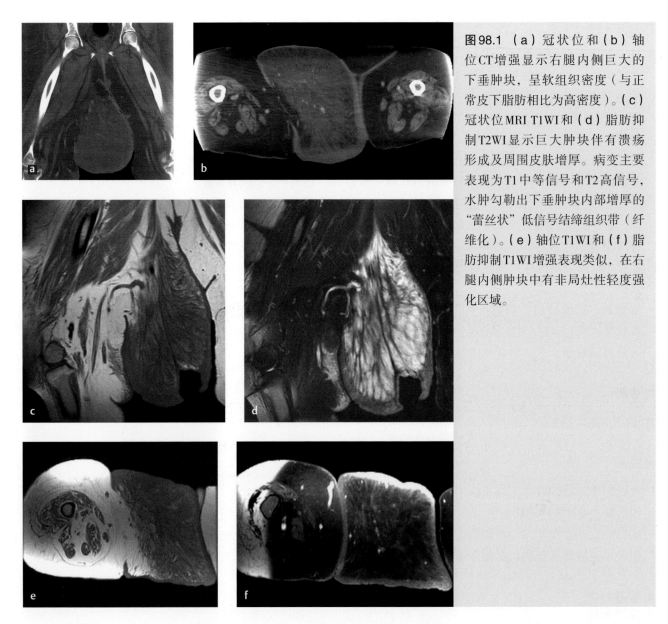

图98.1 （a）冠状位和（b）轴位CT增强显示右腿内侧巨大的下垂肿块，呈软组织密度（与正常皮下脂肪相比为高密度）。（c）冠状位MRI T1WI和（d）脂肪抑制T2WI显示巨大肿块伴有溃疡形成及周围皮肤增厚。病变主要表现为T1中等信号和T2高信号，水肿勾勒出下垂肿块内部增厚的"蕾丝状"低信号结缔组织带（纤维化）。（e）轴位T1WI和（f）脂肪抑制T1WI增强表现类似，在右腿内侧肿块中有非局灶性轻度强化区域。

■ 临床病史

65岁女性，病态肥胖，既往发现甲状腺功能减退，主诉大腿内侧有一缓慢增大的肿块。临床诊断"孤立的无痛性肿块，考虑脂膜炎、疝或肿瘤"（图98.1）。

■ 关键影像学表现

病态肥胖患者大腿内侧巨大下垂的肿块。

■ Top 3 鉴别诊断

- **巨大局限性淋巴水肿**：是由慢性肥胖导致淋巴水肿引起的区域性浅表软组织肥厚。在病态肥胖患者中，皮下脂肪的进行性沉积和淋巴引流迟缓可导致巨大的假性肿瘤病变，特别是在皮肤松弛的区域，如大腿内侧、腹股沟和下腹部区域。

  发现巨大局限性淋巴水肿后，临床可能会将之与更常见的脂膜炎、疝或肿瘤相混淆。不同于典型的淋巴水肿，巨大局限性淋巴水肿更加局限，且不能通过保守治疗（如弹力袜）逆转。治疗的重点是在减重的基础上手术切除生长过度的组织。如果不积极治疗，巨大局限性淋巴水肿可能会发展为血管肉瘤（约10%；见下文）。

  这些肿块的组织学检查显示有淋巴组织增生伴淋巴管扩张，纤维结缔组织带增厚，毛细血管增生伴水肿。可以发现特征性成纤维细胞，但没有脂肪肉瘤中可见的成脂肪细胞。

- **分化良好的脂肪肉瘤**：分化良好的脂肪肉瘤，也被称为非典型脂肪瘤，发生在深部（筋膜下）软组织，较浅表（皮下）脂肪层更为常见。在上述两个部位，典型的病灶边缘清晰，肿块与周围组织有明显的界限，水肿不是脂肪肉瘤的特征表现。这些脂肪源性肿瘤的组织学样本，其MDM2基因扩增试验呈阳性。

- **血管肉瘤**：血管肉瘤是一种罕见的肿瘤（在软组织肉瘤中所占比例<2%），通常预后较差。既往放疗和慢性淋巴水肿是其发病的重要危险因素，潜伏期通常超过5年。存在上述危险因素的患者中，发现血管性肿瘤伴有侵袭性浸润外观时（例如，皮下脂肪中的真菌性肿块伴弥漫性淋巴水肿），应考虑血管肉瘤的可能。

■ 诊断

巨大局限性淋巴水肿。

√ 要点

- 巨大局限性淋巴水肿是一种浅表的假性肿瘤病变，与淋巴流动的局限性阻塞有关，最常见于病态肥胖患者的大腿内侧。
- 与淋巴水肿和蜂窝织炎不同，分化良好的脂肪肉瘤具有明确的边缘，因此，可以用于区分脂肪瘤组织和非脂肪瘤组织。
- 血管肉瘤是一种罕见的侵袭性肿瘤，与慢性淋巴水肿或放疗等危险因素相关，具有较长（多年）的潜伏期。

■ 推荐阅读

Chopra K, Tadisina KK, Brewer M, Holton LH, Banda AK, Singh DP. Massive localized lymphedema revisited: a quickly rising complication of the obesity epidemic. Ann Plast Surg. 2015; 74(1):126–132

Co M, Lee A, Kwong A. Cutaneous angiosarcoma secondary to lymphoedema or radiation therapy - A systematic review. Clin Oncol (R Coll Radiol). 2019; 31(4):225–231

Gaballah AH, Jensen CT, Palmquist S, et al. Angiosarcoma: clin-ical and imaging features from head to toe. Br J Radiol. 2017; 90(1075):20170039

Maclellan RA, Zurakowski D, Grant FD, Greene AK. Massive localized lymphedema: a case-control study. J Am Coll Surg. 2017; 224(2):212–216

Petscavage-Thomas JM, Walker EA, Bernard SA, Bennett J. Imaging findings of adiposis dolorosa vs. massive localized lymphedema. Skeletal Radiol. 2015; 44(6):839–847

病例 99

Robert D. Boutin

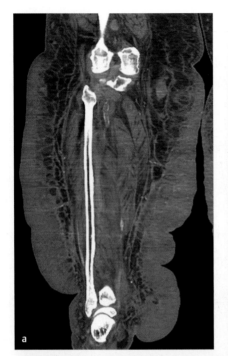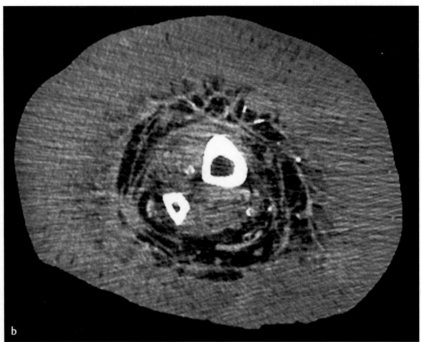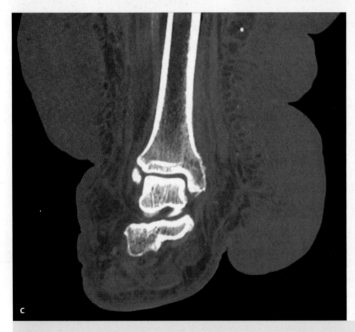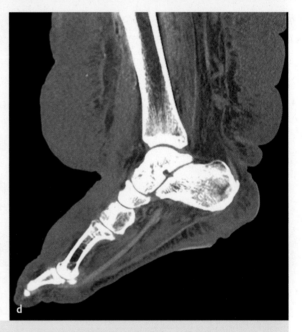

图99.1 （a）腿部冠状位和（b）轴位CT显示：皮下脂肪层呈巨大"象皮"状增厚且密度增高，其深层组织呈"蜂窝"状外观。踝关节冠状位（c）和矢状位（d）CT显示：内踝区皮下软组织增厚最为显著，而足底部保留了相对正常的皮肤及皮下结构。

■ **临床病史**

成年患者，主诉小腿慢性肿胀。既往史：幼年从东南亚移民而来（图99.1）。

■ 关键影像学表现

小腿、踝关节和足部水肿，皮下脂肪层明显增厚、密度增高。

■ Top 3 鉴别诊断

- **蜂窝织炎**：蜂窝织炎是一种累及真皮及相关皮下组织的细菌性感染（伴或不伴化脓），通常单侧发病且以下肢多见（≥60%）。皮肤缺损（如裂缝、伤口或穿透性创伤）通常是感染性病原体（最常见的是金黄色葡萄球菌和酿脓链球菌）进入人体的通道。

  影像学检查一般表现为累及皮下脂肪层的非特异性、弥漫性软组织水肿，常伴有软组织增厚、充血及渗出样改变。因此，蜂窝织炎易与大多数软组织肿瘤相鉴别，因为蜂窝织炎边界不清，缺乏肿块样的表现。

- **血管疾病**：非炎性软组织水肿的病因包括一系列血管性疾病，可单侧或双侧发病，如静脉血栓形成、慢性静脉功能不全或充血性心力衰竭。

  为了确定适当的治疗方法（区分静脉血栓形成与感染），首选超声检查。深静脉血栓形成通常与非特异性筋膜下水肿（血栓性静脉炎）有关。与蜂窝织炎不同，非炎性血管疾病通常缺乏血供，因此，增强检查通常无阳性发现。长期的静脉疾病可能导致皮下纤维化（称为脂性硬皮病）和软组织溃疡。

- **淋巴水肿**：淋巴水肿指淋巴液在细胞外间隙积聚。回流障碍且富含蛋白质的淋巴引发炎性反应，导致软组织增厚（纤维组织沉积伴脂肪细胞增生），最终形成象皮病（严重的纤维硬化性淋巴水肿）。

  虽然淋巴水肿可以是先天性（原发性）的，但其通常是获得性（继发性）的。在世界范围内，丝虫病是淋巴水肿最常见的病因，这是一种由蚊子传播的寄生虫病，约感染了81个国家的1.2亿人（根据世界卫生组织的数据，淋巴丝虫病是世界上导致慢性残疾的第2大原因）。在工业化国家，淋巴水肿最常见的原因是癌症、手术和放射治疗。

  影像学可用于确认临床诊断的合理性并对治疗反应进行评估。在急性和亚急性情况下，可有皮下脂肪小叶"蜂窝征"和深筋膜增厚征的典型表现，但不具有特异性。随着病情加重，腿部皮下组织进行性增厚及脂肪密度进行性增高是典型的CT表现。

  淋巴丝虫病患者特征性的水肿形成并发展最明显的部位是邻近内踝处（保留足底侧面）。成年寄生虫的体型大（7~10cm）和运动快（"比虫舞蹈征"），因此，超声检出率高。

■ 诊断

淋巴水肿（象皮腿，继发于丝虫病）。

∨ 要点

- 蜂窝织炎、血管疾病和淋巴水肿是不同的情况，但可能同时存在于任何特定的患者中。在工业化国家，肥胖是导致这3种疾病的重要危险因素。
- 蜂窝织炎、血管性疾病、淋巴水肿均有多种原因；治疗要针对根本病因。
- 在热带/亚热带地区，淋巴水肿最常继发于丝虫感染，但在工业化国家中，好发于癌症患者（通常在手术或放射治疗后）。

■ 推荐阅读

Dietrich CF, Chaubal N, Hocrauf A, ct al. Rcvicw of dancing parasites in lymphatic filariasis. Ultrasound Int Open. 2019; 5(2):E65–E74

Fish JH, Lurie F. Evaluation of edema of the extremity. In: Current Management of Venous Diseases. Springer, Cham; 2018:51–63

Goel TC, Goel A. Chronic lymphedema-elephantiasis of lower extremity. In: Lymphatic Filariasis. Springer, Singapore; 2016:169–205

Hayeri MR, Ziai P, Shehata ML, Teytelboym OM, Huang BK. Soft-tissue infections and their imaging mimics: from cellulitis to necrotizing fasciitis. Radiographics. 2016; 36(6):1888–1910

Patel M, Lee SI, Akyea RK, et al. A systematic review showing the lack of diagnostic criteria and tools developed for lower-limb cellulitis. Br J Dermatol. 2019; 181(6):1156–1165

Shin SU, Lee W, Park EA, Shin CI, Chung JW, Park JH. Comparison of characteristic CT findings of lymphedema, cellulitis, and generalized edema in lower leg swelling. Int J Cardiovasc Imaging. 2013; 29(2) Suppl 2:135–143

病例 100

Robert D. Boutin

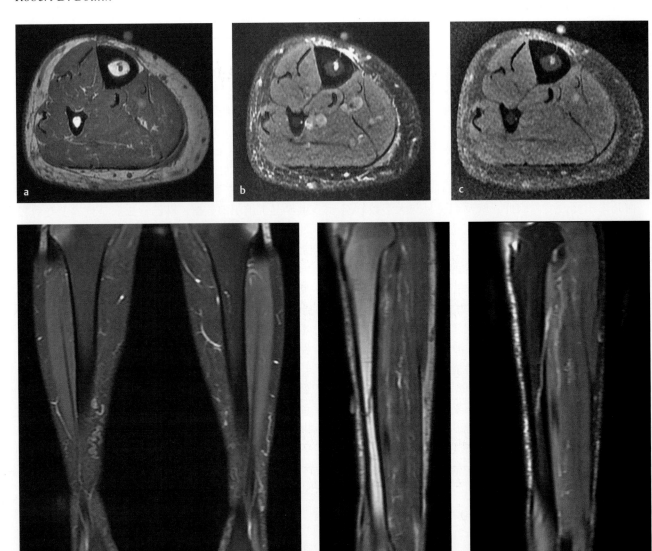

图100.1 （a）腿部轴位T1WI、（b）脂肪抑制T2WI、（c）脂肪抑制T1WI增强显示线样信号增高影穿过胫骨皮层（靠近皮肤标志物）。（d）冠状位脂肪抑制T2WI显示皮下脂肪层的静脉曲张（右胫骨中段前内侧）。（e）矢状位T1WI和（f）脂肪抑制T2WI显示胫骨前曲张静脉和胫骨中段突出的骨内静脉之间的连续性。

■ 临床病史

68岁男性，胫骨中段极度疼痛3个月，临床表现为软组织肿块（图100.1）。

■ 关键影像学表现

三个关键影像学表现：胫骨前静脉曲张，胫骨中段线性皮质缺损且有明显的营养静脉。

■ Top 3 鉴别诊断

- **骨内静脉引流异常**：静脉曲张多位于腿部，通常与静脉瓣膜功能不全相关。穿支静脉（下肢浅静脉系统和深静脉系统之间的交通支）可以发生于骨骼，在静脉学文献中，这一观点得到越来越多的认可。

    对有症状的患者（如疑似血栓性静脉炎），可辅以超声检查进行临床诊断。治疗方法包括非手术或手术（如弹力袜、硬化疗法、消融及静脉切除术）。值得注意的是，当存在骨内静脉异常引流时，治疗可能会受影响。

    当胫前静脉曲张与胫骨干皮质缺损和显著的骨内静脉相连时，应诊断为骨内静脉引流异常。相关的阴性征象包括没有肿瘤和骨髓水肿。

- **血管瘤性病变**：当有局部突出的血管时，可以认为是血管瘤。超声和MRI增强检查可能有助于评估血流动力学并排除软组织肿瘤的可能。鉴别诊断包括各种良、恶性血管源性肿块，包括单纯血管畸形（如静脉畸形或动静脉畸形）。

- **应力性骨折**：胫骨干是运动员和新兵疲劳型应力性骨折的典型部位。反复微损伤可能引起胫骨应力发生一系列变化，通常从MRI脂肪抑制、液体敏感序列图像所发现的骨膜水肿和骨内膜水肿开始。随着所承受的应力增加直至超过胫骨负荷，可于胫骨前部骨皮质出现特征性的应力骨折线。相关的阴性征象为应力性骨折与局部突出的血管不连续。

■ 诊断

骨内静脉引流异常。

∨ 要点

- 胫前软组织内的曲张静脉可通过胫骨中段前部皮质的局灶性缺损与骨内曲张静脉连通，称为骨内静脉引流异常。

- 识别骨内静脉引流异常对诊断和治疗至关重要。
- 具有骨内静脉引流异常的特征性影像三联征，可以明确地区分血管肿瘤和腿部应力性骨折。

■ 推荐阅读

Boutin RD, Sartoris DJ, Rose SC, et al. Intraosseous venous drainage anomaly in patients with pretibial varices: imaging findings. Radiology. 1997; 202(3):751–757

Jung SC, Lee W, Chung JW, et al. Unusual causes of varicose veins in the lower extremities: CT venographic and Doppler US findings. Radiographics. 2009; 29(2):525–536

Kachlik D, Pechacek V, Hnatkova G, Hnatek L, Musil V, Baca V. The venous perforators of the lower limb - A new terminology. Phlebology. 2019; 34(10):650–668

Kwee RM, Kavanagh EC, Adriaensen ME. Intraosseous venous drainage of pretibial varices. Skeletal Radiol. 2013; 42(6):843–847

Ramelet AA, Crebassa V, D Alotto C, et al. Anomalous intraosseous venous drainage: bone perforators? Phlebology. 2017; 32(4):241–248

Rezaie ES, Maas M, van der Horst CMAM. Episodes of extreme lower leg pain caused by intraosseous varicose veins. BMJ Case Rep. 2018; 2018:bcr-2017

病例 101

Robert D. Boutin

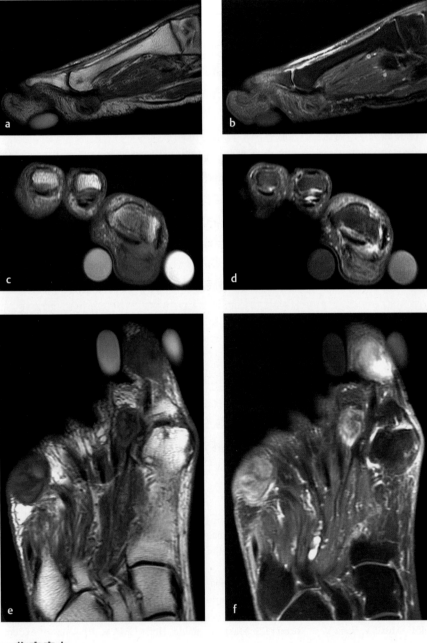

图101.1 （a）矢状位PDWI、（b）矢状位脂肪抑制T2WI、（c）冠状位T1WI、（d）冠状位脂肪抑制T2WI和（e）轴位T1WI显示前足皮下脂肪层结节性肿块，在所有的脉冲序列均表现为低信号。（f）增强后，轴位脂肪抑制T1WI显示这些病灶均有强化，位于足底跚趾处的最大病灶强化最显著。在症状最严重部位的皮肤上放置了标志物。

■ **临床病史**

75岁女性，双足皮下生长缓慢、质硬、无痛性肿块（图101.1）。

■ 关键影像学表现

足部皮下脂肪层多发T2加权像低信号肿块。

■ Top 3 鉴别诊断

- **类风湿结节**：类风湿关节炎是一种以滑膜对称性炎症为特征的慢性自身免疫性疾病，但也可以有很多关节外表现。

    关节外受累可累及许多器官系统，包括骨（如骨质疏松）、肌肉（如肌炎）和皮下组织。

    最常见的皮下表现是类风湿结节（终身患病率＞20%）。类风湿结节包含慢性炎症组织，大小范围为0.2~5cm。这些结节常位于压力点处的皮下脂肪层（如尺骨/鹰嘴表面、跟骨和跖骨头）。这些结节可以有多种信号表现，但通常为T1和T2中低信号强度，增强扫描强化程度不一。当结节有囊性坏死，呈T2高信号和轻度强化。

    类风湿结节基本发生于类风湿因子阳性患者，在严重表型的疾病中更为常见。类风湿结节无症状时不需要治疗，但对于疼痛、影响功能或侵蚀被覆皮肤的结节，应当予以药物注射或手术切除治疗。

- **痛风**：痛风石性痛风（尿酸钠晶体沉积病）最常累及足部和其他肢端结构，常发生在关节、附着处、肌腱和其他关节外软组织。

    与类风湿结节一样，痛风石在MRI上常表现为非特异性的T1中等信号和多种不同的T2信号。在非脂肪抑制图像上，含有钙化和反应性纤维组织的痛风石，其特征性表现为皮下脂肪层T2低信号灶。

- **足底脂肪垫病变**：在大多数无症状的个体，MRI显示第1和第5跖骨头下T1、T2呈中低信号的脂肪垫（平均大小约9mm）。皮下脂肪层信号减低可能代表反应性纤维组织，可继发于机械应力的外膜囊区域。如果这些外膜囊急性发炎，可导致T2信号增高。

■ 诊断

类风湿结节。

√ 要点

- 对于已确诊的类风湿关节炎患者，类风湿结节通常表现为压力点处的皮下脂肪层硬团块。
- 痛风被认为是男性最常见的炎性关节炎，但也可能表现为关节外肿块，偶尔被误诊为肿瘤。
- 足底脂肪垫病变通常无症状，多发生于第1和第5跖骨头下的足底脂肪垫中，MRI上T2低信号区对应纤维化和外膜囊。

■ 推荐阅读

Ryu K, Takeshita H, Takubo Y, et al. Characteristic appearance of large subcutaneous gouty tophi in magnetic resonance imaging. Mod Rheumatol. 2005; 15(4):290–293

Studler U, Mengiardi B, Bode B, et al. Fibrosis and adventitious bursae in plantar fat pad of forefoot: MR imaging findings in asymptomatic volunteers and MR imaging-histologic comparison. Radiology. 2008; 246(3):863–870

Towiwat P, Chhana A, Dalbeth N. The anatomical pathology of gout: a systematic literature review. BMC Musculoskelet Disord. 2019; 20(1):140

Upadhyay N, Saifuddin A. The radiographic and MRI features of gout referred as suspected soft tissue sarcoma: a review of the literature and findings from 27 cases. Skeletal Radiol. 2015; 44(4):467–476

Xue Y, Cohen JM, Wright NA, Merola JF. Skin signs of rheumatoid arthritis and its therapy-induced cutaneous side effects. Am J Clin Dermatol. 2016; 17(2):147–162

Ziemer M, Müller AK, Hein G, Oelzner P, Elsner P. Incidence and classification of cutaneous manifestations in rheumatoid arthritis. J Dtsch Dermatol Ges. 2016; 14(12):1237–1246

病例 102

Robert D. Boutin

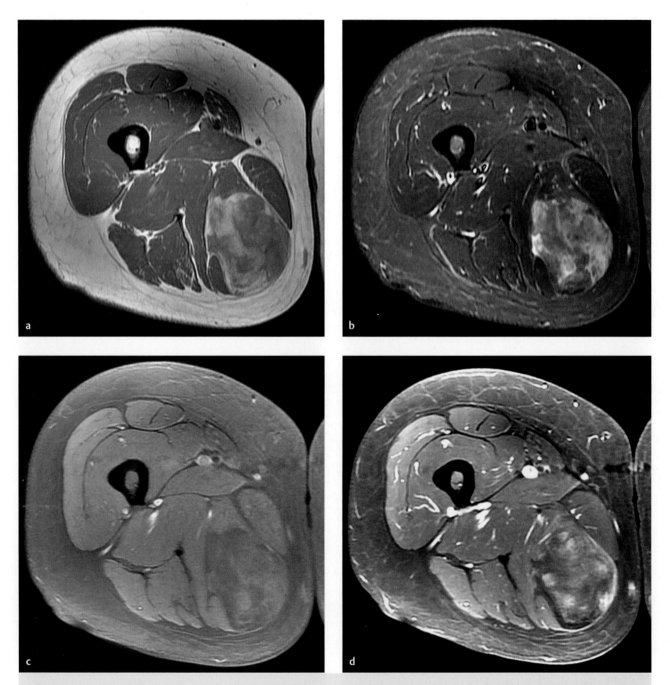

图102.1 （a）大腿轴位T1WI、（b）轴位脂肪抑制T2WI、（c）轴位脂肪抑制T1WI、（d）轴位脂肪抑制T1WI增强显示大腿后部软组织肿块，T1WI（非脂肪抑制）和T2WI脉冲序列显示病变内不均匀高信号。增强扫描后肿块有不均匀强化。

■ **临床病史**

....

39岁男性，主诉大腿有一个缓慢增长的无痛肿块（图102.1）。

■ 关键影像学表现

T1WI、T2WI和增强上有信号不均匀的筋膜下巨大软组织肿块。

■ Top 3 鉴别诊断

- **非典型性脂肪瘤**：当影像学检查发现深部（筋膜下）包含类似脂肪信号的巨大混杂信号且有强化的软组织占位，应考虑为非典型性脂肪瘤或脂肪肉瘤。

  脂肪源性肿瘤的组织学亚型影响患者的治疗和预后。脂肪肉瘤的4种特殊组织学亚型包括非典型脂肪瘤（称为腹膜后分化良好的脂肪肉瘤）（40%~50%）、黏液样或圆形细胞脂肪肉瘤（30%~40%）、去分化脂肪肉瘤（约10%）和多形性脂肪肉瘤（5%~10%）。值得注意的是，多形性脂肪肉瘤在影像上可能不含任何明显的脂肪组织。

  非典型性脂肪瘤多见于下肢和躯干，通常位于肌肉内或肌间隙（而非皮下）。但良性脂肪瘤和非典型脂肪瘤的MRI表现有重叠，目前大型医学中心常规进行病理组织MDM2细胞遗传学分析，以鉴别单纯脂肪瘤与非典型脂肪瘤。在MRI上，诊断非典型脂肪瘤或脂肪肉瘤（与单纯性脂肪瘤相比）的可能性随着患者年龄的增加、肿瘤增大（如最大直径＞10cm）、间隔增厚（＞2mm）、非脂肪组织含量增加和强化幅度增加而升高。非典型脂肪瘤不发生转移。

- **黏液样脂肪肉瘤**：黏液样脂肪肉瘤中通常含有相对较少的脂肪组织，并可显示较多的T2加权像高信号区（黏液样间质所致）。由于圆细胞成分的存在，T1和T2呈低至中等信号，使得MRI上肿块信号不均匀。某些病例中黏液样脂肪肉瘤几乎不含肉眼可见的脂肪。

  具有圆形细胞成分的黏液样脂肪肉瘤具有更强的生物侵袭性，这影响了新辅助治疗的效果。不同于其他肉瘤（肺是最常见的转移靶器官），这类肉瘤有相对较高的肺外软组织转移发生率。

- **去分化脂肪肉瘤**：去分化脂肪肉瘤多见于腹膜后而非四肢。其被定义为分化良好的脂肪肉瘤和非脂肪细胞肉瘤（通常为高级别，类似于未分化的多形性肉瘤）的双相组合。

  去分化脂肪肉瘤表现为脂肪瘤肿块内含有实性、结节状非脂肪成分，应对这些非脂肪的结节性成分进行活检。

■ 诊断

黏液样脂肪肉瘤。

∨ 要点

- 脂肪肉瘤是最常见的软组织肉瘤（约占肉瘤的35%），且最常见于中老年人。
- 体积大、部位深（筋膜下）、信号不均匀、包含一些与脂肪同信号的组织、增强有强化的肿块，应考虑脂肪肉瘤的可能。
- 脂肪肉瘤有4种特殊的组织学亚型：非典型脂肪瘤（四肢）、黏液样或圆细胞脂肪肉瘤、去分化脂肪肉瘤和多形性脂肪肉瘤。

■ 推荐阅读

Fletcher CDM, Bridge JA, Hogendoorn PCW, et al, eds. World Health Organization Classification of Tumours of Soft Tissue and Bone, 4th edition. Lyon: IARC Press; 2013

Knebel C, Neumann J, Schwaiger BJ, et al. Differentiating atypical lipomatous tumors from lipomas with magnetic resonance imaging: a comparison with MDM2 gene amplification status. BMC Cancer. 2019; 19(1):309

Kuhn KJ, Cloutier JM, Boutin RD, Steffner R, Riley G. Soft tissue pathology for the radiologist: a tumor board primer with 2020 WHO classification update [published online ahead of print Aug 2, 2020]. Skeletal Radiol

Morag Y, Yablon C, Brigido MK, Jacobson J, Lucas D. Imaging appearance of welldifferentiated liposarcomas with myxoid stroma. Skeletal Radiol. 2018; 47(10):1371–1382

Rizer M, Singer AD, Edgar M, Jose J, Subhawong TK. The histological variants of liposarcoma: predictive MRI findings with prognostic implications, management, follow-up, and differential diagnosis. Skeletal Radiol. 2016; 45(9):1193–1204

Teniola O, Wang KY, Wang WL, Tseng WW, Amini B. Imaging of liposarcomas for clinicians: Characteristic features and differential considerations. J Surg Oncol. 2018; 117(6):1195–1203

病例 103

Robert D. Boutin

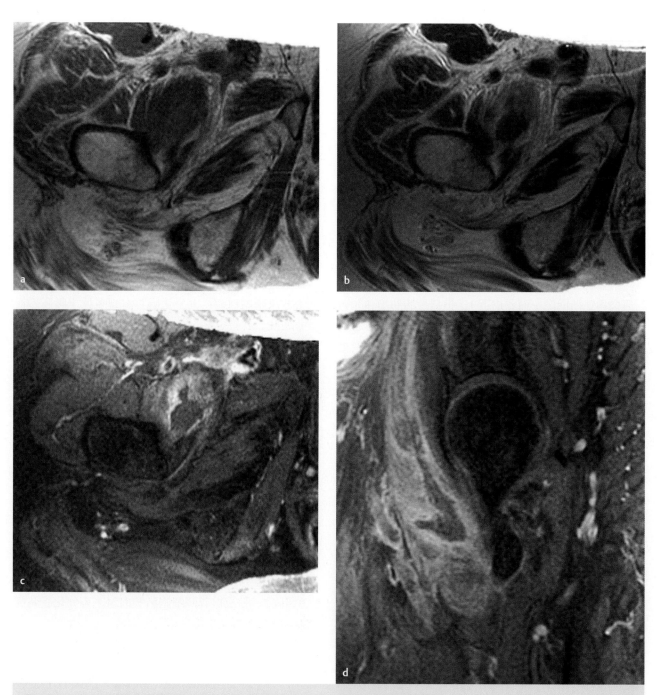

图 103.1 （a）右髋关节轴位 T1WI、（b）轴位 T1WI 增强、（c）轴位脂肪抑制 T1WI 增强和（d）矢状位脂肪抑制 T1WI 增强显示髂腰肌内边缘强化的病变。

■ 临床病史

85 岁女性，主诉右臀和腹股沟疼痛（图 103.1）。

■ 关键影像学表现

髂腰肌内边缘强化的肿块。

■ Top 3 鉴别诊断

- **血肿**：髂腰肌出血可能是原发性的（自发性的），或继发于多种原因（如抗凝治疗、出血性因素及创伤）。

  与其他部位的血肿一样，髂腰肌内血肿影像学表现随时间的推移而演变。在急性期，CT和MRI上可以看到以未凝固血（血细胞比容效应）为特征的液-液平面。急性血肿的典型CT表现为密度增高，非急性血肿有非特异性密度减低（相对于肌肉）。血肿的MRI特征性表现也包括亚急性期的T1高信号，（慢性期的线样T2低信号边缘慢性期血肿周围环绕T2低信号）。然而，在许多病例中，血肿的影像学特征与脓肿、肿瘤重叠。

  鉴于影像学特征的非特异性，相关的临床病史和实验室检查结果很重要。

- **脓肿**：脓肿可视为一个原发性病变（例如，在免疫缺陷宿主的肌肉内定植病原体）或继发于邻近有持续病原体释放的感染源（如憩室炎、阑尾炎、肾周脓肿、椎间盘炎/骨髓炎）。病原体可能包括金黄色葡萄球菌、肠道细菌或不典型生物（如结核分枝杆菌）。临床上，经典的发热、背痛和腹股沟痛三联征对髂腰肌脓肿的诊断既不敏感又非特异；同时，此三联征也仅存在于少数患者中。在一些患者中也可出现股神经病变和跛行的症状。经实验室检查，仅约50%患者可在病变初期出现白细胞增多的现象，但红细胞沉降率和C反应蛋白值通常有升高表现。

  脓肿CT和MRI典型表现为液体样肿块，伴邻近水肿区强化。少数病例也可能出现气泡或气-液平面。

- **肿瘤**：髂腰肌可能受原发肿瘤（如肉瘤）或转移瘤的影响。

  肌肉转移相对少见，但髂腰肌是最常受累的肌肉之一。肌肉转移通常发生在疾病晚期，此时常已经存在其他转移。髂腰肌转移可发生于多种原发肿瘤，包括淋巴瘤、黑色素瘤及各种癌症（如肺癌、乳腺癌、肾癌及结直肠癌）。

  影像学常表现为CT低密度和MRI T2高信号病变。CT和MRI增强可显示存在坏死的肿块呈边缘强化，类似血肿或脓肿。

■ 诊断

血肿。

∨ 要点

- 髂腰肌最常见的肿块是血肿、脓肿和肿瘤。
- 影像学诊断应结合临床病史和实验室结果。单独的影像学特征（没有临床或实验室数据）对于鉴别髂腰肌疾病是非特异性的。
- CT和MRI是发现髂腰肌疾病的重要检查手段。条件合适时，CT可用于指导诊断性穿刺、活检或引流。

■ 推荐阅读

Alonso CD, Barclay S, Tao X, Auwaerter PG. Increasing incidence of iliopsoas abscesses with MRSA as a predominant pathogen. J Infect. 2011; 63(1):1–7

Lenchik L, Dovgan DJ, Kier R. CT of the iliopsoas compartment: value in differentiating tumor, abscess, and hematoma. AJR Am J Roentgenol. 1994; 162(1):83–86

Podger H, Kent M. Femoral nerve palsy associated with bilateral spontaneous iliopsoas haematomas: a complication of venous thromboembolism therapy. Age Ageing. 2016; 45(1):175–176

Singh AK, Gervais DA, Hahn PF, Mueller PR. Neoplastic iliopsoas masses in oncology patients: CT findings. Abdom Imaging. 2008; 33(4):493–497

病例 104

Robert D. Boutin, Jasjeet Bindra

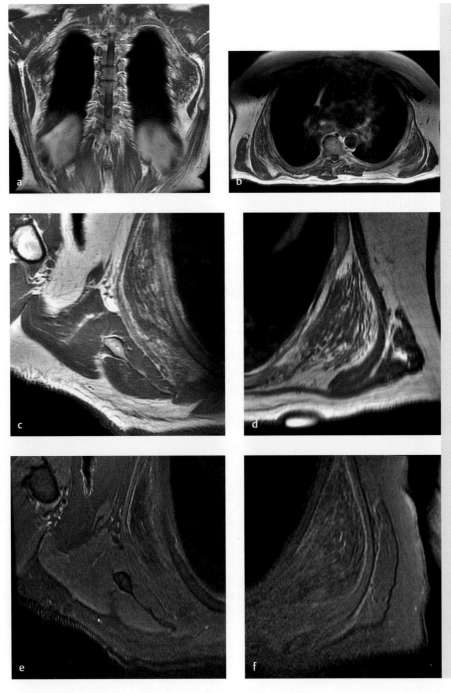

图104.1 （a）胸部冠状位T1WI和（b）轴位T1WI，大视野显示双侧前锯肌下软组织肿块。（c,d）追加的轴位T1WI和（e, f）轴位脂肪抑制T2WI进行小视野观察。以上图像显示肩胛骨下极和下胸壁之间的软组织肿块呈新月形，体积大（轴位长径为12 cm），其外的前锯肌受压移位。肿块内部信号混杂，呈肌肉信号内混杂条纹样脂肪信号表现。

■ **临床病史**

70岁男性，有15年的疼痛和肩胛下角肿块史。当其双臂靠近身体时，双侧肩胛下角中间会弹出"葡萄柚"大小的肿物（图104.1）。

■ 关键影像学表现

肩胛下包含典型弥漫性脂肪条纹的软组织肿块。

■ 诊断

背部弹力纤维瘤：背部"弹力纤维瘤"被认为是纤维脂肪假瘤，可能是由胸壁和覆盖的肩胛骨之间的机械摩擦引起。

这些病变通常是在60岁以上患者的横断面成像中偶然被发现（例如，可见于约2%的老年人胸部CT，其中25%~50%为两侧发病）。在 ^{18}F–FDG PET/CT时，也可能偶然发现背部弹力纤维瘤，通常有轻到中度SUV值，不应被误诊为恶性肿瘤。

在老年人的肩胛下区具有典型纤维脂肪成分的软组织肿块，特别是双侧发病，可以较肯定地诊断背部弹力纤维瘤。背部弹力纤维瘤（即肩胛骨下部周围的弹力纤维瘤）约占弹力纤维瘤总数的95%。其余罕见部位包括大转子、坐骨结节和尺骨鹰嘴。

当弹力纤维瘤引起明显的临床症状（如疼痛、僵硬或撕裂）或保守治疗失败后，手术切除应为备选方案。

√ 要点

- 背部弹力纤维瘤被认为是一种反应性假瘤，常偶然发现，偶有自觉症状。
- 只有当弹力纤维瘤病灶造成持续显著的症状时，才考虑手术切除治疗。
- 背部弹力纤维瘤特征性表现：老年人肩胛下区软组织内纤维脂肪性肿块，常为双侧发病。

■ 推荐阅读

Davidson T, Goshen E, Eshed I, Goldstein J, Chikman B, Ben-Haim S. Incidental detection of elastofibroma dorsi on PET-CT: initial findings and changes in tumor size and standardized uptake value on serial scans. Nucl Med Commun. 2016; 37(8):837–842

Haihua R, Xiaobing W, Jie P, Xinxin H. Retrospective analysis of 73 cases of elastofibroma. Ann R Coll Surg Engl. 2020; 102(2):84–93

Olchowy C, de Delás-Vigo MA, Perez M, Ciriaco N, Oronoz RD. Triple elastofibromas located in the supra- and infrascapular regions-a case report. Skeletal Radiol. 2018; 47(4):569–573

Tepe M, Polat MA, Calisir C, Inan U, Bayav M. Prevalence of elastofibroma dorsi on CT: Is it really an uncommon entity? Acta Orthop Traumatol Turc. 2019; 53(3):195–198

Walker EA, Fenton ME, Salesky JS, Murphey MD. Magnetic resonance imaging of benign soft tissue neoplasms in adults. Radiol Clin North Am. 2011; 49(6):1197–1217, vi

（闫昆　刘丽东　黄彩云　赵阳 译）

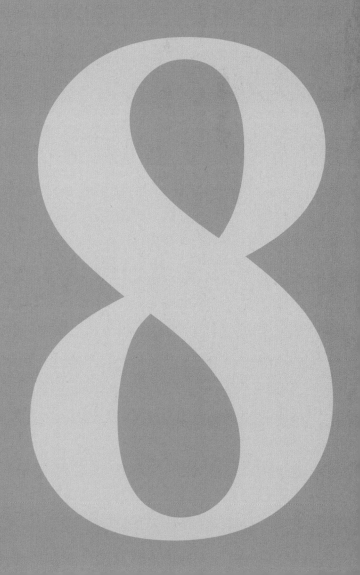

第 **8** 部分

代谢性
肌骨系统疾病

病例 105

Jasjeet Bindra

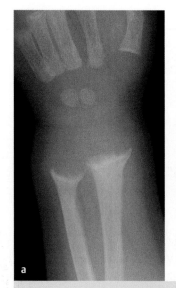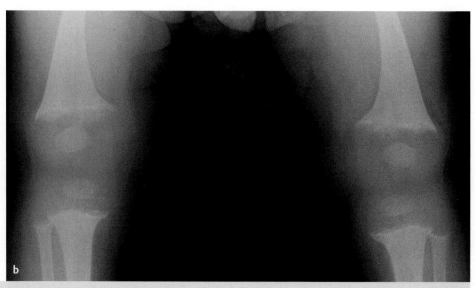

图105.1 （a）腕关节后前位X线片显示桡骨和尺骨远端干骺端呈毛刷状、杯口样改变。（b）双侧膝关节正位X线片显示股骨远端、胫腓骨近端干骺端有类似的毛刷状改变。

■ 临床病史

2岁男孩，生长障碍（图105.1）。

■ 关键影像学表现

干骺端毛刷状改变。

■ Top 3 鉴别诊断

- **佝偻病**：佝偻病是由缺乏维生素D引起的，病因可能是营养缺乏、吸收不良、抗惊厥治疗、慢性肝病、肾小管功能不全（Fanconi综合征）或慢性肾病。维生素D对骨样组织的矿化至关重要。生长板矿化失败导致软骨细胞生长紊乱，低磷血症造成肥大的软骨细胞凋亡障碍，形成长软骨细胞柱，X线表现为生长板增宽和干骺端呈杯口样、毛刷状改变。由于骨骼的可塑性增加，还可以见到骨干弯曲、髋臼前突、佝偻病性念珠征（肋骨软骨交界处肋骨前端膨大）和脊柱侧凸。佝偻病的表现在生长最快速的部位最为明显，包括膝关节、胫骨远端、肱骨近端、桡骨

和尺骨远端、中段肋骨前端等部位。
- **低磷酸酯酶症**：低磷酸酯酶症是一种罕见的遗传性疾病，由于组织非特异性碱性磷酸酶缺乏，导致骨的矿化程度降低。低磷酸酯酶症引起的骨骼改变包括干骺端呈毛刷状，与佝偻病类似。
- **应力**：生长中的骺板和干骺端承受过大的应力会导致生长板增宽、干骺端硬化和不规则，这种情况见于"体操运动员手腕"——一种发生于参加体操训练的儿童的慢性过度使用性损伤。反复的压力可导致桡骨远端慢性Salter–Harris 1型损伤。

■ 其他鉴别诊断

- **软骨发育不全**：软骨发育不全是一种常染色体显性遗传的肢根性侏儒症，表现为特征性的骨骼异常，如干骺端不规则、四肢短而弯曲、脊椎椎弓根间距自上而下逐渐变窄、头颅增大和肋骨短宽。
- **干骺端软骨发育不良**：这是一组以干骺端毛刷状增宽为特征的疾病，类似于佝偻病。身材矮小、寰枢关节不稳和扁平椎也是常见的相关表现。

■ 诊断

佝偻病。

√ 要点

- 佝偻病的表现在生长最快速的部位最为明显。
- 低磷酸酯酶症的骨骼改变与佝偻病和骨质软化症类似。
- "体操运动员手腕"表现为腕部骺板增宽、干骺端不规则和骨质硬化。

■ 推荐阅读

Chang CY, Rosenthal DI, Mitchell DM, Handa A, Kattapuram SV, Huang AJ. Imaging findings of metabolic bone disease. Radiographics. 2016; 36(6):1871–1887

Glass RB, Norton KI, Mitre SA, Kang E. Pediatric ribs: a spectrum of abnormalities. Radiographics. 2002; 22(1):87–104

病例 106

Eva Escobedo

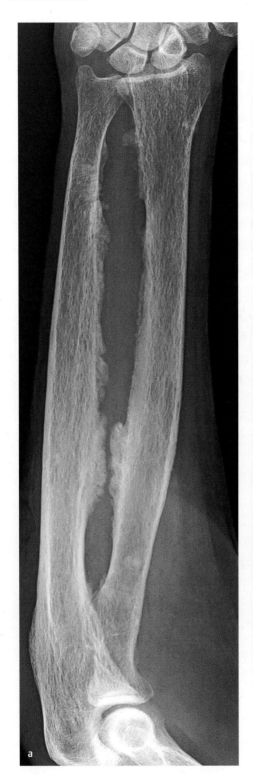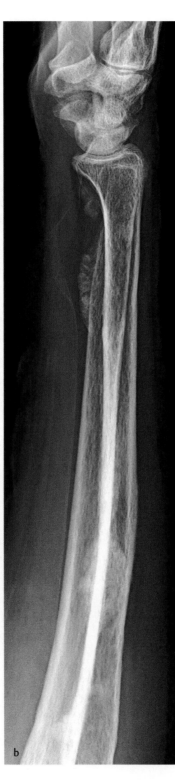

图106.1 （a）前臂正位和（b）侧位X线片显示同时累及桡骨和尺骨的散在的致密结节状骨膜反应。

■ **临床病史**

67岁男性，前臂不能旋后（图106.1）。

■ **关键影像学表现**

广泛的骨膜反应。

■ **Top 3 鉴别诊断**

- **肥大性骨关节病（HOA）**：继发性肥大性骨关节病比原发性肥大性骨关节病（厚皮性骨膜病）更为常见。大多数病例与胸部疾病有关，最常见的是恶性肿瘤。胸外原因则包括肝硬化、胆道疾病和炎性肠病。常见的临床表现为杵状指和骨关节疼痛。X线表现为发生于长骨骨干的对称性、实性或分层状的骨膜炎，最常见于胫骨、腓骨、桡骨和尺骨。晚期病例可累及所有的管状骨，并延伸至干骺端和骨骺。确切的机制尚不清楚，目前有神经源性和体液途径几种假说。
- **甲状腺肢端病**：甲状腺肢端病是自身免疫性甲状腺疾病的一种罕见的并发症，表现为手足肿胀、杵状指（趾），常伴有胫前黏液水肿和突眼。可见于Grave病治疗后，患者甲状腺功能正常或减退。X线表现为特征性的针状、羽毛状或花边状骨膜反应，通常为双侧对称性，累及手足的管状骨，长骨受累罕见。
- **伏立康唑引起的骨膜炎**：新近发现伏立康唑（一种抗真菌药物）可以引起疼痛性弥漫性的骨膜炎，见于移植后服用伏立康唑以预防或治疗曲霉菌感染的患者。X线片显示致密的、局灶性结节状的不规则骨膜炎，可以累及管状骨和锁骨、肋骨、肩胛骨及骨盆，停药后症状消失。

■ **其他鉴别诊断**

- **厚皮性骨膜病（原发性HOA）**：一种罕见的遗传性疾病，其表现方式与继发性HOA类似，还可能伴有前额和头皮的皮肤增厚。
- **静脉淤滞**：多见于下肢，可伴有静脉石、皮下水肿，有时伴有软组织钙化。
- **维生素A过多症**：常见的原因包括大剂量的饮食补充维生素A和长期使用维A酸治疗痤疮或癌症。其他特征包括骨皮质增厚、韧带和肌腱钙化。

■ **诊断**

伏立康唑引起的骨膜炎。

∨ **要点**

- 伏立康唑引起的骨膜炎与HOA的鉴别点包括：骨质累及范围更广泛（而非长骨受累为主）、不伴杵状指、碱性磷酸酶升高。患者的移植史和伏立康唑治疗史有助于诊断。
- 甲状腺肢端病与HOA的区别在于长骨较少受累，骨膜增生呈针状、绒毛状或花边状。
- 对于广泛的对称性骨膜炎，如果没找到其他病因，需要寻找可能存在的恶性肿瘤。

■ **推荐阅读**

Chen L, Mulligan ME. Medication-induced periostitis in lung transplant patients: periostitis deformans revisited. Skeletal Radiol. 2011; 40(2):143–148

Yap FY, Skalski MR, Patel DB, et al. Hypertrophic osteoarthropathy: clinical and imaging features. Radiographics. 2017; 37(1):157–195

病例 107

Jasjeet Bindra

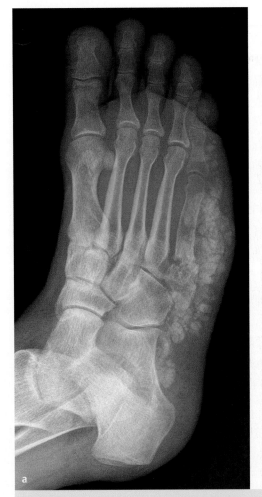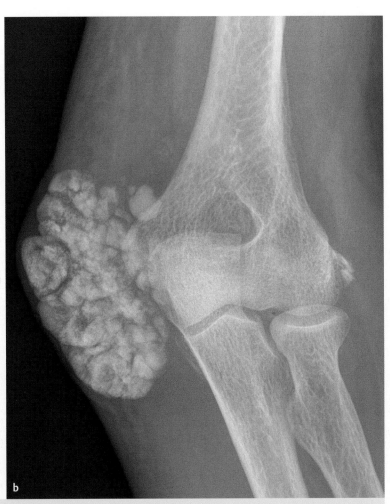

图107.1 （a）足斜位X线片显示足外侧缘的分叶状钙化肿块。（b）肘关节斜位X线片显示肘关节后内侧类似的分叶状钙化肿块。患者因慢性肾衰竭正在接受透析治疗。

■ **临床病史**

68岁女性，发现多处肿块（图107.1）。

■ 关键影像学表现

关节周围的钙化肿块。

■ Top 3 鉴别诊断

- **肾衰竭性钙质沉积症**：关节周围的钙化肿块最常见的原因为慢性肾功能衰竭，被称为继发性肿瘤样钙质沉积症。在影像学上或组织学上，其与肿瘤样钙质沉积症的病变没有区别。诊断依赖于临床病史、血清实验室检查和肾小球滤过率。病变内可出现大量的钙质沉积。这些病例往往还伴有肾性骨营养不良的影像学改变。
- **肿瘤样钙质沉积症**：肿瘤样钙质沉积症是一种以单个或多个无痛性钙化肿块为特征的家族性疾病。患者通常为非洲裔。其特征性的X线表现为关节周围无定形、囊状、多分叶的钙化肿块。多累及伸肌表面。这些肿块最常发生于髋部、肩部和肘部周围。由于钙质分层，CT上可见液–液平面，又称为"沉降征"。
- **异位骨化**：异位骨化通常是由外伤、脑脊液紊乱或烧伤所致。在脊髓损伤的情况下，最常见于髋关节周围。其主要发生于肌肉，但也可见于韧带或关节囊周围。初期可见微弱的钙化，6周或更长时间后演变成边界清晰的骨化。骨化的成熟呈离心状推进，外围为较成熟的骨质，中心则为较不成熟的骨质。病变后期类似成熟骨。

■ 其他鉴别诊断

- **痛风**：长期高尿酸血症可能形成痛风石。关节周围的钙化性痛风石常呈微弱的密度增高影，常引起局部骨质侵蚀。
- **滑膜肉瘤**：滑膜肉瘤是一种恶性间质性肿瘤，1/3病例可出现钙化。2/3的滑膜肉瘤发生于下肢，可累及关节周围区域。该肿瘤的影像学表现多变，仅部分肿瘤出现致密钙化。

■ 诊断

肾衰竭性钙质沉积症。

√ 要点

- 肾衰竭性钙质沉积症的影像学表现与肿瘤样钙质沉积症类似。
- 肿瘤样钙质沉积症特征性的表现为关节周围无定形、分叶状的钙化肿块。
- 异位骨化的晚期病变近似成熟骨质，具有皮质和髓腔结构。

■ 推荐阅读

Manaster BJ, May DA, Disler DG. Musculoskeletal Imaging, The Requisites. 4th ed. Philadelphia: Mosby Elsevier; 2013

Olsen KM, Chew FS. Tumoral calcinosis: pearls, polemics, and alternative possibilities. Radiographics. 2006; 26(3):871–885

病例 108

Jasjeet Bindra

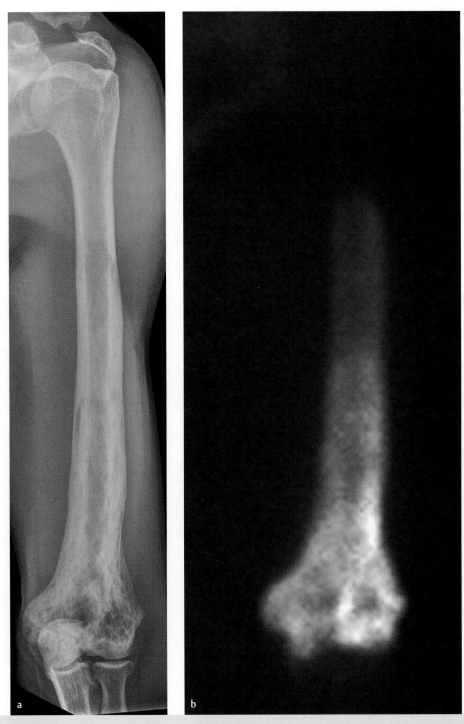

图 108.1 （a）肱骨正位 X 线片显示骨皮质和骨小梁增厚，肱骨中段至远段骨质硬化。（b）骨扫描局部显示肱骨中段至远段放射性核素摄取明显增加，与 X 线片上的异常区域相对应。

■ 临床病史

72 岁男性，肱骨 X 线片偶然发现异常（图 108.1）。

■ 关键影像学表现

长骨骨质硬化。

■ Top 3 鉴别诊断

- **纤维结构不良**：纤维结构不良是一种良性的、非遗传性的骨病，其特征是正常的板层松质骨被异常的纤维组织取代。其分为单骨型或多骨型，也可以是McCune-Albright综合征或罕见的Mazabraud综合征的一个组成部分。病变的典型表现为髓内界限清晰的膨胀性病变。骨内膜可呈扇贝样改变，骨皮质轮廓光滑。病变呈不同程度的磨玻璃密度。有些病变可表现为完全透亮或硬化性病灶。在长骨中，最常见的受累部位包括股骨、胫骨和肱骨。

- **Paget病**：骨Paget病是一种相对常见的疾病，通常见于40岁以上的成年人。典型的Paget病分为3个阶段：溶骨期、混合期、成骨期。成骨期表现为骨质硬化，导致骨小梁增粗、骨皮质增厚和骨质膨大。虽然Paget病主要累及中轴骨，但近端长骨（如股骨）也较常受累。长骨受累通常从软骨下的部位开始。

- **蜡泪样骨病**：蜡泪样骨病（Leri病）是一种散发的硬化性骨发育不良，常发生于儿童晚期或成人早期。患者可能会出现疼痛和受累骨僵硬。典型的X线表现为单骨或多个相邻骨的皮质和髓腔增生肥厚，呈流动的"蜡烛滴蜡"状。下肢受累较上肢更为常见。

■ 其他鉴别诊断

- **Erdheim-Chester病**：Erdheim-Chester病是一种罕见的多系统的非朗格汉斯细胞组织细胞增生症。X线片表现为双侧对称性的长骨骨干和干骺端皮质增厚、髓腔变窄。下肢受累较上肢更常见。还有可能发生骨梗死和骨膜炎。

- **进行性骨干发育不良**：进行性骨干发育不良是一种常染色体显性遗传性疾病，导致长骨骨膜和骨内膜表面增生。通常于儿童期发病。X线片上可见双侧对称性的长骨骨干皮质增厚。胫骨最常受累，干骺端和骨骺通常不受累。

■ 诊断

Paget病。

√ 要点

- 纤维结构不良为界限清楚的髓内膨胀性病变。
- 长骨的Paget病最先累及软骨下的部位。
- 蜡泪样骨病呈特征性的流动的"蜡烛滴蜡"表现。

■ 推荐阅读

Fitzpatrick KA, Taljanovic MS, Speer DP, et al. Imaging findings of fibrous dysplasia with histopathologic and intraoperative correlation. AJR Am J Roentgenol. 2004; 182(6):1389–1398

Ihde LL, Forrester DM, Gottsegen CJ, et al. Sclerosing bone dysplasias: review and differentiation from other causes of osteosclerosis. Radiographics. 2011; 31(7):1865–1882

病例 109

Jasjeet Bindra

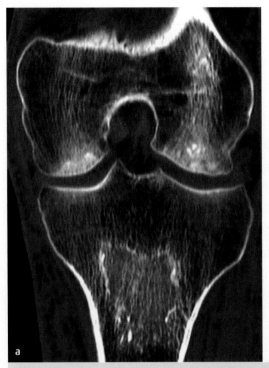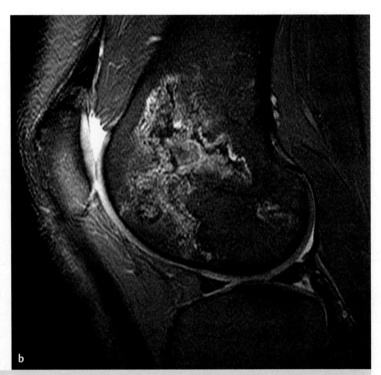

图109.1 （a）膝关节CT冠状位MPR显示多发骨质异常，其中股骨远端和胫骨近端病灶可见蛇形的硬化缘。（b）膝关节矢状位脂肪抑制PDWI显示股骨外侧髁呈典型的骨梗死外观，病灶外缘呈"地图样"低信号，内缘呈高信号（即双线征）。

■ 临床病史

45岁女性，膝关节疼痛。患者长期使用类固醇（图109.1）。

■ 关键影像学表现

多发性骨梗死。

■ Top 3 鉴别诊断

- **镰状细胞病**：镰状细胞病患者骨髓中的红细胞呈镰状，引起血液淤滞，从而导致骨坏死。在幼儿中，梗死通常发生于手足小骨的骨干，被称为"手-足综合征"。儿童和成人通常均累及长骨。梗死常发生于髓腔和骨骺。累及长骨骨骺区的骨坏死一般被称为缺血性坏死（AVN），肱骨头和股骨头是最常见的受累部位。急性梗死引起骨溶解，之后可见透亮区和硬化区呈斑片状分布。如果发生皮质骨梗死，可能形成骨膜下新生骨，导致"骨中骨"的表现。AVN患者的软骨下骨可见新月形透亮带，之后出现关节面塌陷。MRI表现取决于梗死的分期。T2WI上可能出现内呈高信号、外呈低信号的蛇形双线。镰状细胞病其他影像学表现包括板障增宽、骨量减少伴骨小

梁增粗、椎体双凹变和髓外造血。

- **类固醇**：使用皮质类固醇是骨坏死最常见的非创伤性原因。大多数病例是全身使用皮质类固醇和（或）每日大剂量治疗所致，尤其是存在并发症（如结缔组织疾病）的患者。类固醇性骨坏死的发病机制可能是多因素的，包括细胞凋亡活动加剧、骨髓中破骨细胞或成骨细胞的生成受到抑制、部分破骨细胞的寿命延长等。

- **酗酒**：过量饮酒也可以引起骨坏死。其原因可能为脂肪栓塞、髓内压力增加和皮质醇水平升高。过量摄入酒精的其他后遗症的影像学改变可能包括肝脂肪变性、肝硬化和门静脉高压。

■ 其他鉴别诊断

- **戈谢病**：这是一种家族性鞘脂储存异常，富含脂质的巨噬细胞（称为戈谢细胞）聚集在网状内皮系统（包括骨髓）内，髓内压力增加，导致骨梗死。患者同时伴有全身性的骨质疏松症、股骨远端锥形烧瓶

样畸形，以及骨折和骨髓炎高易感性。肝脾大，同时伴有上述任何影像学表现均应考虑戈谢病。

- **系统性红斑狼疮（SLE）**：SLE引起的血管炎和类固醇治疗共同作用，从而导致AVN。

■ 诊断

类固醇导致的骨坏死。

∨ 要点

- 镰状细胞性贫血可出现骨髓增生、骨坏死和骨髓炎的影像学表现。
- 使用皮质类固醇是骨缺血性坏死最常见的非创伤性

病因。
- 酒精滥用的其他并发症，如酒精相关性肝病，有助于明确酒精相关性骨梗死的病因。

■ 推荐阅读

Ejindu VC, Hine AL, Mashayekhi M, Shorvon PJ, Misra RR. Musculoskeletal manifestations of sickle cell disease. Radiographics. 2007; 27(4):1005–1021

Manaster BJ, May DA, Disler DG. Musculoskeletal Imaging, The Requisites. 4th ed. Philadelphia: Mosby Elsevier; 2013

病例 110

Jasjeet Bindra

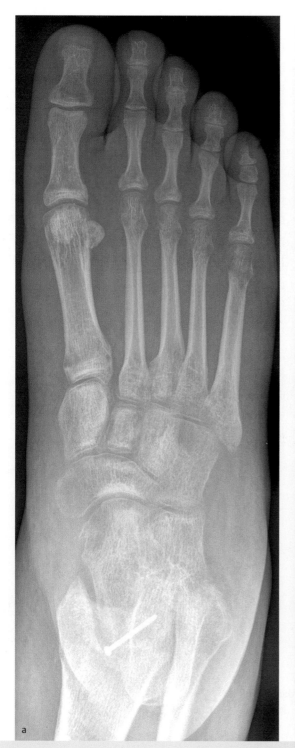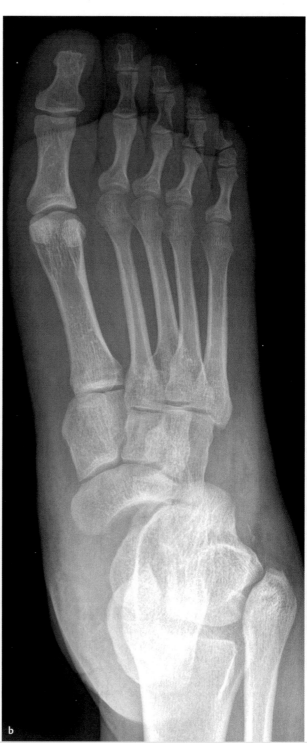

图110.1 （a）足部正位X线片显示骨密度弥漫性减低。（b）4周前同一足的正位X线片显示距骨脱位。

■ 临床病史

19岁女性，骨科医生要求摄片复查（图110.1）。

■ 关键影像学表现

骨质疏松症。

■ Top 3 鉴别诊断

- **原发性骨质疏松症**：原发性骨质疏松症为骨质疏松症最常见的形式，包括绝经后和老年性骨质疏松症。女性绝经后，雌激素缺乏会导致一段时间内骨丢失加速。一般认为男性和女性年龄相关的骨丢失开始于50岁。骨质疏松症的定义是：基于双能X线吸收仪测量，绝经后女性或50岁以上男性的骨密度值低于年轻健康成人骨密度值2.5或2.5个以上标准差。主要的X线表现为骨透亮度增加和皮质变薄。松质骨改变在中轴骨和附肢骨关节周围最为明显。骨皮质改变包括髓管增宽、骨内膜扇贝样改变和皮层内隧道形成。骨质疏松的骨骼容易发生骨折，最常见

的骨折部位为前臂、髋部和脊柱。骨质疏松性椎体骨折很少出现可见的皮质断裂或明显的骨痂形成。

- **药物性骨质疏松症**：类固醇相关骨质疏松症是继发性骨质疏松症最常见的形式。该病同时还可能伴有骨坏死、肌腱断裂和关节感染。其他多种药物（如肝素）也可引起骨质疏松。

- **区域性骨质疏松症**：区域性骨质疏松症仅影响一部分骨骼，通常为附肢骨。可见于多种情况，如制动或肢体失用、反射性交感神经营养不良，以及大关节一过性骨质疏松。

■ 其他鉴别诊断

- **甲状旁腺功能亢进症**：骨膜下骨吸收（中节指骨的桡侧和骶髂关节）是甲状旁腺功能亢进症最具特征性的X线表现。其他改变包括软组织钙化、肾脏

形态异常（肾性骨营养不良患者）和棕色瘤有助于诊断。

■ 诊断

失用性骨质疏松。

√ 要点

- 原发性骨质疏松症指绝经后或老年性骨质疏松症，表现为骨透亮度增加和皮质变薄。

- 类固醇引起的骨质疏松症可出现骨坏死、肌腱断裂

和关节感染等相关表现。

- 骨膜下骨吸收是甲状旁腺功能亢进症最具特征性的X线表现。

■ 推荐阅读

Chang CY, Rosenthal DI, Mitchell DM, Handa A, Kattapuram SV, Huang AJ. Imaging findings of metabolic bone disease. Radiographics. 2016; 36(6):1871–1887

Guglielmi G, Muscarella S, Bazzocchi A. Integrated imaging approach to osteoporosis: state-of-the-art review and update. Radiographics. 2011; 31(5):1343–1364

病例 111

Jasjeet Bindra

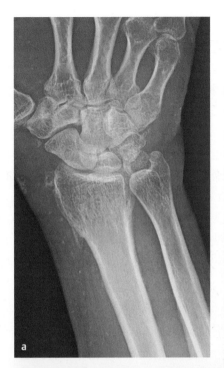

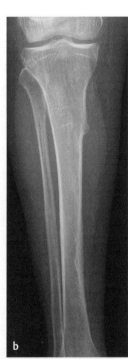

图111.1 （a，b）腕关节后前位X线片和胫腓骨正位X线片显示软组织多发小钙化灶。（c）头颅CT显示头皮多发类似的小钙化灶。

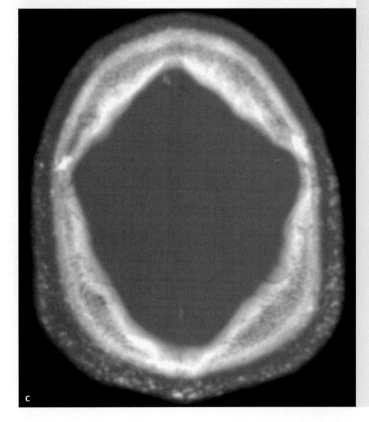

■ **临床病史**

40岁男性，身材矮小（图111.1）。

■ 关键影像学表现

广泛的软组织钙化。

■ Top 3 鉴别诊断

- **慢性肾衰竭**：尿毒症患者因钙磷平衡紊乱和甲状腺功能亢进而出现软组织和血管钙化。钙化可表现为皮肤钙质沉着、钙化防御、肿瘤样钙质沉着和内脏器官钙化。钙化防御是一种罕见的疾病，包括血管钙化和皮肤坏死。皮肤小动脉中膜钙化、内膜纤维化伴血栓性闭塞导致缺血性皮肤坏死。这种病理改变与该病的高死亡率相关。慢性肾衰竭是关节周围钙化性肿块最常见的原因。因慢性肾衰竭导致的关节周围钙化性肿块被称为继发性肿瘤样钙质沉着症，其与原发性肿瘤样钙质沉着症的病变在影像学或组织学上没有差别，只能根据临床病史、血清学辅助检查和肾小球滤过率做出诊断。

- **皮肌炎**：皮肌炎患者的钙化通常位于皮下，为非特异性钙化。沿筋膜或肌肉走行的"薄片状"钙化虽然不太常见，但属于皮肌炎的特征性表现。与成年发病患者比较，幼年性皮肌炎患者钙化更为常见。钙化也见于其他胶原血管性疾病，如硬皮病和CREST综合征。

- **肌囊虫病**：软组织中出现类似米粒的卵形钙化斑点，是猪肉绦虫（猪囊尾蚴病）感染的特征性表现。肠外疾病（包括肌囊虫病）通常是食用或饮用了被含有猪肉绦虫虫卵的人类粪便污染的食物和水而导致的感染。感染后胚胎从卵中孵化，穿过肠黏膜，寄生在肌肉和脑组织的毛细血管，然后发育成幼虫囊。当寄生虫死亡时，伴随着周围水肿等炎性反应，之后出现钙化。其特征性的钙化灶平行于肌肉的长轴。

■ 其他鉴别诊断

- **假性甲状旁腺功能减退症（PHP）**：假性甲状旁腺功能减退症是一组以靶器官（主要为肾脏和骨骼）产生甲状旁腺激素抵抗为特征的疾病。该病身体特征包括身材矮小和指（趾）骨短小，可伴有软组织钙化和骨化。典型的假性甲状旁腺功能减退症的特征包括低钙血症、高磷血症和血清甲状旁腺激素水平升高。假性假甲状旁腺功能减退症与假性甲状旁腺功能减退症的临床症状和影像学表现相同，但血清甲状旁腺素和钙水平正常。

■ 诊断

假性甲状旁腺功能减退症。

∨ 要点

- 继发性肿瘤样钙质沉着症在影像上与原发性肿瘤样钙质沉着症无法鉴别。
- 软组织"薄片状"钙化是皮肌炎的特征性表现。
- 肌囊虫病可见类似"米粒"的钙化。

■ 推荐阅读

Blane CE, White SJ, Braunstein EM, Bowyer SL, Sullivan DB. Patterns of calcification in childhood dermatomyositis. AJR Am J Roentgenol. 1984; 142(2):397–400

Olsen KM, Chew FS. Tumoral calcinosis: pearls, polemics, and alternative possibilities. Radiographics. 2006; 26(3):871–885

病例 112

M. Jason Akers, Jasjeet Bindra

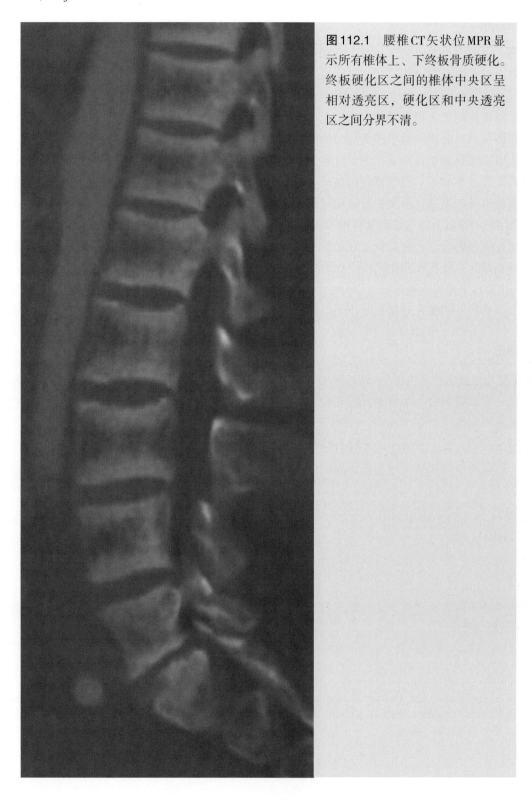

图 112.1　腰椎 CT 矢状位 MPR 显示所有椎体上、下终板骨质硬化。终板硬化区之间的椎体中央区呈相对透亮区，硬化区和中央透亮区之间分界不清。

■ **临床病史**

33 岁男性，背痛（图 112.1）。

■ **关键影像学表现**

"橄榄球衣"状脊椎。

■ **Top 3 鉴别诊断**

- **肾性骨营养不良**：肾性骨营养不良是指慢性肾衰竭患者伴发的一系列肌肉骨骼的异常改变，包括继发性甲状旁腺功能亢进、骨质疏松、骨硬化、骨软化、软组织和血管钙化。骨质硬化较为常见，好发于椎体终板，原因是异常骨样组织增多。脊柱椎体终板硬化、终板之间的椎体中央区呈相对透亮区，这种条纹状排列的方式让人联想到橄榄球运动员穿的颜色交替的横条纹运动衫，被称为"橄榄球衣"椎。椎体的硬化区和透亮区之间的边界模糊不清。慢性肾衰竭的骨外证据包括肾切除术或肾移植后腹部的手术夹和胸部的透析导管。

- **石骨症**：石骨症是一组以破骨细胞活动异常导致骨质致密为特征的遗传性疾病。典型的石骨症椎体呈"三明治"样表现，类似于肾性骨营养不良的"橄榄球衣"椎，区别在于硬化终板与中间透亮区之间分界清晰。石骨症患者的骨盆和长骨可见典型的"骨中骨"表现。

- **Paget病**：Paget病发生于中老年人，以骨重塑过度和骨重塑异常为特点。绝大多数病例累及多处骨骼，主要为骨盆、脊柱、颅骨、股骨或胫骨。脊柱Paget病的椎体整体密度增加，边缘硬化最为明显，椎体中央呈相对低密度，呈"相框"征。与其他部位的Paget病一样，脊柱Paget病的典型表现包括骨（椎体）膨大、骨小梁增粗和整体骨密度增加。

■ **诊断**

肾性骨营养不良。

√ **要点**

- 肾性骨营养不良的椎体呈"橄榄球衣"状，椎体终板骨硬化区和椎体中央透亮区之间边界模糊。
- 石骨症的"三明治"椎在骨硬化区和透亮区之间有清晰的分界。
- Paget病的特征包括骨膨大、骨小梁增粗和骨密度增加。

■ **推荐阅读**

Chew F. Musculoskeletal Imaging A Teaching File. 3rd ed. Philadelphia, PA: Elsevier Saunders; 2005

Lim CY, Ong KO. Various musculoskeletal manifestations of chronic renal insufficiency. Clin Radiol. 2013; 68(7):e397–e411

Martell BS, Dyer RB. The rugger jersey spine. Abdom Imaging. 2015; 40(8):3342–3343

Wittenberg A. The rugger jersey spine sign. Radiology. 2004; 230(2):491–492

（颜勇卿 刘瑞瑞 译）

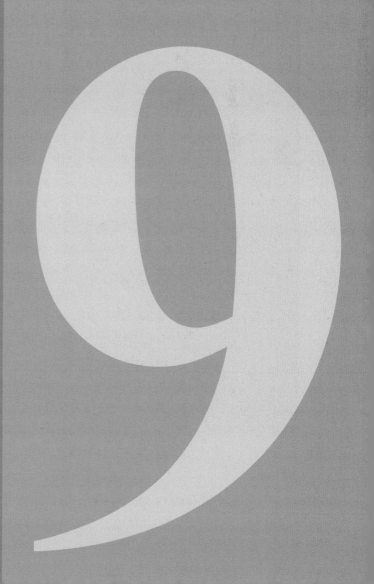

第 **9** 部分

脊柱

病例 113

Jennifer Chang

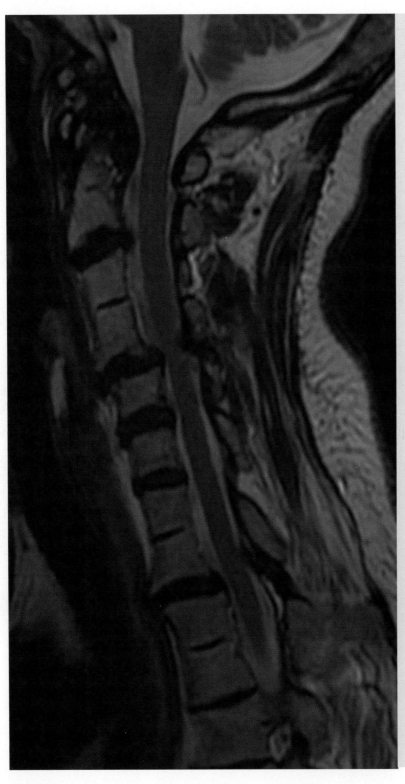

图113.1　颈椎矢状位T2WI显示C3/4、C7~T1及T1/T2椎间隙几乎完全融合。

■ 临床病史

73岁女性，颈部疼痛（图113.1）。

■ 关键影像学表现

椎体融合。

■ Top 3 鉴别诊断

- **发育畸形**：脊柱由胚胎时脊索发育而来，椎体由骨原细胞形成，任何正常发育的偏差都可能会导致先天性畸形，这种畸形可以有多种形态，包括半椎体畸形导致的脊柱侧弯、阻滞椎或先天性椎体融合。阻滞椎为胚胎时期椎体分节障碍所致，融合可完全或部分融合，或仅限于椎体和椎弓，常见于腰椎和颈椎。
- **青少年特发性关节炎（JIA）**：JIA 是一种可累及颈椎的多关节关节炎，特别是 C2/C3 及 C3/C4 椎体，最终可引起关节强直，早期骨骺闭合可同时导致椎体高度与宽度减小。初期症状包括颈椎疼痛与斜颈，后期可发展为颈椎融合，导致颈椎进行性活动障碍。
- **术后**：颈椎前路椎间盘切除术是从椎体前方入路切除椎间盘，植入移植骨或其他人工移植物，然后用钢板和螺钉固定。X 线片评估应当包括器械位置是否准确、器械周围有无感染（表现为周围骨质吸收或破坏）及内固定有无断裂。

■ 其他鉴别诊断

- **Klippel–Feil 综合征或先天性短颈综合征（KFS）**：颈椎一个或多个节段椎体先天性融合畸形。临床三联征为短颈、后发际线低及颈椎活动受限，根据椎体融合水平与程度将其分为 3 个亚型。在 KFS 中，椎体如果前后长度变短，可能存在相关的脊柱侧弯或 Sprengel 畸形（高位肩胛症畸形）。
- **术后感染**：脊柱椎间盘炎和骨髓炎可导致椎间隙变窄和相邻椎体塌陷，随后引起椎体间融合。椎间盘炎的 MRI 表现包括椎间隙和邻近终板的 T2 信号增高，T1 信号减低及强化。

■ 诊断

Klippel–Feil 综合征。

√ 要点

- 在先天性椎体融合或阻滞椎的病例中，融合节段间的椎间盘水平可见"腰"；后天性椎体融合中无此征象。

■ 推荐阅读

Cohen PA, Job-Deslandre CH, Lalande G, Adamsbaum C. Overview of the radiology of juvenile idiopathic arthritis (JIA). Eur J Radiol. 2000; 33(2):94–101

Haque S, Bilal Shafi BB, Kaleem M. Imaging of torticollis in children. Radiographics. 2012; 32(2):557–571

Young PM, Berquist TH, Bancroft LW, Peterson JJ. Complications of spinal instrumentation. Radiographics. 2007; 27(3):775–789

病例 114

Jennifer Chang

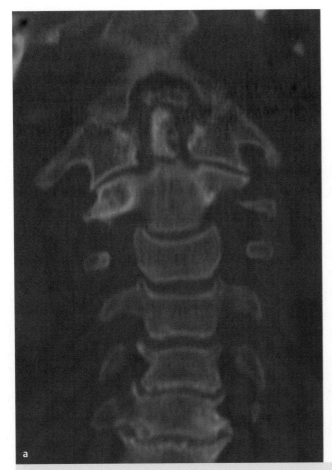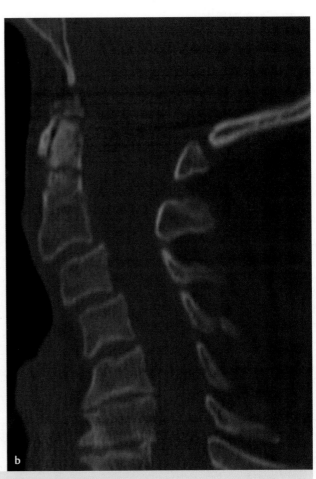

图114.1 （a）颈椎冠状位MPR和（b）矢状位MPR显示一骨折透亮线影穿过齿状突。

■ 临床病史

86岁男性，地面坠落伤（图114.1）。

■ 关键影像学表现

齿状突骨折。

■ Top 3 鉴别诊断

- **1型**：基于 Anderson 和 D'Alonzo 分类，1型齿状突骨折为寰椎横韧带以上齿突骨折，属于稳定型骨折，很少见。其机制为翼状韧带和齿状突尖端的撕脱性损伤。
- **2型**：2型骨折是齿状突基底部的横行骨折，是最常见的齿状突骨折类型。由于血液供应不良，这种骨折不易愈合。移位＞6mm是骨折不愈合的危险因素，同时也是决定手术的最重要因素。治疗方法通常包括 C1/C2 后路融合手术。
- **3型**：3型是第2常见的齿状突骨折类型，累及枢椎椎体，偶尔累及 C1/C2 小关节。这种骨折属于不稳定骨折，可通过手术或 halo 支架固定治疗。

■ 其他鉴别诊断

- **游离齿状突骨**：游离齿状突骨是齿状突发育畸形的一种，表现为齿状突上方的游离小骨，表面光滑，骨皮质完整。其病因一直存在争论，有人认为是先天性的，也有人认为和后天的创伤有关。同时也可伴有寰椎前弓肥大。手术适用于有症状或者不稳定的病例。
- **永存终末小骨**：永存终末小骨是位于齿状突尖部的小而光滑、骨化良好的小骨，是一种正常的解剖学变异。齿状突的二次骨化中心一般在12岁左右融合，融合失败则形成永存终末小骨。

■ 诊断

2型齿状突骨折。

√ 要点

- 骨折在齿状突张口位 X 线片上观察最佳，而断端后移情况应在侧位 X 线片上评估。
- 2型齿状突骨折常见于摔伤的老年人；这类骨折也可见于钝性伤儿童，主要由于儿童时期头颅脊柱比率较大。
- 与不规则透亮的骨折线相比，发育和解剖变异通常具有光滑且完整的骨皮质边缘。

■ 推荐阅读

O'Brien WT, Sr, Shen P, Lee P. The dens: normal development, developmental variants and anomalies, and traumatic injuries. J Clin Imaging Sci. 2015 (e-pub ahead of print). DOI: 10.4103/2156–7514.159565

病例 115

Jennifer Chang

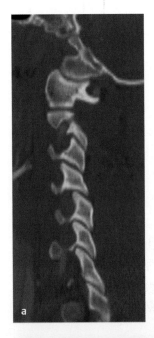
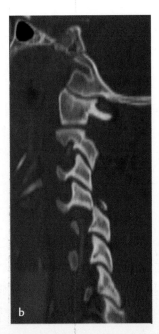
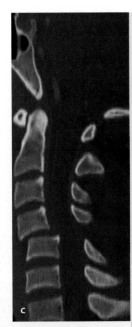

图115.1 （a）颈椎矢状位MPR显示C4/C5左侧小关节轻度半脱位。（b）C4右侧下关节突关节面与C5上关节突关节面脱位。（c）颈椎正中矢状位MPR显示C4较C5向前滑脱。（d）同一水平轴位CT显示"反汉堡包征"。

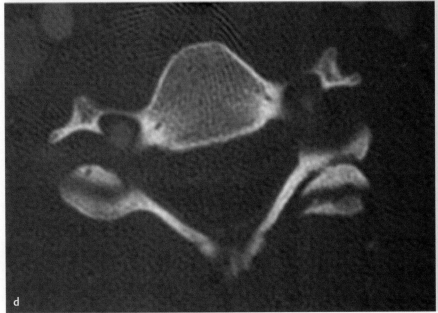

■ **临床病史**

....

32岁患者，机动车碰撞后导致后翻滚着地（图115.1）。

■ 关键影像学表现

颈椎过度屈曲损伤。

■ Top 3 鉴别诊断

- **双侧小关节脱位**：在与脊髓损伤相关的不稳定损伤中，表现为下关节突关节面在下椎体上关节突关节面上向前发生脱位，同时伴有椎体的移位。矢状位MPR观察最好，但轴位图像也可具有"反汉堡包征"的特征表现。常合并前纵韧带和后纵韧带撕裂。如果关节面分离＞2mm，或关节面覆盖率＜50%，则视为小关节半脱位。
- **压缩性骨折**：也称为楔形骨折，由轴向负荷所致，或者继发于骨质疏松。椎体前部高度减低，上终板骨折，由于嵌插，骨密度增高。这种损伤通常好发中下段颈椎。
- **屈曲型泪滴样骨折**：通常是机动车事故或跳水引起的脊椎过度屈曲和压缩所致，是一种不稳定损伤，可引起神经功能障碍，严重者可导致截瘫。椎体前下方有泪滴状骨折碎片，棘突间隙增宽，椎体高度降低，椎体后移进入椎管。

■ 其他鉴别诊断

- **扭伤**：有软组织损伤但无骨折征象，表现为后方软组织水肿。这些后方软组织的异常信号在STIR或脂肪抑制T2WI上显示最佳。偶尔也可表现为椎体水肿的骨挫伤。
- **单侧小关节脱位**：在伴有旋转的过度屈曲损伤中，下关节突关节面在下椎体上关节突关节面上发生单侧移位。侧位片表现为小关节交锁的"蝴蝶结"征，棘突间距离通常增宽。

■ 诊断

单侧小关节脱位。

√ 要点

- 单侧（更常见）和双侧小关节脱位的病例需要行CT血管造影检查（CTA），因为可能伴有椎动脉损伤。

■ 推荐阅读

Dreizin D, Letzing M, Sliker CW, et al. Multidetector CT of blunt cervical spine trauma in adults. Radiographics. 2014; 34(7):1842–1865

Kim KS, Chen HH, Russell EJ, Rogers LF. Flexion teardrop fracture of the cervical spine: radiographic characteristics. AJR Am J Roentgenol. 1989; 152(2):319–326

病例 116

Jennifer Chang

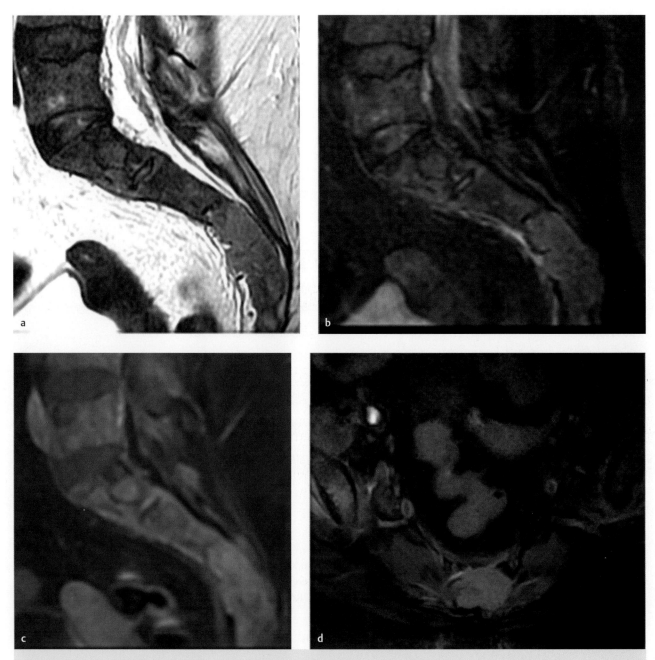

图 116.1 （a~c）骶骨矢状位 T2WI、STIR、T1WI 增强 MRI 和（d）骶骨轴位脂肪抑制 T2WI MRI 显示骶骨中线病变延伸超过骨质边缘，并伴有强化。

■ **临床病史**

53 岁女性，慢性背痛（图 116.1）。

■ 关键影像学表现

骶骨中线病变。

■ Top 3 鉴别诊断

- **脊索瘤**：最常见的原发性骶骨恶性肿瘤。常见于男性，好发于40~70岁。脊索瘤起源于残余脊索的恶变，最常见于骶尾部，其次是斜坡。MRI表现为T1低信号和T2高信号的溶骨性病变，其内可见钙化与软组织成分。
- **转移瘤**：最常见原发灶包括肺、乳腺和肾脏恶性肿瘤，通常表现为溶骨性转移。而乳腺癌或前列腺癌常表现为成骨性转移。也可见于邻近结构的膀胱癌、直肠癌或子宫癌直接侵犯。
- **骨髓瘤**：骨髓瘤是一种恶性克隆性肿瘤，导致单克隆免疫球蛋白过度产生，疾病分布于红骨髓丰富的区域，包括脊椎、肋骨、颅骨和骨盆。浆细胞瘤是骨髓瘤单个病变表现，常见受累部位包括脊椎或骨盆。X线表现为边界清晰的溶骨性改变或"穿孔"样透亮影。

■ 其他鉴别诊断

- **尤因肉瘤**：是一种恶性侵袭性骨肿瘤，常伴有虫蚀状或穿凿状骨破坏，并伴有软组织肿块。常见于儿童或年轻人。MRI表现为T1等信号，T2中低信号，伴有弥漫性或边缘结节状强化。
- **骨巨细胞瘤**：是继脊索瘤之后第2常见的原发性骶骨肿瘤，为富血管肿瘤。可以累及整个骶骨以及骶髂关节。表现为溶骨性、膨胀性的骨破坏，通常呈偏心性生长。可合并出血与坏死。病灶在T2WI及T1WI图像上信号混杂。

■ 诊断

乳腺癌转移瘤。

√ 要点

- 除了骶骨，脊柱其他椎体也可见多发性病变，最主要的鉴别诊断为转移瘤或多发性骨髓瘤。
- 无论是在骶骨还是斜坡，脊索瘤多位于中线，与软骨肉瘤不同，软骨肉瘤倾向于偏心性生长。

■ 推荐阅读

Diel J, Ortiz O, Losada RA, Price DB, Hayt MW, Katz DS. The sacrum: pathologic spectrum, multimodality imaging, and sub-specialty approach. Radiographics. 2001; 21(1):83–104

病例 117

Jennifer Chang

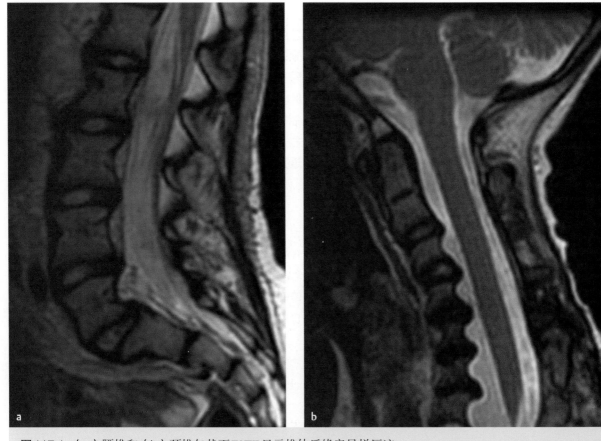

图 117.1 （a）腰椎和（b）颈椎矢状面T2WI显示椎体后缘扇贝样压迹。

■ 临床病史

30岁男性，患者拒绝透露病史（图117.1）。

■ 关键影像学表现

椎体后缘扇贝样压迹。

■ Top 3 鉴别诊断

- **椎管压力增加**：椎管内肿块，如室管膜瘤（特别是黏液乳头型室管膜瘤）、神经鞘瘤、神经纤维瘤、脂肪瘤、皮样囊肿和蛛网膜囊肿，可导致椎管压力增加引起椎体后缘正常凹陷加深或扇贝样压迹。还可表现为椎弓根间距离的增大。也有报道称不可控制的脑积液可导致椎体后缘扇贝样压迹。

- **硬膜扩张症**：少数遗传性疾病可以表现为硬膜扩张，如1型神经纤维瘤病（NF1）、马方综合征和Ehlers–Danlos综合征。一种假说认为硬膜囊的扩张是脑脊液搏动性压力作用于有缺陷的硬脊膜壁所致，主要发生在腰骶区域。NF1出现硬膜扩张可继发于神经纤维瘤或脊膜膨出，最常见于胸椎。

- **先天性疾病**：软骨发育不全（一种导致侏儒症的骨骼发育不良）的脊柱表现包括椎体后缘扇贝样压迹、驼背畸形、脊柱后凸、椎体发育不全、椎弓根缩短引起的椎管狭窄，以及腰椎椎弓根间距进行性缩小。黏多糖贮积症（如Hurler和Morquio综合征）也与硬膜扩张有关。

■ 其他鉴别诊断

- **肢端肥大症**：在这些患者中有时也可以发现这一特征，椎体后缘扇贝样压迹被认为是椎管内软组织肥大和骨吸收增加的结果。

■ 诊断

1型神经纤维瘤病引起的硬膜扩张。

√ 要点

- 脊柱表现包括脊柱侧凸、胸段脊膜膨出、神经纤维瘤和硬膜扩张应提示NF1。

- 虽然软骨发育不全和黏多糖贮积症均可见椎体发育不良和硬膜囊扩张，但黏多糖贮积症没有椎管狭窄。

■ 推荐阅读

Ho NC, Hadley DW, Jain PK, Francomano CA. Case 47: dural ectasia associated with Marfan syndrome. Radiology. 2002; 223(3):767–771

Wakely SL. The posterior vertebral scalloping sign. Radiology. 2006; 239(2):607–609

病例 118

Jennifer Chang

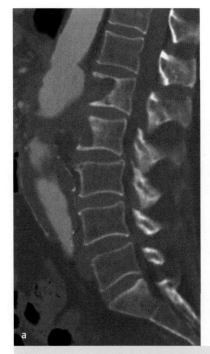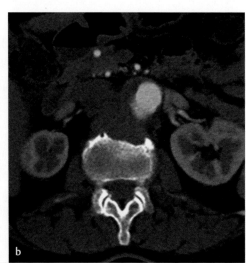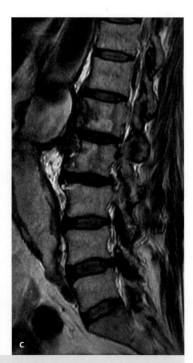

图118.1 （a）腰椎矢状位和（b）横断面CT及（c）矢状位T2WI显示L1和L2椎体前缘扇贝样压迹。

■ 临床病史

68岁男性，原因不明的腹痛（图118.1）。

■ 关键影像学表现

椎体前缘扇贝样压迹。

■ Top 3 鉴别诊断

- **淋巴结肿大**：椎体前缘的扇贝样压迹通常是由腹膜后或纵隔的肿块压迫引起的骨吸收所致。霍奇金淋巴瘤是 20~40 岁患者淋巴结病变的常见原因之一，可引起椎体前缘扇贝样压迹，伴有溶骨性和（或）骨质硬化性（象牙椎）病变。霍奇金淋巴瘤也可出现椎旁软组织肿块及骨膨胀性改变。

- **结核性脊椎炎**：结核感染常累及脊柱胸腰段，又称为 "Pott 病"。脓肿沿着前纵韧带下方扩展，导致椎体前缘不规则，椎间隙无狭窄，形成椎旁脓肿。其中钙化则高度提示结核。进行性椎体压缩可导致椎体前部楔形改变、局限性脊柱后凸和驼背畸形。

- **主动脉瘤**：主动脉瘤搏动性压迫可导致邻近椎体前部受到侵蚀。影像学表现为主动脉局部扩张。主动脉壁可出现动脉粥样硬化性钙化。

■ 其他鉴别诊断

- **唐氏综合征**：唐氏综合征中的脊柱异常还包括寰枢关节和寰枕关节不稳、脊柱侧凸、脊椎滑脱及方形椎或阻滞椎。

■ 诊断

主动脉瘤。

√ 要点

- 在评估 Pott 病时，MRI 须注意脊髓受压或硬膜外受累的问题。增强图像可以显示韧带下或硬膜强化。

- 结核感染时，可以直到后期才发生椎间隙的破坏。椎旁脓肿内的钙化高度提示结核。

■ 推荐阅读

Jung NY, Jee WH, Ha KY, Park CK, Byun JY. Discrimination of tuberculous spondylitis from pyogenic spondylitis on MRI. AJR Am J Roentgenol. 2004; 182(6):1405–1410

Rivas-Garcia A, Sarria-Estrada S, Torrents-Odin C, Casas-Gomila L, Franquet E. Imaging findings of Pott's disease. Eur Spine J. 2013; 22 Suppl 4:567–578

病例 119

M.Jason Akers, Jasjeet Bindra

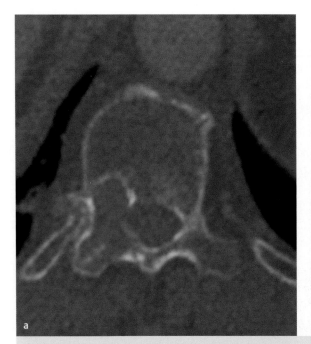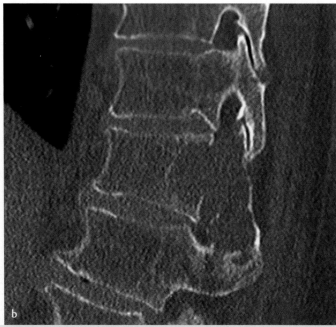

图 119.1 （a）胸椎轴位CT显示T11椎体右后部和椎弓根轻度膨胀性溶骨性病变。（b）矢状位CT显示病变的全部范围。

■ 临床病史

64岁女性，背痛进行性加重（图119.1）。

■ 关键影像学表现

脊柱后部溶骨性病变。

■ Top 3 鉴别诊断

- **动脉瘤样骨囊肿（ABC）**：ABC是一种良性膨胀性骨肿瘤样病变，内含薄壁、充满血液的腔隙，推测和外伤有关。该病既可以独立存在，也可以与其他肿瘤并发。ABC多见于儿童和年轻人，常见于长骨干骺端和脊柱后部。在脊柱中，ABC通常以椎弓根为中心，并延伸至椎体。椎弓根在脊柱正位X线片上显示缺失。骨皮质变薄和局灶性皮质破坏常见。也可能延伸到硬膜外间隙，导致椎管狭窄。液-液平面是病变内的出血所致。
- **成骨细胞瘤**：成骨细胞瘤是良性成骨性肿瘤，被认为是较大的骨样骨瘤（>1.5cm）。多达40%发生在脊柱，起源于脊柱后部，常延伸到椎体。表现为膨胀性病变，可见狭窄的移行带和形式多样的矿化。CT对病变基质的显示优于X线片。可合并伴有液-液平面的ABC。肿瘤可引起炎性反应并导致瘤周水肿，水肿范围超出病变的边缘。
- **感染[结核（TB）]**：TB引起脊柱和邻近软组织的肉芽肿性感染。孤立性的脊柱后部结构受累多见于胸椎。病变常累及硬膜外和椎旁结构，伴有多节段的巨大椎旁脓肿。结核性脊柱炎更易导致明显的骨破坏，而不累及椎间盘。

■ 其他鉴别诊断

- **转移瘤**：转移瘤多发生于老年患者，首先累及椎体后部，然后侵及附件。最常见的是血行转移。溶骨性转移瘤表现为一种膨胀程度较低，但浸润性较强的伴有软组织肿块的破坏性病变。通常累及多个椎体节段。
- **朗格汉斯细胞组织细胞增生症（LCH）**：LCH是一种发生于儿童的疾病，其特征是异常的组织细胞增生，在骨骼形成肉芽肿性病变。发生于脊柱的典型表现为扁平椎，椎间隙不受累。LCH也可以表现为侵袭性溶骨性病变，伴有软组织肿块并延伸至椎管内。其他受累部位包括颅骨（可见"斜边"样表现）、下颌骨、长骨、肋骨和骨盆。

■ 诊断

转移瘤。

√ 要点

- ABC是良性膨胀性溶骨性病变，由于病变内出血而形成液-液平面。
- 成骨细胞瘤含有骨样基质，通常有超出病变范围的瘤周水肿。
- 胸椎后部受累并伴有椎旁脓肿提示结核性脊柱炎。
- 溶骨性转移通常发生在老年患者，表现为浸润性或破坏性，并累及多个椎体节段。

■ 推荐阅读

DiCaprio MR, Murphy MJ, Camp RL. Aneurysmal bone cyst of the spine with familial incidence. Spine. 2000; 25(12):1589–1592

Long SS, Yablon CM, Eisenberg RL. Bone marrow signal alteration in the spine and sacrum. AJR Am J Roentgenol. 2010; 195(3):W178:200

Shaikh MI, Saifuddin A, Pringle J, Natali C, Sherazi Z. Spinal osteoblastoma: CT and MR imaging with pathological correlation. Skeletal Radiol. 1999; 28(1):33–40

病例 120

Jennifer Chang

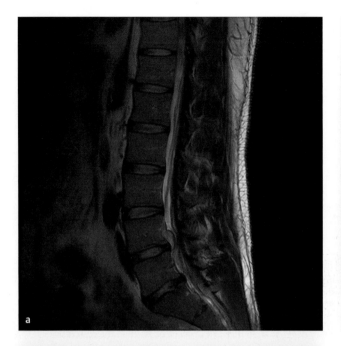
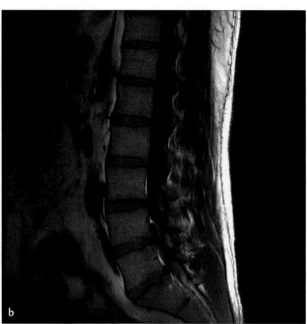
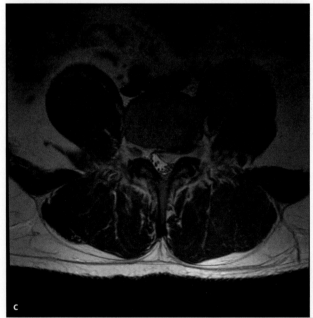

图 120.1 （a）腰椎矢状位 T2WI 和（b）T1WI 及（c）轴位 T2WI 显示沿 L4 椎体后下方、左侧椎小关节下区可见一个 T1 低信号、T2 高信号的硬膜外肿块。

■ 临床病史

27 岁男性，左腿坐骨神经痛（图 120.1）。

■ 关键影像学表现

硬膜外肿块。

■ Top 3 鉴别诊断

- **血肿**：病因包括自发性（凝血功能障碍或抗凝药物使用）、外伤或医源性损伤。临床症状与脊髓或马尾受压有关。血肿的MRI信号特征随着不同的出血时期而演变。在亚急性期，可表现为T1高信号和T2低信号。在梯度回波（GRE）序列上，可以表现为"开花"样低信号。增强后血肿不强化，周边硬脊膜可以发生强化。
- **椎间盘**：椎间盘退行性疾病是一种椎间盘内水分丢失而引起的常见病。其病理生理学改变是多因素的，由机械压力、年龄、遗传、创伤和炎症的综合作用

引起。退化的椎间盘可以通过断裂的纤维环疝入硬膜外前侧间隙。一旦进入硬膜外前侧间隙，其会游离并失去与原椎间盘的连接（分离）。
- **脓肿**：硬膜外脓肿的危险因素包括糖尿病、酒精中毒、艾滋病、近期手术或静脉注射药物滥用，可通过血行感染或硬膜外腔直接蔓延。金黄色葡萄球菌是最常见的致病菌。增强扫描后，T2高信号且均匀强化倾向于蜂窝织炎，脓肿形成时则表现为环形强化。

■ 其他鉴别诊断

- **转移瘤**：转移瘤为脊椎最常见的肿瘤。该肿瘤通常多发，病灶大小不一；可合并病理性压缩性骨折并伴软组织肿块，肿块可侵入硬膜外间隙。溶骨性转移比成骨性转移更常见。
- **动静脉畸形**：动静脉畸形是一种罕见的脊髓血管病变，为硬膜外静脉丛和硬膜外动脉弓之间的动静脉瘘，通常位于腹侧硬膜外间隙。患者可以出现进行

性脊髓病或神经根病。MRI显示为脊髓的T2高信号和髓周静脉的扩张。常规血管造影可以确诊。
- **硬膜外脂肪增多症**：该病可能与类固醇的长期使用、肥胖或库欣综合征有关。硬膜外间隙内脂肪组织包绕硬膜囊，表现为脂肪信号，即T1和T2高信号，在STIR或T2压脂序列中信号被抑制呈低信号。硬膜外脂肪厚度＞7mm时可以诊断为硬膜外脂肪增多症。

■ 诊断

椎间盘突出。

∨ 要点

- CT显示急性硬膜外血肿为双凸透镜形，边缘清晰，远端尖锐。
- 椎间盘突出常见于硬膜外前间隙，极少进入硬膜外后间隙。

■ 推荐阅读

Gala FB, Aswani Y. Imaging in spinal posterior epidural space lesions: a pictorial essay. Indian J Radiol Imaging. 2016; 26(3):299–315

Kiyosue H, Tanoue S, Okahara M, Hori Y, Kashiwagi J, Mori H. Spinal ventral epidural arteriovenous fistulas of the lumbar

spine: angioarchitecture and endovascular treatment. Neuroradiology. 2013; 55(3):327–336

Modic MT, Ross JS. Lumbar degenerative disk disease. Radiology. 2007; 245(1):43–61

病例 121

Jennifer Chang, Jasjeet Bindra

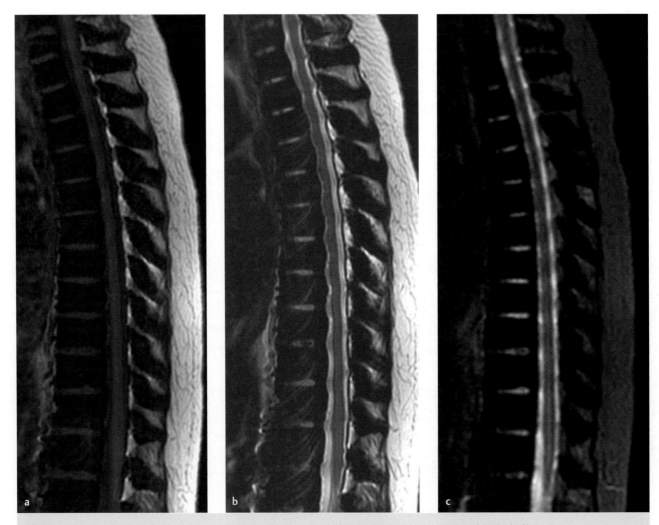

图121.1 （a）胸椎矢状位T1WI、（b）T2WI及（c）STIR序列显示所有胸椎骨髓呈弥漫性低信号。

■ **临床病史**

27岁女性，慢性背痛急性发作（图121.1）。

■ 关键影像学表现

骨髓弥漫性T1及T2低信号。

■ Top 3 鉴别诊断

- **含铁血黄素沉着症**：又称为继发性血色病，为铁质在脾脏、骨髓和肝脏的网状内皮细胞中异常沉积，导致脊柱骨髓呈弥漫性低信号。病因包括多次输血。
- **骨髓纤维化**：病因与化疗或放疗有关。骨髓纤维化的主要特征是骨髓被结缔组织取代并进行性纤维化，其他特征包括髓外造血、脾大、肝大和贫血。在骨显像中，会出现骨骼显影增浓、对称性分布的"超级骨显像"表现，尤其是在急性期。患者年龄通常较大，平均年龄为60岁，病程缓慢，预后不良。
- **获得性免疫缺陷综合征（AIDS）**：HIV病毒感染者可出现骨髓弥漫性低信号。这是由于慢性疾病引起的贫血（巨噬细胞释放铁的功能受到了损害）导致骨髓中的铁异常增加。AIDS患者还有其他相关的肌肉骨骼并发症，包括感染（如肌炎、关节炎、骨坏死、骨质疏松症）和肿瘤（如淋巴瘤或卡波西肉瘤）。

■ 其他鉴别诊断

- **戈谢病**：该病是一种最常见的溶酶体贮积病，由于葡萄糖脑苷脂酶缺乏，导致葡萄糖脑苷脂在网状内皮系统中积聚。随着戈谢细胞浸润骨髓，T1WI和T2WI呈低信号。其他骨质变化包括骨量减少、骨坏死、病理性骨折和溶骨性骨病。

■ 诊断

重型地中海贫血导致的含铁血黄素沉着症。

√ 要点

- 随着年龄的增长（一般超过40岁），脊椎的骨髓逐渐被脂肪所取代，成人以黄骨髓为主，骨髓信号应在T1WI上进行评估，相对于椎间盘呈高信号。
- 对于弥漫性病变，广泛的骨髓替换会让人误认为是正常表现，需要仔细与T1WI上相邻椎间盘或肌肉的信号比较才能做出诊断。

■ 推荐阅读

Booth TC, Chhaya NC, Bell JR, Holloway BJ. Update on imaging of non-infectious musculoskeletal complications of HIV infection. Skeletal Radiol. 2012; 41(11):1349–1363

Hanrahan CJ, Shah LM. MRI of spinal bone marrow: part 2, T1-weighted imagingbased differential diagnosis. AJR Am J Roentgenol. 2011; 197(6):1309–1321

Simpson WL, Hermann G, Balwani M. Imaging of Gaucher disease. World J Radiol. 2014; 6(9):657–668

病例 122

Jennifer Chang, Jasjeet Bindra

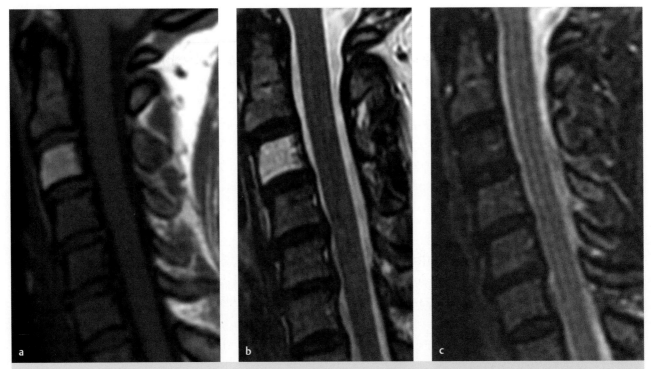

图122.1 （a）颈椎矢状位T1WI、（b）T2WI及（c）STIR序列显示C3椎体T1和T2呈高信号，STIR呈低信号。

■ **临床病史**

45岁女性，左侧颈部疼痛（图122.1）。

■ 关键影像学表现

椎体局灶性T1信号增高。

■ Top 3 鉴别诊断

- **血管瘤**：脊柱常见的良性病变，在MRI图像上，由于其脂肪成分在T1和T2上表现为高信号，在CT上，由于骨小梁变粗，表现为灯芯绒或圆点样改变。由于病灶含有丰富的血管，故增强后明显强化。
- **Modic改变**：椎间盘退变时，Modic 2型表现为终板下方椎体骨质呈T1高信号，T2高信号。其原因为终板下方椎体黄骨髓化。Modic 1型改变是指软骨下骨髓的急性退行性改变，包括水肿和炎症，表现为T1低信号和T2高信号。Modic 3型改变是终板下的骨硬化，T1和T2均为低信号。

- **Paget病**：一种导致骨骼异常重塑的疾病，40岁以上的患者常见，常累及脊柱、骨盆、颅骨和近端长骨。该病分为3个时期，包括以破骨细胞活动为主的溶解期、成骨细胞和破骨细胞均活动的混合期及最后的硬化期。在脊柱中，Paget病表现为椎体前缘变平或变方，以及椎体边缘皮质增厚和硬化。在平片中呈"相框"征，后期呈"象牙椎"征。在MRI上，该病最常见的征象为类似于脂肪的信号特征，T1呈高信号，常提示患者已经有较长的病程。

■ 其他鉴别诊断

- **黑色素瘤**：黑色素瘤可以转移至脊柱，黑色素的顺磁性效应或病灶出血会导致病变T1呈高信号。
- **脂肪瘤**：骨内脂肪瘤是一种罕见的病变，最常见于下肢。可伴有钙化。

- **局灶性骨髓脂肪化**：一种正常变异，表现为局灶性T1和T2高信号，在STIR序列或脂肪抑制T2序列上信号会被抑制，呈低信号。

■ 诊断

血管瘤。

√ 要点

- 椎体血管瘤因为含有脂肪成分而在T1和T2上呈现特征性的高信号。
- Modic 2型椎间盘源性退行性终板变化表现为终板下

方骨髓T1呈高信号。
- 除黑色素瘤外，T1高信号的骨髓病变通常是良性的。

■ 推荐阅读

Shah LM, Hanrahan CJ. MRI of spinal bone marrow: part I, techniques and normal age-related appearances. AJR Am J Roentgenol. 2011; 197(6):1298–1308

Theodorou DJ, Theodorou SJ, Kakitsubata Y. Imaging of Paget disease of bone and its musculoskeletal complications: review. AJR Am J Roentgenol. 2011; 196(6) Suppl:S64–S75

病例 123

Jennifer Chang

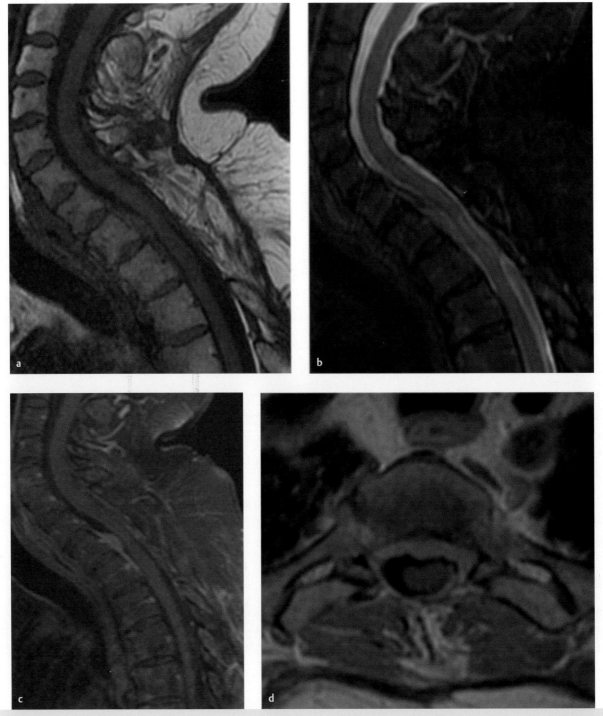

图 123.1 （a）颈胸椎矢状位 T2WI、（b）脂肪抑制 T2WI、（c）增强 T1WI 及（d）轴位 T1WI 显示 T1/T2 椎体平面硬膜囊腹侧髓外硬膜下肿块伴强化。

■ **临床病史**

70 岁女性，颈部疼痛（图 123.1）。

■ **关键影像学表现**

髓外硬膜下肿块。

■ **Top 3 鉴别诊断**

- **脊膜瘤**：脊膜瘤最常见于胸椎。在髓外硬膜下病变中位列第2，占所有脊髓肿瘤的25%。影像学表现类似于颅内脑膜瘤，肿瘤呈T1和T2等信号、均匀强化和具有硬脊膜尾征。脊膜瘤多发于年龄较大者，尤其是女性。
- **神经源性肿瘤**：神经纤维瘤或神经鞘瘤是良性的外周神经源性肿瘤，边界清晰，T1呈等低信号，T2呈高信号，可强化；影像学上两者较难鉴别。恶性周围神经源性肿瘤由神经纤维瘤恶变引起，可以累及

椎旁的软组织，预后较差。

- **转移瘤**：发生在硬膜下间隙的转移瘤并不常见，原发性肿瘤包括肺、乳腺、胃肠道、前列腺恶性肿瘤和黑色素瘤。胶质母细胞瘤、星形细胞瘤和室管膜瘤可发生种植转移。在儿童中，后颅窝髓母细胞瘤、脉络丛肿瘤和生殖细胞肿瘤可发生种植转移。在这些情况下，应行全脊柱MRI，且要包括腰椎脂肪饱和T1WI序列。

■ **其他鉴别诊断**

- **副神经节瘤**：一种罕见的病变，是神经内分泌源性的富血供肿瘤，通常发生于马尾和终丝。影像上可

出现多发流空信号，增强后肿瘤实质明显强化。

■ **诊断**

脊膜瘤。

∨ **要点**

- 神经纤维瘤常起源于神经的中央，呈梭形增大，在T2WI上呈现"靶征"，即表现为中央低信号和周围高信号，并伴有中央的强化；神经鞘瘤起源于边缘的

神经鞘膜，可合并囊样变。
- 神经纤维瘤与1型神经纤维瘤病相关，神经鞘瘤与2型神经纤维瘤病相关。

■ **推荐阅读**

Abul-Kasim K, Thurnher MM, McKeever P, Sundgren PC. Intradural spinal tumors: current classification and MRI features. Neuroradiology. 2008; 50(4):301–314

Beall DP, Googe DJ, Emery RL, et al. Extramedullary intradural spinal tumors: a pictorial review. Curr Probl Diagn Radiol. 2007; 36(5):185–198

病例 124

Jennifer Chang

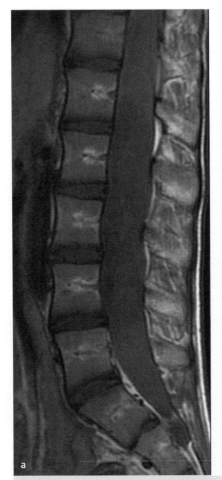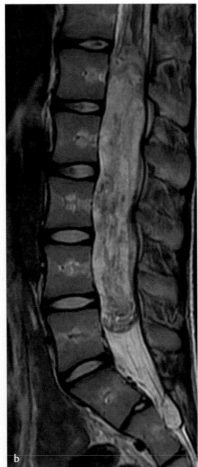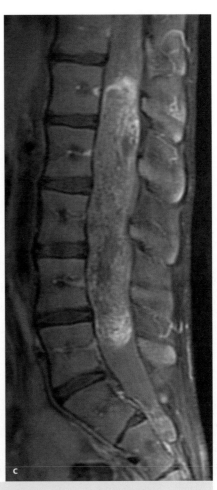

图124.1 （a）腰椎矢状位T1WI、（b）T2WI和（c）增强脂肪抑制T1WI显示腰椎硬膜囊内不均质强化肿块。

■ 临床病史

13岁男性，右侧下肢疼痛1年（图124.1）。

■ 关键影像学表现

硬膜内髓内肿块。

■ Top 3 鉴别诊断

- **血管网状细胞瘤**：血管网状细胞瘤主要发生于髓内，但也可以累及硬膜下间隙，好发于胸段脊髓。大体病理表现为边界清晰的血管团块，伴有扩张迂曲的供血动脉和引流静脉，影像学表现为粗大的血管流空信号影。如发生在后颅窝，其可表现为囊性肿块伴壁结节，壁结节可明显强化。脊髓内还可见水肿，出血导致的含铁血黄素沉积形成"帽"征，以及脊髓体积膨大。

- **胶质瘤**：胶质瘤包括室管膜瘤和星形细胞瘤，是最常见的髓内病变。室管膜瘤在成人中更常见，通常见于颈髓，而星形细胞瘤在儿童中更常见，通常见于颈髓和胸髓。

- **转移瘤**：转移瘤在该部位较为少见，大多数呈孤立性，表现为脊髓肿胀、水肿，增强后病变强化。肺和乳腺是最常见的转移部位。可伴有马尾受侵、水肿和增强。

■ 其他鉴别诊断

- **副神经节瘤**：该病为神经内分泌系统良性肿瘤（WHO Ⅰ级），常沿马尾或终丝分布。为富血管肿瘤，MRI上表现为多发血管流空信号影和明显强化的肿瘤实质，呈"胡椒盐"征。此外，肿瘤也可伴有出血，导致含铁血黄素沉着形成"帽"征。

- **淋巴瘤**：该病很少发生于脊髓，有孤立发生于颈髓的报道。与颅内淋巴瘤影像学表现相反，此处淋巴瘤显示为T2高信号并伴有强化。

- **原始神经外胚层肿瘤（PNET）**：发生于脊柱中的PENT通常由原发于颅内的肿瘤种植转移而来，伴有软脊膜的异常强化；脊髓和马尾原发性PNET也有罕见病例报道。

■ 诊断

黏液乳头型室管膜瘤。

√ 要点

- 黏液乳头型室管膜瘤与 Von Hippel–Lindau 综合征有关。
- 黏液乳头型室管膜瘤是脊髓圆锥、马尾和终丝内最常见的肿瘤，占室管膜瘤的30%，在男性中更常见，MRI表现为T2高信号伴斑片状强化。

■ 推荐阅读

Abul-Kasim K, Thurnher MM, McKeever P, Sundgren PC. Intradural spinal tumors: current classification and MRI features. Neuroradiology. 2008; 50(4):301–314

病例 125

Jennifer Chang

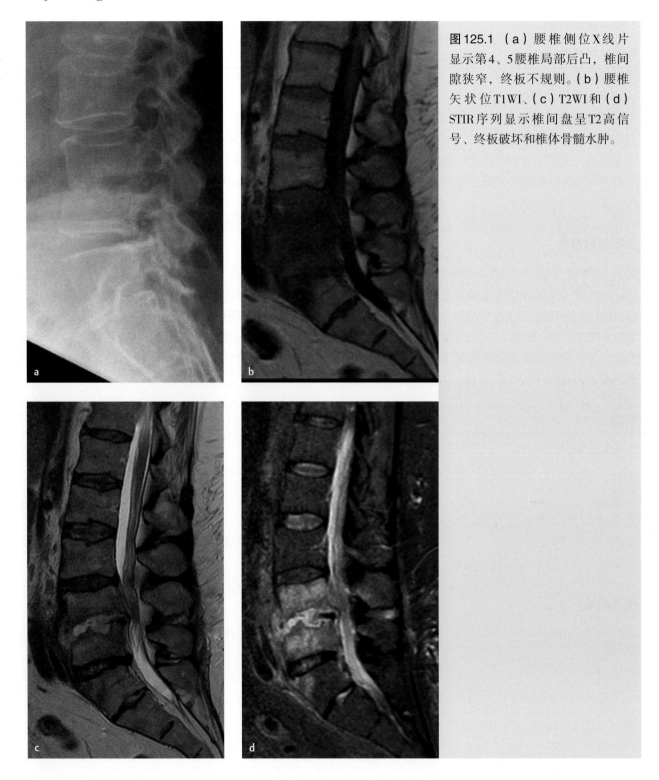

图125.1 （a）腰椎侧位X线片显示第4、5腰椎局部后凸，椎间隙狭窄，终板不规则。（b）腰椎矢状位T1WI、（c）T2WI和（d）STIR序列显示椎间盘呈T2高信号、终板破坏和椎体骨髓水肿。

■ **临床病史**

55岁男性，腰部剧烈疼痛，向左髋及左下肢放射性疼痛数周（图125.1）。

■ 关键影像学表现

终板不规则。

■ Top 3 鉴别诊断

- **退行性椎间盘疾病**：退行性椎间盘疾病是脊柱中最常见的疾病。表现为椎间盘脱水，椎间隙变窄。Modic描述了与终板相邻椎体内骨髓的变化。椎间盘突入终板引起的终板病变称为许莫结节。
- **椎间盘炎**：终板的感染通常继发于全身感染，由血行播散而来（如尿路感染或肺炎），也可发生在术后。危险因素包括静脉用药、酗酒、免疫抑制和糖尿病。在成人中，椎体终板受到脓毒栓子感染后，直接扩散到椎间盘；在儿童中，脓毒栓子通过进入髓核的营养血管而引起直接感染。在这两个年龄段，

金黄色葡萄球菌是最常见的病原菌。影像学征象包括终板邻近椎体骨质破坏、椎间盘呈T2高信号、椎间盘和邻近骨髓异常强化。终板邻近椎体也可失去正常骨髓信号而呈T1低信号。

- **神经性脊柱关节病**：也称为夏科脊柱，是一种由神经感觉障碍引起的罕见破坏性病变，见于创伤性脊髓损伤。好发于腰椎和胸腰椎交界处，通常引起骨质硬化或溶解，累及终板，也可累及椎小关节。该病还会出现骨质碎裂、终板周围肥大骨赘、软组织钙化和脊柱滑脱。

■ 其他鉴别诊断

- **透析性脊柱关节病**：破坏性脊柱关节病是肾病患者长期血液透析导致的一种并发症，其影像学表现包括软骨下骨质侵蚀及终板邻近椎体的骨质硬化，常见于下颈椎。
- **滑膜炎、痤疮、脓疱病、骨肥厚和骨炎（SAPHO综合征）**：该病变被认为是一种罕见的血清阴性脊柱关节病。其特征为皮肤和骨关节病变，包括滑膜炎、

骨质增生和骨炎，涉及多个骨骼部位，包括前胸壁、脊柱和长骨。有些人认为慢性复发性多病灶性骨髓炎（CRMO）是此综合征的一种儿童表现形式。

- **Scheuermann病**：传统的诊断标准要求出现3个或3个以上连续胸椎椎体楔形变，该病会导致脊柱后凸，好发于青少年患者，常合并椎间隙变窄，终板形态不规则伴许莫结节形成。

■ 诊断

椎间盘炎。

√ 要点

- 夏科脊柱的典型影像学表现为病变累及脊柱前部和后部椎体附件，而骨髓炎通常仅累及单个椎骨。
- 长期透析患者椎间盘T2高信号消失提示破坏性脊柱关节病，有助于排除感染。

■ 推荐阅读

Earwaker JW, Cotten A. SAPHO: syndrome or concept? Imaging findings. Skeletal Radiol. 2003; 32(6):311–327

Ledbetter LN, Salzman KL, Sanders RK, Shah LM. Spinal Neuroarthropathy: pathophysiology, clinical and imaging features, and differential diagnosis. Radiographics. 2016; 36(3):783 799

Ledermann HP, Schweitzer ME, Morrison WB, Carrino JA. MR imaging findings in spinal infections: rules or myths? Radiology. 2003; 228(2):506–514

Theodorou DJ, Theodorou SJ, Resnick D. Imaging in dialysis spondyloarthropathy. Semin Dial. 2002; 15(4):290–296

（王梦悦　张扬帆 译）

病例 126

Rebecca Stein-Wexler

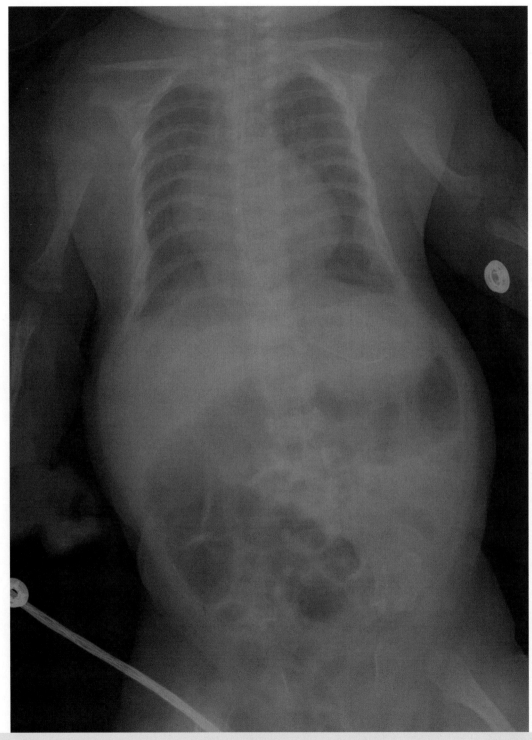

图126.1　正位片显示肋骨明显变短。脊柱正常，但肱骨变短、增粗。心脏胸腺的轮廓增大。

■ 临床病史

2个月大婴儿，四肢短，心脏杂音（图126.1）。

■ **关键影像学表现**

肋骨变短的骨骼发育不良。

■ **Top 3 鉴别诊断**

- **窒息性胸壁营养不良（Jeune综合征）**：该综合征的患者胸廓长且呈钟形，伴有短小且水平走行的肋骨向前张开。胸廓的这种形态可导致早期呼吸损害。患者的髋臼常发育不良，类似倒置的三叉戟，并伴有轻度肢端（远端）型肢体短缩，但长骨不弯曲。Jeune综合征患者脊柱正常和髋臼呈三叉戟状的特点有助于将该病与致死性骨发育不全相鉴别。

- **Ellis–van Creveld综合征（软骨外胚层发育不良）**：头发、指甲和牙齿异常是该综合征的临床特征。同时存在进行性肢中（胫骨中段和桡骨）和肢端（远端）型肢体短缩。腓骨明显缩短。X线特征还包括短肋骨、头状骨和钩状骨融合，以及锥形骨骺和轴后型多指。股骨头过早骨化，骨盆异常，伴髂翼张开，髋臼呈三叉戟状。先天性心脏病（常为房间隔缺损或房室垫缺损）是Ellis–van Creveld综合征患者致死的主要原因。

- **短肋多指畸形**：该病患者肋骨极其短小。同时存在多指畸形，可为轴前型或轴后型多指。骨盆和脊柱基本正常，长骨正常。但可能存在腭裂、会厌发育不良、多囊肾和胎儿水肿。

■ **其他鉴别诊断**

- **致死性骨发育不良**：致死性骨发育不良是最常见的致死性骨骼发育不良，一般在新生儿期死亡。患者肋骨很短，致使胸廓变窄。肺发育不全引起呼吸衰竭。这种不成比例的侏儒症患者存在严重的扁平椎，但椎间盘高度增加，因此，患者躯干高度正常。头颅不成比例地增大，某些患者存在三叶草状头骨，髂骨小，肢体短缩，为肢根（近端）型，长骨弯曲变短。股骨呈特征性的"电话听筒样"表现。

- **Holt–Oram综合征**：与Ellis–van Creveld综合征相同，该综合征以心脏疾病（通常为房间隔或室间隔缺损）和肢体异常为特征，但肋骨无异常。拇指通常有重复、发育不全或三指畸形。桡骨常发育不良，肩关节和上肢可能有其他异常。

■ **诊断**

Ellis–van Creveld 综合征。

√ **要点**

- Jeune综合征（窒息性胸壁营养不良）表现为钟形胸廓、三叉戟形髋臼，脊柱正常。
- Ellis–van Creveld综合征患者表现为先天性心脏病合并进行性肢体短缩、短肋骨和轴后型多指畸形。
- 短肋多指畸形患者的骨骼无其他异常。

■ **推荐阅读**

Glass RB, Norton KI, Mitre SA, Kang E. Pediatric ribs: a spectrum of abnormalities. Radiographics. 2002; 22(1):87–104

Miller E, Blaser S, Shannon P, Widjaja E. Brain and bone abnormalities of thanatophoric dwarfism. AJR Am J Roentgenol. 2009; 192(1):48–51

Panda A, Gamanagatti S, Jana M, Gupta AK. Skeletal dysplasias: a radiographic approach and review of common non-lethal skeletal dysplasias. World J Radiol. 2014; 6(10):808–825

Parnell SE, Phillips GS. Neonatal skeletal dysplasias. Pediatr Radiol. 2012; 42 Suppl 1: S150–S157

病例 127

Rebecca Stein-Wexler

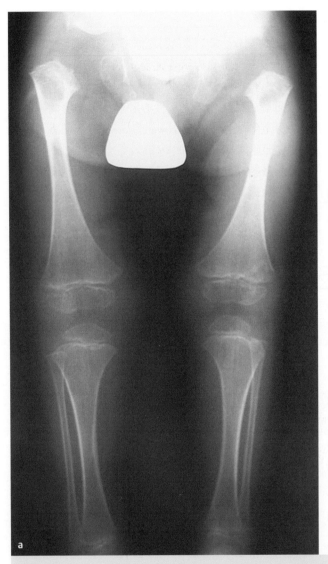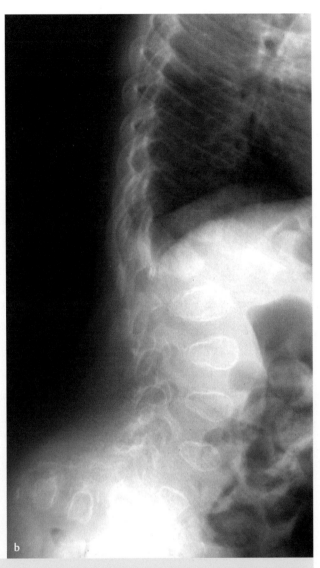

图127.1 （a）下肢全长正位X线片显示股骨头骨化严重延迟，其他已出现的骨骺骨化轻度延迟；长骨相对较短。
（b）脊柱侧位X线片显示L1较短且呈三角形；其他椎体呈梨形。

■ **临床病史**

4岁男孩，髋部疼痛，身材矮小（图127.1）。

■ 关键影像学表现

骨骺异常。

■ Top 3 鉴别诊断

- **脊椎骨骺发育不良（SED）**："先天性" SED 表现为出生时跟骨、膝关节和耻骨未见骨化，椎骨呈梨形，髂翼短而宽，后期出现严重的扁平椎伴椎间盘变薄。"迟发性" SED 通常于 5~10 岁时发病，表现为扁平椎（包括椎体后部呈驼峰状）、小骨盆、骨骺小（轻到中度）而不规则。

- **点状软骨发育不良**：该病有两种常见的亚型，都以出生时有点状骨骺为特征。常染色体隐性遗传型表现为对称性肢体根部缩短，大关节骨骺点状钙化，有时可见喉及气管软骨受累，椎体可见冠状裂，手和

足正常。X 连锁显性遗传型，即 Conradi-Hunermann 型，表现为偶发性和不对称的肢体缩短，手和足及大关节骨骺点状钙化。喉和气管软骨正常，但椎体和终板有斑点状改变，最终导致脊柱后凸侧弯畸形。点状骨骺会随着时间的推移而消失，患者寿命正常。智力低下是致死型的一个特征，但并非 Conradi-Hunermann 的表现。

- **脊椎骨骺干骺发育不良**：这种发育不良类似于多发性骨骺发育不良，但同时存在干骺端发育不良。

■ 其他鉴别诊断

- **多发性骨骺发育不良**：这种遗传异质性疾病在 2~4 岁后出现症状，特征是双侧长骨和远端肢体的骨骺对称性地出现延迟和碎裂。胫骨远端骨骺呈明显的楔形变提示该诊断。脊柱改变类似于休门病，表现为终板不规则，椎体前部轻度楔形变，以及多发的许莫结节。

- **Morquio 综合征**：属于黏多糖病中的一型，其特征是股骨头骨化延迟、骨骺不规则和继发性干骺端增宽。其他骨骼也可受累，特别是脊柱，可见扁平椎伴椎体中部前缘鸟嘴状改变。第 2~5 掌骨的基底部变尖、聚拢。肋骨呈船桨状改变。

■ 诊断

脊椎骨骺发育不良。

√ 要点

- "迟发性" SED 儿童期表现包括（轻到中度）小而不规则的骨骺和扁平椎，椎体后部呈驼峰状改变。

- 楔形、稍小的胫骨远端骨骺是诊断多发性骨骺发育不良的线索。

- Morquio 综合征表现为股骨头骨化延迟，多个骨骺不

规则；而 Hurler 综合征可见椎体前部呈鸟嘴状改变。

- 点状软骨发育不良的常染色体隐性遗传型表现为大关节骨骺斑点状钙化，较少累及中轴骨，而 Conradi-Hunermann 型的患者脊柱、手和足则均可受累。

■ 推荐阅读

Panda A, Gamanagatti S, Jana M, Gupta AK. Skeletal dysplasias: A radiographic approach and review of common non-lethal skeletal dysplasias. World J Radiol. 2014; 6(10):808–825

Parnell SE, Phillips GS. Neonatal skeletal dysplasias. Pediatr Radiol. 2012; 42 Suppl 1: S150–S157

病例 128

Rebecca Stein-Wexler

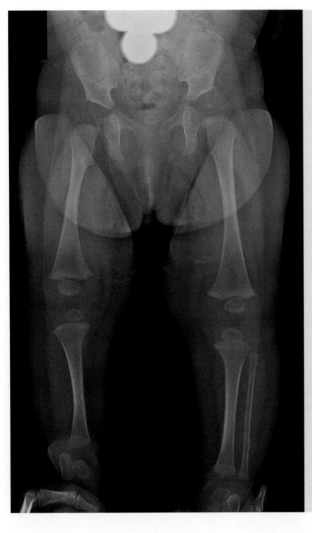

图128.1 下肢全长正位X线片显示右侧腓骨缺如，右胫骨相对短缩。股骨发育不全。

■ **临床病史**

6个月大婴儿，右侧下肢短缩（图128.1）。

■ 关键影像学表现

肢体缺陷。

■ Top 3 鉴别诊断

- **腓骨纵向缺陷**：腓骨可能部分或完全缺如，也可能只是轻度发育不全。这种异常往往伴有股骨近端局灶性缺损、髋内翻、马蹄内翻足和足部外侧骨质缺如。其余骨骼通常正常。也许与直觉相反，股骨异常伴腓骨发育不全比股骨异常伴腓骨完全缺如更常见。通常存在软骨性腓骨原基，可束缚胫骨的生长。如果髋部和（或）股骨也存在明显异常，在子宫内就可做出诊断。如果腓骨缺如或存在明显发育不良，通过X线片很容易做出诊断。胫骨通常弯曲、短缩、增厚。然而，程度轻微的病例只能通过腓骨远端骺板异常高位（高于胫骨近端骺板）诊断。治疗的目的是重建一个可负重的下肢，通常需要截肢。胫骨纵向缺陷比腓骨纵向缺陷罕见得多。

- **桡骨纵向缺陷**：此类散发畸形通常为桡骨完全缺如。然而，缺陷的范围可以更为局限，偶尔仅表现为拇指缺如或发育不全。多达1/3的患者无其他异常，但1/3的患者存在血小板减少-桡骨缺如（TAR）、VACTERL或Holt-Oram等综合征。多达1/3的患者存在非综合征相关的骨骼异常，该可能性随着缺陷严重程度的增加而增加。桡骨部分或完全缺如（更常见），拇指发育不全或缺如，尺骨短而弯曲。如果存在桡骨部分，可能与尺骨融合，桡骨头常先天性脱位。手可能与前臂成直角（桡偏手）。

- **股骨近端局灶性缺损（PFFD）**：股骨近端局灶性缺损为非遗传性畸形，股骨缺损程度不一，轻者表现为轻度的股骨近端发育不良，重者股骨几乎完全缺如。通常为单侧孤立性，可能是尾部退化综合征的一部分。胫骨和腓骨也可能发育不全。根据有无股骨头、股骨头与骨干之间的连接（骨性连接、软骨性连接或无连接）和髋臼发育不良的程度来分类。US和MRI用于评估非骨化结构。

■ 其他鉴别诊断

- **尺骨纵向缺陷**：在尺骨纵向缺陷中，尺骨通常不会完全缺如，至少存留一部分。该病更常见于男孩，通常发生于右侧，很少出现双侧受累。手部、腕部和肘部的骨骼异常较桡骨纵向缺陷更严重。腕骨和指骨经常缺如或融合。畸形手不常见。远端骨异常常见，包括脊柱侧凸、海豹肢畸形和PFFD。其他器官系统通常正常。X线片通常显示尺骨发育不全，骨化延迟，有时直到2岁才骨化。桡骨弯曲而短缩。桡骨头可能正常，也可能脱位或与肱骨融合。手部骨质常有缺陷或融合。

■ 诊断

腓骨纵向缺陷。

∨ 要点

- 轻度腓骨纵向缺陷的病例，通过异常高位的腓骨远端骺板诊断。
- 多达1/3的桡骨纵向缺陷患者存在伴发的综合征。
- US和MRI可用于评估PFFD中未骨化的软骨性结构。

■ 推荐阅读

Birch JG, Lincoln TL, Mack PW, et al. Congenital fibular deficiency: a review of 30 years' experience at one institution. J Bone Joint Surg Am. 2011; 93:1144–1151

Stein-WexlerR. The elbow and forearm: Congenital and developmental conditions. In: Stein-Wexler R, Wootton-Gorges SL, Ozonoff MB, eds. Pediatric Orthopedic Imaging. Berlin Heidelberg: Springer; 2015

病例 129

Rebecca Stein-Wexler

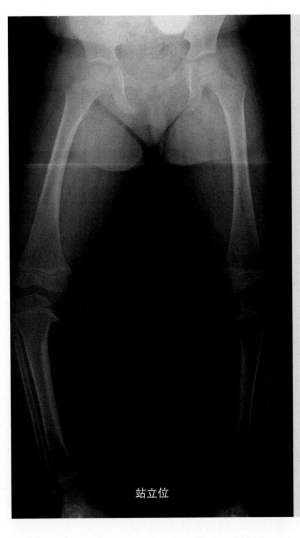

站立位

图129.1 双下肢站立位X线片显示双侧膝内翻，右侧明显。干骺端增宽，轻度喇叭样改变，密度增高。胫骨近端内侧干骺端呈鸟嘴样改变且局部塌陷。

■ 临床病史

3岁女孩，腿部弯曲（图129.1）。

■ 关键影像学表现

膝内翻。

■ Top 3 鉴别诊断

- **生理性弯曲**：在2岁之前胫骨弯曲常见，属于一种正常的发育现象，但其确实增加了发生病理性胫骨内翻的风险。正常情况下，膝关节处于轻度外翻状态。宫内胎儿体位受限或膝关节向外翻过渡延迟都会造成生理性胫骨弯曲。应测量胫股角（即沿股骨与胫骨骨干纵轴画线，两者相交的角度）进行评价。婴幼儿膝内翻角达16°~20°是正常的，但是3岁左右应变为外翻10°。图像显示胫骨近端内侧明显呈鸟嘴状但无碎裂，股骨远端和胫骨近端内侧骨骺呈楔形，股骨和胫骨内侧的骨皮质增厚随着骨骼变直而消失。

- **Blount病（胫骨内翻）**：肥胖或早期行走会对胫骨近端干骺端后内侧形成压力，导致骨骺畸形和剪切应力造成的骺板损伤。和发育性弯曲相同，此种情况在非裔美国人中更为常见。婴幼儿型Blount病在4岁前发病，而青少年型Blount病常发生于年龄较大的儿童，可能是同一种疾病的后期表现。婴幼儿型Blount病是指胫骨干骺端-骨干成角至少为16°。

早期病例仅表现为干骺端呈鸟嘴状，但随着疾病的进展，干骺端变得更加不规则、塌陷，还可能出现碎裂。胫骨可能侧方半脱位。对于轻度的婴幼儿型Blount病，使用矫形器保守治疗有效。严重或迟发型Blount病可采用楔形截骨术治疗恢复力线。MRI主要用于评估内侧骺板是否形成骨桥，如果存在骨桥，则需要进行更复杂的手术。

- **佝偻病**：长骨生长板软骨和骨样组织矿化不足，软骨堆积，导致生长障碍和骨骼畸形。营养性维生素D缺乏和X连锁低磷血症是导致佝偻病的最常见的代谢异常。软骨排列紊乱、软骨过多导致生长板变宽。生长活跃的骨骼干骺端和类干骺端部位受影响最为严重（如腕关节、膝关节和前肋）。骨干可见功能不全性骨折、骨膜新生骨和弯曲畸形。当患儿开始学习站立时，下肢变得弯曲。除了骨干弯曲外，X线片上还可见骺板增宽和干骺端膨大，呈杯口状、毛刷状。

■ 其他鉴别诊断

- **出现于综合征的弯曲**：干骺端软骨发育不良、成骨不全、神经纤维瘤病和其他综合征都可能导致膝内翻，发病机制不一。

■ 诊断

Blount病。

√ 要点

- 2岁以下儿童16°~20°的膝内翻是正常的。
- 病理性胫骨内翻是指2岁以下儿童胫骨过度弯曲或2岁以上儿童胫骨持续弯曲。
- Blount病患者的干骺端呈鸟嘴状，随着疾病的进展，干骺端变得不规则，甚至出现碎裂并伴有胫骨外侧

半脱位。

- 佝偻病通常是由营养性维生素D缺乏或X连锁低磷血症所致，表现为骺板增宽、干骺端呈杯口状、毛刷状，以及功能不全性骨折和骨干弯曲。

■ 推荐阅读

Cheema JI, Grissom LE, Harcke HT. Radiographic characteristics of lower-extremity bowing in children. Radiographics. 2003; 23(4):871–880

Ho-Fung V, Jaimes C, Delgado J, Davidson RS, Jaramillo D. MRI evaluation of the knee in children with infantile Blount disease: tibial and extra-tibial findings. Pediatr Radiol. 2013;

43(10):1316–1326

Shore RM, Chesney RW. Rickets: Part I. Pediatr Radiol. 2013; 43(2):140–151

Shore RM, Chesney RW. Rickets: Part II. Pediatr Radiol. 2013; 43(2):152–172

病例 130

Wonsuk Kim

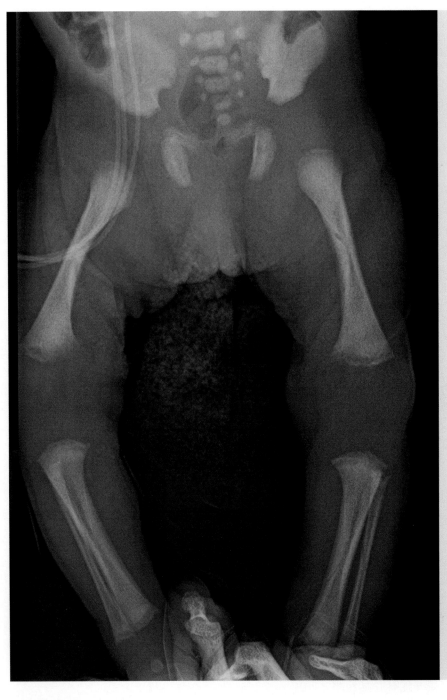

图130.1　下肢正位X线片显示干骺端对称性的横行透亮影，邻近骺板下方的致密带。（Image courtesy of Rebecca Stein-Wexler.）

■ 临床病史

新生女婴皮肤黏膜病变（图130.1）。

■ 关键影像学表现

干骺端透亮影。

■ Top 3 鉴别诊断

- **白血病**：急性白血病是最常见的小儿恶性肿瘤，大多数为急性淋巴细胞白血病（ALL）。高达2/3的患者在诊断时X线片存在异常改变。干骺端透光影是最常见的表现，发生于生长最快的部位，如膝关节、踝关节和腕关节。其他表现包括骨膜反应、局灶性溶骨性病变、骨量减少和骨折。椎体压缩性骨折很常见。
- **骨髓炎**：急性骨髓炎是儿童，尤其是5岁以下儿童骨病的一个重要病因。大多数病例源于病原菌血行播散，可累及干骺端。骨扫描和MRI早期诊断较X线

片更为敏感。起病10天后，X线片上可能出现边界不清的干骺端透亮影和骨膜新生骨形成等改变。
- **神经母细胞瘤**：神经母细胞瘤常发生骨转移。发生骨转移的患儿可能出现骨痛和关节炎样症状。X线表现类似于其他小圆蓝细胞肿瘤，如尤因肉瘤和白血病。该病可能出现骨膜反应、一个或多个溶骨性病灶、横行的干骺端透亮线和病理性骨折。MRI、正电子发射断层扫描（PET）CT和间碘苄甲胍（MIBG）扫描有助于评估转移。

■ 其他鉴别诊断

- **TORSCH**：TORSCH（弓形虫病、风疹、梅毒、巨细胞病毒、疱疹）感染通过胎盘传播，常累及干骺端。梅毒及其他几种疾病均可导致邻近骺板下致密带的对称性的干骺端透亮带。约50%的先天性梅毒可见Wimberger征——胫骨近端内侧干骺端对称性局灶性破坏。风疹的典型特征是从骨骺延伸到干骺端的纵向排列的线状条纹，呈"芹菜梗样"表现。其他TORSCH感染也可能引起类似的表现。
- **佝偻病**：佝偻病是由维生素D缺乏引起的，可导致骺软骨矿化减低。X线表现包括骺板增宽、临时钙化带消失、干骺端呈毛刷样及杯口状改变。上述表现在生长最快的长骨（腕关节和膝关节）上最为明显。
- **维生素C缺乏病（坏血病）**：这种致命性但可治疗的疾病是由维生素C缺乏引起的。X线表现包括干骺端临时钙化带明显（Frankel"白线"），并伴有邻近的脱矿线（"坏血病线"）和骺板增宽。

■ 诊断

先天性梅毒。

√ 要点

- 干骺端透亮带常见于白血病。
- TORSCH感染可能表现为干骺端透亮影，伴"芹菜梗样"表现。
- 神经母细胞瘤骨转移常见，可出现骨膜反应、干骺端透亮影、其他部位局灶透亮区及病理性骨折。

■ 推荐阅读

Blickman JG, van Die CE, de Rooy JW. Current imaging concepts in pediatric osteomyelitis. Eur Radiol. 2004; 14 Suppl 4:L55–L64

Mostoufi-Moab S, Halton J. Bone morbidity in childhood leukemia: epidemiology, mechanisms, diagnosis, and treatment. Curr Osteoporos Rep. 2014; 12(3):300–312

Ranson M. Imaging of pediatric musculoskeletal infection. Semin Musculoskelet Radiol. 2009; 13(3):277–299

病例 131

Rebecca Stein-Wexler

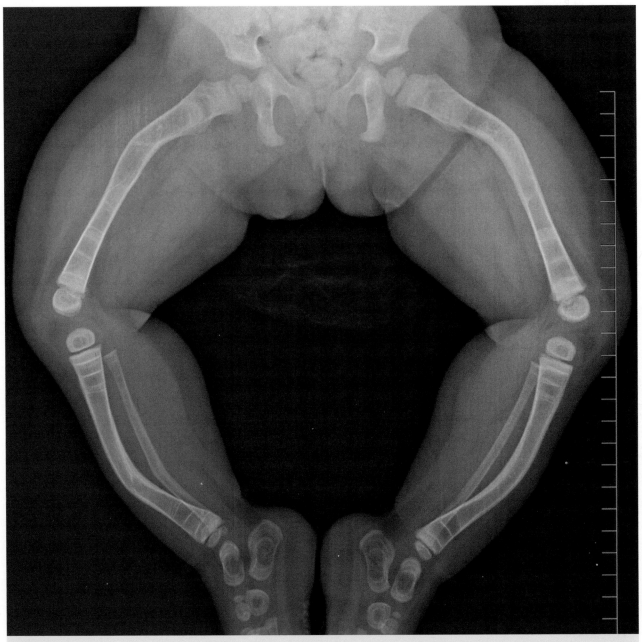

图 131.1 下肢正位 X 线片显示干骺端多条致密线，伴骨干弯曲和下肢骨质疏松。

■ 临床病史

2 岁女孩，患有慢性病（图 131.1）。

■ 关键影像学表现

干骺端致密影。

■ Top 3 鉴别诊断

- **生理性干骺端致密带**：2~6岁的健康幼儿，长时间暴露在日光下时，干骺端密度可能会增高，冬季之后尤其常见。确切的机制尚不清楚，但该现象可能是内源性维生素D生成过多所致。以下两点提示为生理性干骺端致密带：①在膝关节，腓骨近端正常、无致密带；②致密带的密度不高于骨干或干骺端皮质的密度。
- **铅中毒**：铅中毒最常见于在1~3岁的儿童，是由吸入铅尘或摄入受污染的水或铅涂层碎片造成的。当血清铅水平＞5μg/L时，过量的铅会损害破骨细胞的功能，导致临时钙化带区域的骨吸收障碍。双侧干骺端形成对称性致密带，其密度通常高于相邻干骺端或骨干的皮质。如果腓骨近端出现这种致密带，则有助于诊断，因为该区域不存在生理性的干骺端致密带，正常情况下应无任何致密带。如果铅含量持续增高，可能会导致生长畸形，如锥形烧瓶样畸形。其他重金属也可产生类似的效应。尽管影像学表现可以给予提示，但诊断仍取决于实验室检查。
- **白血病治疗后**：白血病治疗后，干骺端可能变得致密。然而，白血病患儿更常表现为干骺端透亮影。

■ 其他鉴别诊断

- **治愈的佝偻病**：尽管活动性佝偻病患者的干骺端模糊、凹陷、呈喇叭状并伴有骺板增宽，但佝偻病治愈后邻近骺板的干骺端会出现致密带。这在等生长快速的骨骼（腕关节、膝关节、肋骨前部）的干骺端或相当于干骺端的部位最为明显。
- **双膦酸盐疗法**：双膦酸盐类药物可用于治疗骨质疏松症患者。这部分患者通常因成骨不全、类固醇治疗、神经肌肉疾病而引起骨质疏松。该类药物通过抑制破骨细胞介导的骨吸收来增加骨密度。周期性治疗导致长骨干骺端出现平行于骺板的薄致密线（"斑马条纹"）、脊柱及扁骨出现"骨中骨"表现。
- **梅毒**：宫内感染梅毒螺旋体可导致出生后的前2个月出现骨骼异常。干骺端透亮度异常增高，干骺端和骺板之间可见致密的硬化带。约50%的患者出现胫骨近端内侧干骺端的局灶性骨溶解，即Wimberger征。还可能出现病理性骨折和骨膜新骨形成。患者可能有皮疹、肝脾大、贫血、腹腔积液和肾病综合征。

■ 诊断

双膦酸盐治疗成骨不全。

∨ 要点

- 干骺端生理性致密带的密度比邻近的骨皮质低，而且近端腓骨正常。
- 尽管活动性佝偻病的特征是干骺端增宽、模糊，但在治疗阶段，干骺端可能变得致密。
- 如果铅含量＞5μg/L，可能会形成干骺端致密带。
- 梅毒患儿的骺板和异常透亮的干骺端之间可能会出现一条致密带。

■ 推荐阅读

Raber SA. The dense metaphyseal band sign. Radiology. 1999; 211(3):773–774

States LJ. Imaging of metabolic bone disease and marrow disorders in children. Radiol Clin North Am. 2001; 39(4):749–772

病例 132

Rebecca Stein-Wexler

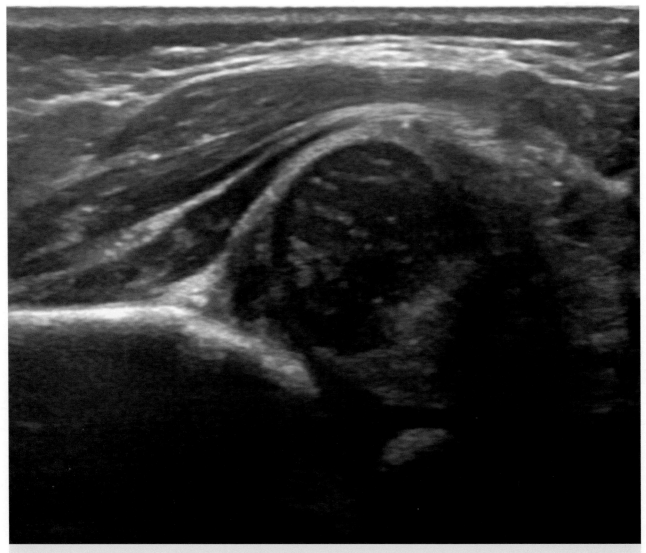

图 132.1 左髋屈曲位冠状位超声显示髋臼变浅，股骨头明显半脱位。

■ 临床病史

4周大的臀位生产婴儿，髋关节弹响（图132.1）。

■ **关键影像学表现**

髋关节脱位。

■ **Top 3 鉴别诊断**

- **发育性髋关节发育不良（DDH）**：DDH最常见于女性、第1胎和（或）臀位生产或有DDH或关节松弛家族史的婴儿。Barlow通过调整屈曲的髋关节的位置可移动股骨头。Ortolani检查阳性即通过屈曲和外展来复位股骨头。出生6个月内的患儿使用超声诊断，而出生6个月后股骨头骨化会造成声影衰减。冠状位最适于显示髋臼的轮廓，"α角"60°或以上是正常的。轴屈位最适于显示股骨头在髋臼内的运动情况。对于年龄较大的儿童，可通过X线片来评估髋臼和股骨头的位置。Pavlik harness（带蹬吊带法）治疗通常有效，偶尔需要石膏固定。难治性DDH可采用髋臼成形术来改善髋臼角和覆盖率，同时行股骨截骨以改善股骨头的位置。局部CT或MRI可用于评估髋关节的位置。

- **神经肌肉疾病**：脑瘫（CP）和其他痉挛性神经肌肉疾病的患者可能出现髋关节半脱位、脱位。收肌和髂腰肌过度紧张导致髋关节持续内收，髋臼变浅并发生倾斜。痉挛性脑瘫患者的严重髋关节半脱位在7岁之前都很常见。但是，股骨头的侧向覆盖可能由于其他原因而缩小，例如，髋臼（小）和股骨头（大）的大小不匹配、骨盆倾斜、内收挛缩或股骨颈外翻（或前倾）。

- **外伤**：外伤性关节积血可导致髋关节后外侧半脱位，或在少数情况下会发生髋关节脱位。当股骨头尚未骨化时，Salter I 型骨折伴远侧断端外侧移位可能会被误诊为股骨头脱位，该种情况可见于非意外性创伤。严重创伤（如机动车碰撞）可导致股骨头后脱位。

■ **其他鉴别诊断**

- **畸形性髋关节发育不良**：许多骨骼发育不良和综合征的患儿髋关节发育不良的发病率增加。例如，在具有行走能力的21三体综合征患儿中，多达5%存在髋关节复发性半脱位或脱位。Ehlers–Danlos综合征和Larsen综合征患者的髋关节脱位发生率也会增加。

■ **诊断**

发育性髋关节发育不良。

√ **要点**

- DDH最常见于女孩、第1胎、臀位生产和（或）有韧带松弛家族史的婴儿。
- 髋关节超声用于评估出生6个月内的患儿。
- 痉挛性脑瘫患者由于髋关节持续内收，髋关节脱位的发生率增加。
- 在股骨头骨化之前，非意外创伤可能导致伴有干骺端外侧移位的股骨近端骺板Salter I 型骨折，类似于DDH。

■ **推荐阅读**

Grissom LE. The pelvis and hip: Congenital and developmental conditions. In: Stein-Wexler R, Wootton-Gorges SL, Ozonoff MB, eds. Pediatric Orthopedic Imaging.Berlin Heidelberg: Springer; 2015

Hägglund G, Lauge-Pedersen H, Wagner P. Characteristics of children with hip displacement in cerebral palsy. BMC Musculoskelet Disord. 2007; 8:101

Harcke HT. The role of ultrasound in diagnosis and management of developmental dysplasia of the hip. Pediatr Radiol. 1995; 25(3):225–227

病例 133

Robert J. Wood, Sandra L. Wootton-Gorges

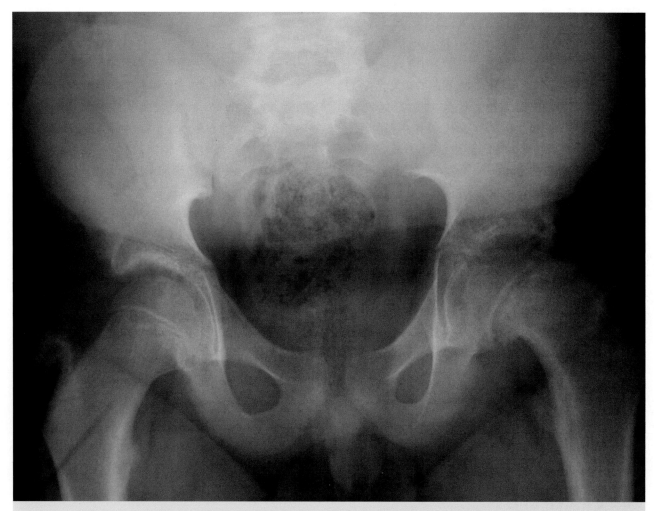

图133.1 骨盆正位X线片显示左侧股骨近端骺板增宽，股骨头相对干骺端后内侧移位。（Image courtesy of Rebecca Stein–Wexler.）

■ 临床病史

13岁男孩，左髋部疼痛（图133.1）。

■ 关键影像学表现

骺板增宽。

■ Top 3 鉴别诊断

- **Salter Harris Ⅰ型骨折**：一种由平行于生长板的剪切力造成的骨折，相对少见。最常见于5岁以下的儿童。虽然一过性移位常见，但在行影像学检查前常已自发复位，从而使诊断变得困难。与对侧进行比较可能会有所帮助。

- **股骨头骨骺滑脱（SCFE）**：该类股骨头骺板的Salter Harris Ⅰ型剪切型骨折是青少年最常见的髋部疾病，好发于男孩和骨骼发育轻度延迟的肥胖儿童。患有内分泌疾病的儿童，尤其是甲状腺功能减退或正在接受生长激素治疗的儿童，更容易发生SCFE。仅10%的患者出现症状即为双侧SCFE，但多达1/3的患者最终会发展为双侧SCFE。患者表现为跛行和髋部或膝部疼痛，根据能否行走，可分为"稳定型"SCFE和"非稳定型"SCFE。中立位正位X线片显示骺板增宽，（由于旋转）股骨头相对短缩，且完

全位于Kleins线（股骨颈外上延长线）的内侧。蛙式侧位显示股骨头相对于颈后内侧移位。在亚急性病例中还可见股骨颈后内侧凸起伴反应性骨质硬化。并发症包括软骨溶解、早发性关节炎、手枪柄样畸形导致股骨–髋臼撞击，以及由于骺板过早闭合而导致的双侧肢体长度不一致。

- **佝偻病**：佝偻病导致临时钙化带矿化不足。该疾病是钙吸收不足或磷酸盐排泄过多引起的。患者可能出现骨骼弯曲畸形或骨折风险增加，包括SCFE。X线显示长骨干骺端呈毛刷状、杯口状改变（以膝关节和腕关节最为显著），骺板增宽，骨量减少伴骨小梁模糊，骨干弯曲畸形和不全骨折。前肋末端不规则膨大呈"串珠肋"畸形。经治疗，干骺端毛刷样改变消失，变得异常致密。

■ 其他鉴别诊断

- **骨髓炎**：金黄色葡萄球菌是骨感染最常见的病原体。从出生后18个月一直到骨骼成熟，干骺端都是最常见的受累部位，这是因为干骺端局部血流缓慢。X线片可显示骨皮质模糊和骨膜反应、骨内虫蚀状透亮

区，以及相关的软组织肿胀。有时可出现骺板增宽。在病变早期，当X线片表现正常时，MRI可显示骨内T1低信号T2高信号。

■ 诊断

股骨头骨骺滑脱。

∨ 要点

- SCFE是一种发生于股骨头骺板的Salter Ⅰ型骨折。
- 蛙式侧位是显示股骨头相对于股骨颈移位的最佳位置。
- 佝偻病表现为干骺端毛刷样和杯口状改变，并伴有

骨骼的弯曲畸形。
- 骨髓炎最常累及干骺端，表现为骨膜炎、虫蚀状透亮区和软组织肿胀。

■ 推荐阅读

Aronsson DD, Loder RT, Breur GJ, Weinstein SL. Slipped capital femoral epiphysis: current concepts. J Am Acad Orthop Surg. 2006; 14(12):666–679

Gill KG. Pediatric hip: pearls and pitfalls. Semin Musculoskelet Radiol. 2013; 17(3):328–338

Jarrett DY, Matheney T, Kleinman PK. Imaging SCFE: diagnosis, treatment and complications. Pediatr Radiol. 2013; 43 Suppl 1:S71–S82

病例 134

Wonsuk Kim

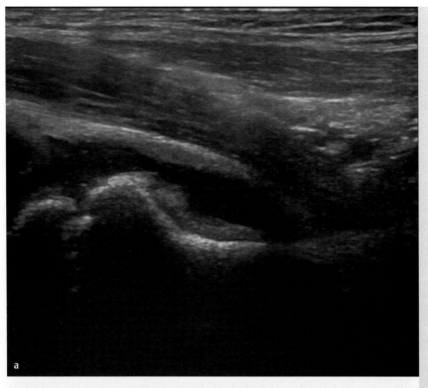

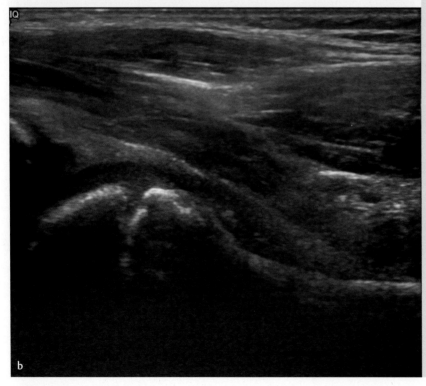

图134.1 （a）右髋斜矢状位超声显示关节囊内充满无回声液体。（b）正常的左髋关节超声。（Images courtesy of Rebecca Stein-Wexler.）

■ 临床病史

3岁男孩，上呼吸道感染后出现右髋关节疼痛（图134.1）。

■ 关键影像学表现

髋关节积液。

■ Top 3 鉴别诊断

- **病毒性滑膜炎**：病毒性滑膜炎是幼儿髋关节疼痛最常见的非创伤性原因。大多数患者年龄在3~8岁，许多患儿在起病前往往有上呼吸道感染病史。患儿表现为关节积液，超声检查较X线检查更具优势。采取对症支持治疗，疾病症状应在2周内消失。1%~2%的病例可能发生缺血性坏死。
- **化脓性关节炎**：该病通常累及幼儿的髋关节或膝关节。常见的病原菌为革兰阳性球菌，尤其是金黄色葡萄球菌和各种链球菌。化脓性关节炎属于骨科急症，因为延误诊断可能导致关节软骨破坏、骨坏死、生长发育障碍和畸形。超声有助于在关节穿刺术前了解关节积液的情况。MRI上，骨髓水肿、软组织水肿和股骨头强化减弱在化脓性关节炎患者较病毒性滑膜炎患者更常见。增强MRI可显示放置积液引流管和骨活检的合适位置。化脓性关节炎可伴发骨髓炎。
- **创伤**：创伤后骨折常引起关节积液。然而，化脓性关节炎或病毒性滑膜炎患者也可能有外伤史，因此，这些诊断也必须纳入考虑范围。

■ 其他鉴别诊断

- **幼年特发性关节炎（JIA）**：JIA属于临床诊断，表现多样，涵盖了所有发生于16岁以下青少年和儿童、持续6周以上的病因不明的关节炎。根据疾病的不同阶段，X线片可显示关节积液、软组织肿胀、骨量减少、关节间隙狭窄和侵蚀。MRI可显示滑膜增厚、关节积液、骨髓水肿、侵蚀和软骨变薄。
- **血友病**：可能与反复关节内出血有关，随后发展为关节病，通常在20岁之前发病。膝关节、踝关节、肘关节和肩关节是最常见的受累部位。急性期的X线片表现包括出血性关节积液（关节积血）。由于含铁血黄素所致的磁敏感伪影，增生肥厚的滑膜在所有MRI序列上均呈低信号。该病最终会发生骨质侵蚀。
- **色素沉着绒毛结节性滑膜炎（PVNS）**：PVNS是关节内弥漫型滑膜良性增生性疾病，该类疾病可累及关节内滑膜、滑囊和腱鞘。PVNS最常发生于膝关节（80%），其次是髋关节、踝关节、肩关节和肘关节。发病高峰出现在20~40岁。X线片可表现正常，或显示关节周围软组织肿胀或关节侵蚀。MRI可显示弥漫性或结节性滑膜增厚，并伴有含铁血黄素导致的磁敏感伪影。

■ 诊断

病毒性滑膜炎。

∨ 要点

- 病毒性滑膜炎是幼儿髋关节疼痛最常见的非创伤性原因。
- 化脓性关节炎属于外科急症，因为细菌产生的酶会迅速破坏关节软骨。
- 引起髋关节疼痛的病因中，创伤可能是一种伴随诊断，其他原因引起的髋关节疼痛患者也可能有创伤史。

■ 推荐阅读

Damasio MB, Malattia C, Martini A, Tomà P. Synovial and inflammatory diseases in childhood: role of new imaging modalities in the assessment of patients with juvenile idiopathic arthritis. Pediatr Radiol. 2010; 40(6):985–998

Jaramillo D, Dormans JP, Delgado J, Laor T, St Geme JW III. Hematogenous osteomyelitis in infants and children: imaging of a changing disease. Radiology. 2017; 283(3): 629–643

Llauger J, Palmer J, Rosón N, Bagué S, Camins A, Cremades R. Nonseptic monoarthritis: imaging features with clinical and histopathologic correlation. Radiographics. 2000; 20(Spec No):S263–S278

病例 135

Rebecca Stein-Wexler

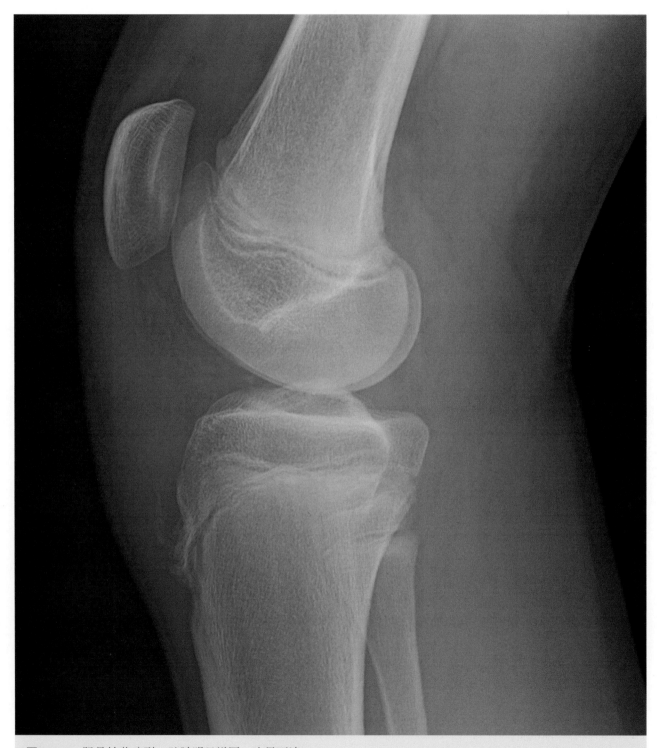

图 135.1 胫骨结节碎裂，髌腱明显增厚、边界不清。

■ **临床病史**

14 岁男性运动员，单侧膝关节疼痛（图 135.1）。

■ 关键影像学表现

髌下软组织肿胀。

■ Top 3 鉴别诊断

- **Osgood–Schlatter病**：此类牵拉性"骨突炎"通常发生于青春期男孩的快速生长期。髌骨高位和膝外翻容易发生该病。反复的拉力导致胫骨结节软骨微骨折和撕脱。如果胫骨结节已骨化，X线片会显示胫骨结节附近一个或多个的骨性密度影、软组织肿胀及髌腱远端和Hoffa脂肪垫水肿。如果骨折只穿过软骨，3~4周后可见骨性碎片。多达50%的病例为双侧性。这种良性、自限性疾病经NSAID和物理治疗可以治愈。

- **Sinding–Larsen–Johannson病**：该病是由反复微创伤导致的髌骨下极牵拉性损伤，通常发生于10~14岁的儿童，该年龄段的骨骼接近成熟。X线片显示髌骨下极附近至少1块骨碎片，可能还存在髌骨高位。MRI显示髌骨下极信号异常，髌腱增厚，Hoffa脂肪垫水肿。大多数病变经NSAID和物理治疗可治愈。

- **髌骨袖套样骨折**：此类急性撕脱伤好发于8~12岁儿童，常于股四头肌强力收缩后。髌骨下极软骨骨折导致髌骨高位。此类骨折在X线片上唯一的表现可能是距髌骨下极不同距离处的一微小骨片，而MRI可以显示损伤的整体范围。

■ 其他鉴别诊断

- **胫骨近端干骺端横行骨折**：此类骨折常见，有时很轻微，多在2~5岁的幼儿在蹦床上跳跃时发生。轻微的皮质皱褶和（或）细微的横行透亮线提示该诊断。

- **胫骨结节骨折**：胫骨结节在青春期容易发生骨折，因为这一部位的骺板软骨正处于骨化的过程中。主动伸膝和剧烈的股四头肌收缩（跳跃）会导致这种少见的损伤。此类骨折在有Osgood–Schlatter病史的患者中更为常见。撕脱的骨片常向头侧移位或向上铰索，通常需要行手术固定。

■ 诊断

Osgood–Schlatter病。

√ 要点

- Osgood–Schlatter病表现为髌腱增厚、Hoffa脂肪垫水肿，以及胫骨结节附近数量不等的骨碎片。
- 当儿童骨骼接近成熟时，反复微创伤可能导致髌骨下极撕脱或Sinding–Larsen–Johannson病。
- 发生髌骨袖套样骨折时，X线片上可见的髌骨下方微小骨片会极大程度地低估骨折的范围，准确诊断通常需要行MRI检查。

■ 推荐阅读

Kjellin I. The lower extremity: acquired disorders. In: Stein-Wexler R, Wootton-Gorges SL, Ozonoff MB eds. Pediatric Orthopedic Imaging. Berlin Heidelberg: Springer; 2015

Merrow AC, Reiter MP, Zbojniewicz AM, Laor T. Avulsion fractures of the pediatric knee. Pediatr Radiol. 2014; 44(11):1436–1445, quiz 1433–1436

Sanchez R, Strouse PJ. The knee: MR imaging of uniquely pediatric disorders. Magn Reson Imaging Clin N Am. 2009; 17(3):521–537, vii

病例 136

Rebecca Stein-Wexler

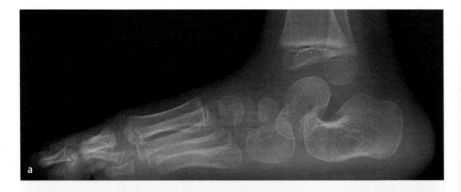

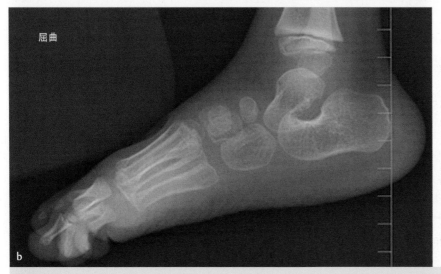

屈曲

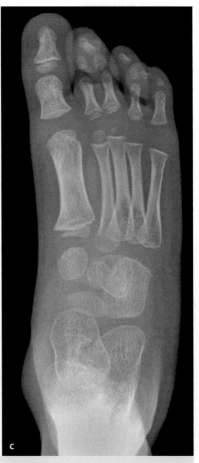

图136.1 （a）足负重侧位X线片显示距骨垂直、几乎平行于胫骨，舟骨背侧移位；扁平足。（b）跖屈位无明显改善。（c）足负重正位X线片显示距骨轻度偏移外翻。

■ **临床病史**

儿童，足部畸形（图136.1）。

■ 关键影像学表现

足部畸形。

■ Top 3 鉴别诊断

- **外翻平跖足（扁平足）**：这一家族性获得性的柔性畸形的特点是足底弓平坦，通常无症状。该情况非常普遍，尤其是在幼儿中。然而，到10岁时，发病率与成人相近。通常只有在出现疼痛的情况下才进行影像学检查，以排除跗骨联合等其他病因。韧带松弛使跟骨的位置向中线偏移（后足外翻）。在侧位负重X线片上，跟骨较正常状态水平。此外，沿着距骨和第1跖骨的长轴绘制的线（即Meary线），向下凸出。严重病例的距骨可能朝下，较正常状态更平行于胫骨长轴，但距舟关节是正常的。脑瘫和其他神经肌肉疾病患者也可能出现扁平足，但在该情况下，扁平足通常比家族性扁平足更僵硬。

- **畸形足（马蹄内翻足）**：先天性马蹄内翻足可能是遗传导致的，但也可能是肌肉不平衡、结缔组织异常、宫内位置不正所致，而老年患者可能由于脊髓脊膜膨出、关节弯曲和各种综合征而导致马蹄内翻足。患者踝关节跖屈、后足内翻、前足内翻和内收。在X线片上，距骨通常很小并且变形。跟骨通常呈马蹄位（较正常情况更平行于胫骨长轴）且与距骨平行，并常与其重叠。舟骨内移，前足内收。足内翻导致距骨基底部在正位X线片上相互重叠，在侧位X线片上呈阶梯状。由于足部外侧负重异常和应力性反应或骨折，外侧跗骨可能变厚和硬化。

- **先天性垂直距骨**：这一罕见畸形通常为双侧，并且至少1/2的病例有出现于综合征中。非综合征性病例可能是足部旋转发育异常和（或）肌肉不平衡所致。胫后肌腱和腓骨长肌肌腱的位置较正常状态靠前，以帮助背屈；跟腱短。因此，距骨严重跖屈，几乎平行于胫骨长轴。与扁平足不同，舟骨背侧脱位，并位于距骨颈上方。舟骨通常与跗骨对齐，但距骨与跗骨不对齐。跟骨外侧偏移成严重外翻，与距骨相同，呈马蹄位，几乎与胫骨长轴平行，造成明显的跖屈，导致摇椅底畸形。

■ 诊断

先天性垂直距骨。

∨ 要点

- 扁平足畸形时，跟骨位于较正常水平，并偏向外翻；严重的情况下，距骨轴可能会与胫骨的长轴呈不同程度的平行。

- 马蹄内翻足的特点是跟骨外偏，所以跟骨平行于距骨，伴前足内收和足内翻，因此，正位X线片上跟骨互相过于重叠，但在侧位X线片上距骨互相重叠不够（呈阶梯状）。

- 在先天性垂直距骨中，距骨呈马蹄位，跟骨外侧偏移成严重外翻。

- 扁平足与先天性垂直距骨一个重要的区别在于前者距舟关节无脱位，而后者舟骨背侧移位。

■ 推荐阅读

Hammer MR, Pai DR. The foot and ankle: Congenital and developmental conditions. In: Stein-Wexler R, Wootton-Gorges SL, Ozonoff MB, eds. Pediatric Orthopedic Imaging. Berlin Heidelberg: Springer; 2015

Harty MP. Imaging of pediatric foot disorders. Radiol Clin North Am. 2001; 39(4):733–748

病例 137

Jennifer L.Nicholas

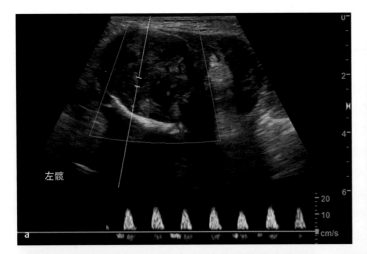
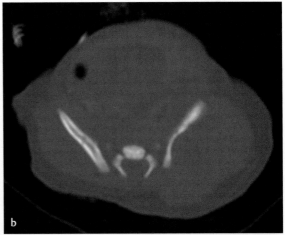
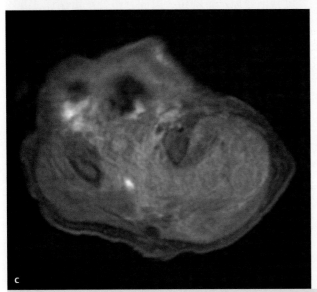
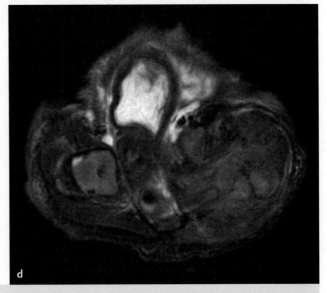

图 137.1 （a）左髋超声显示皮下软组织内可见一个不均质的富血供肿块，肿块大部分边界清晰。（b）轴位CT显示肿块无钙化，邻近髂翼变薄。（c）轴位脂肪抑制增强T1WI显示一个不均质、部分坏死、中等强化的肿块，部分边界清晰，但浸润臀肌和盆腔侧壁。（d）轴位脂肪抑制T2WI显示肿块内部不均质，但大部分为低信号。（Images courtesy of Rebecca Stein—Wexler.）

■ 临床病史

出生2天的女婴，左臀部发现巨大肿块（图137.1）。

■ 关键影像学表现

发生于婴儿的软组织肿块。

■ Top 3 鉴别诊断

- **婴儿型血管瘤**：婴儿型血管瘤为婴幼儿最常见的肿瘤，白人儿童患病率高达10%。其中许多患儿出生后1个月内发现血管瘤，同时可能有相关的皮肤病变，如苍白斑、毛细血管扩张或黄斑红斑，或假瘀斑。婴儿血管瘤约60%发生于颅面部，25%发生于躯干，15%位于四肢。约80%为单发。该种血流丰富的病变超声表现为实性、边界清楚、低回声、富血供、血流均匀的肿块。MRI表现随病变分期而变化。多发性皮肤血管瘤可能是其他部位（通常为肝脏）血管瘤的先兆，应行进一步的影像学检查。婴儿血管瘤通常在出生后第1年增大，5岁前逐渐消退。

- **婴儿型肌纤维瘤**：此类良性结节状软组织肿瘤也可发生在肌肉、骨骼和内脏，虽然罕见，却是婴儿期最常见的纤维性肿瘤，大多数出现在2岁前。肿瘤可为单发性或多灶性（肌纤维瘤病）。超声表现从均匀的轻微高回声到接近无回声，边缘较厚。多数病变会自然消退。如果需要治疗，可行手术切除。

- **婴幼儿纤维错构瘤**：大多数婴幼儿纤维错构瘤表现为单发的无痛结节。某些患儿存在局部皮肤改变，包括色素沉着、小汗腺增生或出现毛发。大多数婴幼儿纤维错构瘤发生于出生后第1年，约1/4出生时即发现结节。病变通常位于腋下、上臂、躯干上部、腹股沟区和外生殖器区的皮下软组织及真皮下部。超声表现为不均匀的高回声肿块，呈"蜿蜒"蛇形，边界不清或边缘呈分叶状，无明显血流。虽然纤维错构瘤有时会自发消退，但治疗应采取局部切除。

■ 其他鉴别诊断

- **婴儿型纤维肉瘤**：为婴幼儿最常见的恶性软组织肿瘤，肿瘤体积大、生长迅速，通常发生于四肢。超声表现为不均质、浸润性的富血供病变。MRI表现不具特异性。儿童预后好于成人。

- **神经母细胞瘤转移**：神经母细胞瘤转移通常为实性、富血供病变，一般为高回声，可以含钙化。钙化在CT上易于识别。

■ 诊断

婴儿型纤维肉瘤。

∨ 要点

- 婴儿型血管瘤应边界清晰、可压缩，并显示高速血流。
- 婴儿肌纤维瘤的超声表现多样，可表现为均匀的稍高回声到接近无回声，伴有较厚的边缘。
- 婴儿期纤维错构瘤应位于皮下软组织和真皮下部，通常呈"蜿蜒"蛇形不均质高回声。
- 婴儿型纤维肉瘤生长迅速，呈不均质性，边界不清。

■ 推荐阅读

Dickey GE, Sotelo-Avila C. Fibrous hamartoma of infancy: current review. Pediatr Dev Pathol. 1999; 2(3):236–243

Lee S, Choi YH, Cheon JE, Kim MJ, Lee MJ, Koh MJ. Ultrasonographic features of fibrous hamartoma of infancy. Skeletal Radiol. 2014; 43(5):649–653

North PE. Pediatric vascular tumors and malformations. Surg Pathol Clin. 2010; 3(3):455–494

Schurr P, Moulsdale W. Infantile myofibroma: a case report and review of the literature. Adv Neonatal Care. 2008; 8(1):13–20

病例 138

Rebecca Stein-Wexler

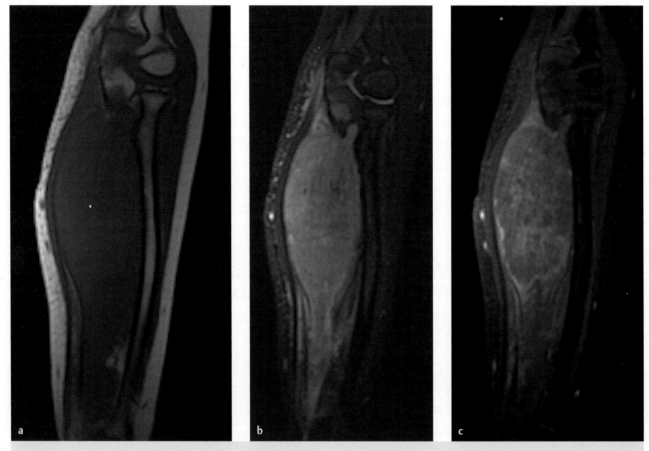

图 138.1 （a）前臂冠状位 T1WI 显示累及屈肌单发实性肿块，与肌肉信号一致。（b）冠状位脂肪抑制 T2WI 显示病灶信号轻度不均匀，以高信号为主，伴邻近软组织轻度水肿。（c）脂肪抑制 T1WI 增强显示病灶不均匀强化。

■ 临床病史

10 岁男孩，1 个月前发现前臂肿块，抗生素治疗后肿块仍继续生长（图 138.1）。

■ 关键影像学表现

发生于年龄较大的儿童的巨大软组织肿块。

■ Top 3 鉴别诊断

- **横纹肌肉瘤（RMS）**：大多数儿童的软组织肿块为良性，但是如果肿块较大（＞10cm）、位置较深、位于非筋膜性的部位、患儿年龄较大和表现不均质、边界不清，则恶性肿瘤的可能性较大。总的来说，RMS是目前最常见的儿童软组织肉瘤。婴儿型肉瘤（在婴儿中）和滑膜肉瘤（在年龄较大的儿童中）在四肢更为常见，而发生在四肢的RMS常见于年龄较大的儿童。尽管被称为横纹肌肉瘤，但该肿瘤可以发生于多种组织，并非仅发生于肌肉。发生在四肢的RMS通常为腺泡型，预后较葡萄状横纹肌肉瘤差，还可累及头颈部和泌尿生殖道。X线和超声显示为无钙化的非特异性软组织肿块，MRI表现为T1低信号，T2高信号，可能存在坏死的区域。MRI和CT增强扫描表现为明显不均匀强化。CT和MRI的表现不具有特异性，但有助于评估病变的范围。手术完全切除可显著改善预后。

- **淋巴瘤**：淋巴瘤几乎可以累及人体的任何器官，任何疑似病变均应考虑淋巴瘤。当淋巴瘤局限于软组织时，通常为非霍奇金型淋巴瘤。发生在软组织的淋巴瘤可能是原发肿瘤，也可能是邻近直接侵犯或从远处播散而来。肿块跨过筋膜平面，包埋血管比推挤血管更常见。肿块对血管产生占位效应，导致远端软组织肿胀。软组织淋巴瘤在超声表现为均匀的低回声肿块，CT表现为均匀密度，MRI T1WI表现为等信号，T2WI为等至高信号。肿瘤具有侵袭性，在CT和MRI上常显示软组织条带和强化。相邻站的淋巴结可表现为多发肿大淋巴结互相融合，这在其他的软组织肉瘤中并不常见。主要的治疗手段包括化疗和放疗。

- **滑膜肉瘤**：该种高度恶性的肿瘤起源于原始间皮。诊断时肿块可能已经存在数月至数年，可能会因体积较小且有包膜而被误诊为良性病变。虽然滑膜肉瘤通常位于关节周围7cm之内的区域，但其并非起源于滑膜组织。滑膜肉瘤最常发生于手、足或膝关节，大约有1/3钙化，1/3表现出"3层信号"：高信号的出血、等信号的坏死和低信号的纤维化。

■ 其他鉴别诊断

- **硬纤维瘤（侵袭性纤维瘤病）**：该种侵袭性病变不会发生转移，但很难完全切除，因此，复发很常见。该病最常见于青少年和年轻人，可能与外伤或手术史有关。肿瘤通常位于肌肉和邻近的筋膜中，可能包绕神经和血管。MRI信号随细胞含量、血运、胶原纤维和水的含量而变化。

■ 诊断

腺泡型横纹肌肉瘤。

∨ 要点

- 尽管大多数儿童的软组织肿块为良性，但是如果发生于年龄较大的儿童，并且肿块＞10cm、位置深、不均质、边界不清，则恶性肿瘤的风险增加。
- 在所有软组织肉瘤中，滑膜肉瘤最易与良性病变混淆。
- 1/3的滑膜肉瘤会出现钙化，1/3表现为出血、坏死和纤维化的"三重信号"。
- 硬纤维瘤不会发生转移，但极具侵袭性，因此，难以切除。

■ 推荐阅读

Brisse HJ, Orbach D, Klijanienko J. Soft tissue tumours: imaging strategy. Pediatr Radiol. 2010; 40(6):1019–1028

McCarville MB, Spunt SL, Skapek SX, Pappo AS. Synovial sarcoma in pediatric patients. AJR Am J Roentgenol. 2002; 179(3):797–801

Roper GE, Stein-Wexler R. Soft tissue masses. In: Stein-Wexler R, Wootton-Gorges SL, Ozonoff MB, eds. Pediatric Orthopedic Imaging. Berlin Heidelberg: Springer; 2015

病例 139

Philip Granchi

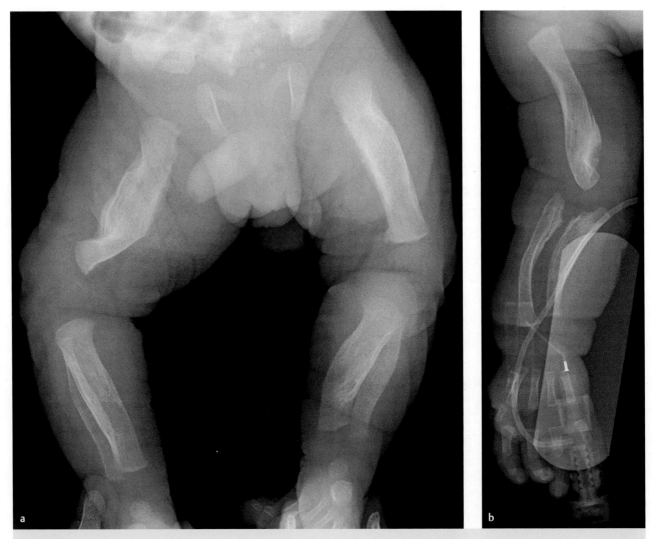

图139.1 出生4周的男孩，易激惹。双下肢正位X线片（a）及右上肢正位X线片（b）显示长骨不对称、粗糙的骨膜反应。

■ 临床病史

新生儿，易激惹（图139.1）。

■ 关键影像学表现

发生于新生儿或婴幼儿的骨膜反应。

■ Top 3 鉴别诊断

- **生理性骨膜反应**：约1/3的婴儿在1~6个月会形成骨膜新生骨，表现为平行于长骨骨皮质的细线，认识到此过程为良性过程的关键是骨膜反应的对称性。通常肱骨、股骨和胫骨双侧受累，复查X线片显示骨膜反应与原有骨皮质融合。生理性骨膜反应不会累及干骺端。只有在出生后1~6个月出现的骨膜反应才有可能是生理性的骨膜反应。
- **外伤**：骨膜反应发生于意外性和非意外性创伤引起的骨折端，无论何时在儿科患者中发现骨膜反应，均必须考虑非意外性创伤。支持骨膜反应继发于非意外性创伤的因素包括发生于不同时期的多处骨折，以及具有高度特异性提示虐待儿童的骨折。这类高度特异性的骨折包括后肋骨折和干骺端角骨折。
- **感染**：感染引起的骨骼改变多种多样，但不同病因引起的感染在X线片上都会出现透亮影，TORCH感染表现为垂直或纵向透亮带，骨髓炎表现为更加边界不清的透亮区。与正常的生理性骨膜反应不同，感染最常累及干骺端，这是两者的鉴别点之一。

■ 其他鉴别诊断

- **前列腺素治疗**：先天性心脏病患者可能需要开放动脉导管来为全身循环提供氧合血。前列腺素治疗用于心脏矫正手术前维持动脉导管的开放。此类患者的骨膜反应为弥漫性骨膜反应，患者有明确的心脏病病史和长期（4~6周）使用前列腺素的治疗史。
- **婴儿骨皮质增生症（Caffey病）**：Caffey病发生于出生后的前几个月，表现为发热、易激惹和骨膜反应，骨膜反应主要累及下颌骨、长骨、肋骨和肩胛骨。Caffey病的主要特征是骨膜反应粗糙、不规则和不对称，以及受累区域软组织肿胀。

■ 诊断

Caffey病。

√ 要点

- 生理性骨膜反应发生于1~6个月的新生儿，不累及干骺端。
- 外伤（意外性和非意外性）和感染可引起局限性骨膜反应。
- 长期（4~6周）前列腺素治疗可能导致弥漫性骨膜反应。
- Caffey病会导致粗糙的、不规则的、不对称的骨膜反应，并伴软组织肿胀。

■ 推荐阅读

Kirks D, Griscom NT. Practical pediatric imaging: diagnostic radiology of infants and children. 3rd ed. Philadelphia: Lippincott-Raven; 1998:335–336

Nistala H, Mäkitic O, Jüppner H. Caffey disease: new perspectives on old questions. Bone. 2014; 60:246–251

Swischuk LE, Ed. Imaging of the Newborn, Infant and Young Child. 5th ed. Philadelphia: Lippincott Williams and Wilkins; 2004:733

Velaphi S, Cilliers A, Beckh-Arnold E, Mokhachane M, Mphahlele R, Pettifor J. Cortical hyperostosis in an infant on prolonged prostaglandin infusion: case report and literature review. J Perinatol. 2004; 24(4):263–265

病例 140

Philip Granchi

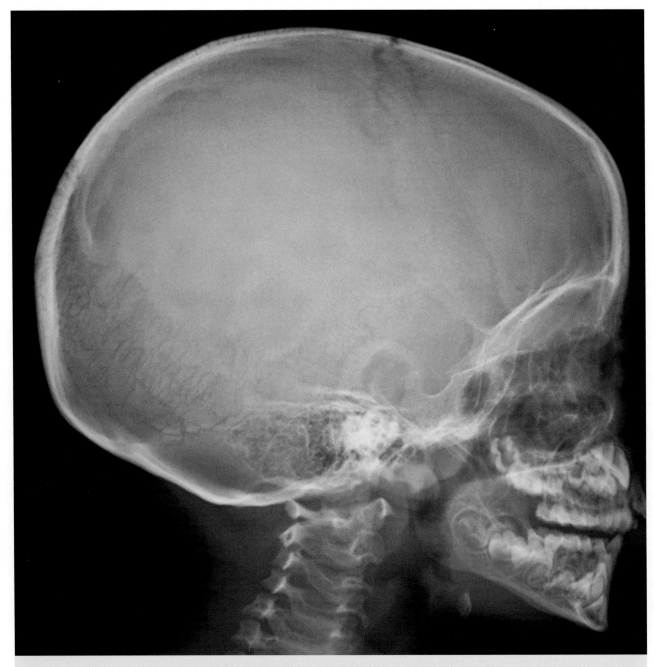

图 140.1 颅骨侧位 X 线片显示累及鳞缝和人字缝的多发缝间骨。

■ **临床病史**

儿童，面部异常（图 140.1）。

■ 关键影像学表现

缝间骨。

■ Top 3 鉴别诊断

- **特发性**：缝间骨是对位于颅缝内的不规则小骨的一种描述性命名。据报道，与病因明确的骨骼发育不良性的缝间骨相比，特发性缝间骨体积更小、数量更少，但目前没有明确的标准区分两者。缝间骨最常见于人字缝（50%），也可位于冠状缝（25%），并且可存在于所有的颅缝和囟门中。

- **成骨不全（OI）**：成骨不全的患者可存在大量缝间骨，呈马赛克（"铺路石"）样改变。除缝间骨外，其他影像学表现包括骨质疏松、多发骨折、骨干变细及脊柱侧凸。

- **颅锁骨发育不全**：颅锁骨发育不全是一种遗传性疾病，患者存在骨发育异常，膜内化骨的骨骼受累导致面小、头大和眼距增宽。患者会出现一系列X线表现，包括缝间骨、颅缝和囟门闭合延迟、锁骨缺如或发育不全、耻骨联合增宽和髋内翻。

■ 其他鉴别诊断

- **唐氏综合征**：唐氏综合征（21三体综合征）是儿童智力障碍最常见的遗传性病因，其发病率增加与妊娠女性年龄过大（>35岁）有关。唐氏综合征存在多种影像学异常，缝间骨是其中之一。其他典型表现包括寰枢关节不稳、第12对肋骨缺失、掌指骨短、翅形髂翼、髋关节发育不良和髌骨脱位等。

- **代谢性疾病（甲状腺功能减退症、佝偻病）**：多种代谢缺乏症可能存在缝间骨。在佝偻病中，缝间骨出现在疾病的恢复期。疾病的早期表现为骺板呈毛刷状和干骺端扩大（杯口状）。甲状腺功能减退症的特征表现包括骨骼成熟明显延迟、胸腰椎交界处椎体呈"子弹状"、骨骺碎裂。低磷酸酯酶症是一种罕见的碱性磷酸酶遗传缺陷性疾病，在无饮食营养不良的情况下也可导致佝偻病样改变。

■ 诊断

成骨不全。

∨ 要点

- 缝间骨的病因可能为特发性，最常累及人字缝。
- 成骨不全的患者可存在大量缝间骨，表现为马赛克样改变。
- 颅锁骨发育不全表现为缝间骨、锁骨缺如或发育不全。
- 多种代谢性疾病可能存在缝间骨。

■ 推荐阅读

Jeanty P, Silva SR, Turner C. Prenatal diagnosis of wormian bones. J Ultrasound Med. 2000; 19(12):863–869

Manaster BJ, May DA, Disler DG. Musculoskeletal imaging. The Requisites. 4th ed. Philadelphia: Mosby Elsevier; 2013

Marti B, Sirinelli D, Maurin L, Carpentier E. Wormian bones in a general paediatric population. Diagn Interv Imaging. 2013; 94(4):428–432

Paterson CR. Radiological features of the brittle bone diseases. J DiagnRadiogr Imaging. 2003; 5:39–45

病例 141

Michael A.Tall

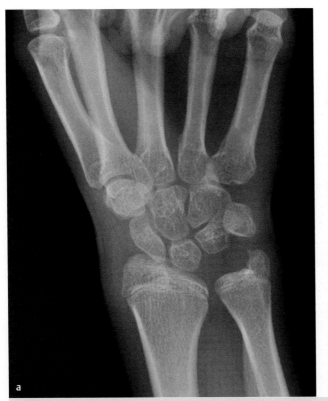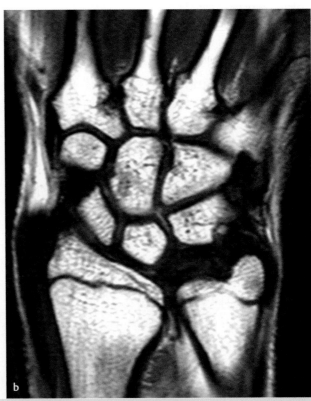

图141.1　一位青春期女性的（a）腕关节正位X线片和（b）对应的冠状位PDWI显示远端尺桡关节呈三角形，近排腕骨嵌入远端桡骨与尺骨之间，形成Madelung畸形。

■ 临床病史

16岁女性，腕部疼痛无力（图141.1）。

■ 关键影像学表现

Madelung畸形。

■ Top 3 鉴别诊断

- **特发性Madelung畸形**：该病好发于青年或青少年，临床常表现为明显的畸形、疼痛、无力和活动受限，是桡骨远端生长板尺侧及掌侧提早闭合所致。X线片表现包括桡骨远端关节面向掌侧和尺侧偏斜、月骨向近端及掌侧移位、腕骨呈三角状排列、尺骨相对延长和尺骨远端背侧半脱位。孤立型Madelung畸形常为双侧、不对称性，女性多见。
- **创伤后Madelung畸形**：Madelung畸形可继发于创伤或感染，由单次或重复的轴向负荷损伤所致，常见于体操运动员。
- **骨骼发育不良**：常与Leri–Weill软骨骨生成障碍有关，是一种常染色体显性遗传性骨骼发育不良。其他骨发育不良的患者也可能出现Madelung畸形，包括Ollier病、多发性骨骺发育不良和多发性遗传性外生骨疣。Turner综合征患者中，不到10%的患者可出现Madelung畸形。

■ 诊断

特发性Madelung畸形。

√ 要点

- 孤立性Madelung畸形通常是双侧、不对称的，且多见于女性。
- 双侧Madelung畸形可见于几种骨骼发育不良。
- 创伤和感染是导致单侧Madelung畸形的两种常见原因。

■ 推荐阅读

Ali S, Kaplan S, Kaufman T, Fenerty S, Kozin S, Zlotolow DA. Madelung deformity and Madelung-type deformities: a review of the clinical and radiological characteristics. Pediatr Radiol. 2015; 45(12):1856–1863

Peh WC. Madelung's deformity. Am J Orthop. 2001; 30(6):512

Resnick D, Kransforf MJ. Bone and joint imaging. 3rd ed. Philadelphia, PA: Elsevier Saunders; 2005

Schmidt-Rohlfing B, Schwöbel B, Pauschert R, Niethard FU. Madelung deformity: clinical features, therapy and results. J Pediatr Orthop B. 2001; 10(4):344–348

病例 142

Eva Escobedo, Jasjeet Bindra

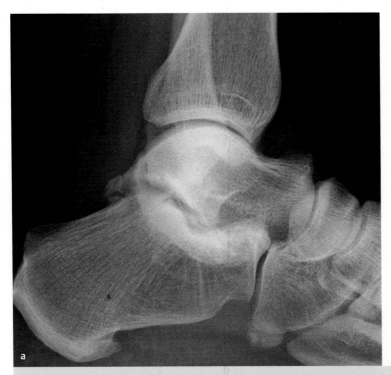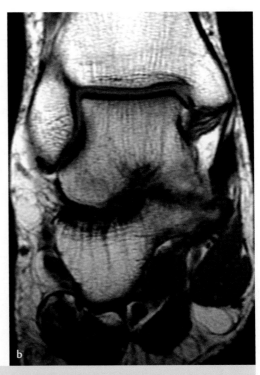

图 142.1 （a）踝关节侧位 X 线片显示距下关节下缘曲线状密度增高影（"连续 C"征）、距骨头足背侧骨性突起（"距骨喙"）及距下中关节关节面模糊。（b）踝关节冠状位 T1WI 显示中距下关节间隙变窄、关节面不规则，并伴有关节增生肥厚、向下倾斜（"醉酒侍者"征）。

■ **临床病史**

29 岁男性，足部及踝关节慢性疼痛（图 142.1）。

■ **关键影像学表现**

跗骨联合。

■ **Top 3 鉴别诊断**

- **跟距联合**：跗骨联合最常见的类型之一，可以是骨性、纤维性或软骨性连接。最常见的受累部位为中距下关节。影像学表现可为直接征象或间接征象。骨性联合时为直接征象，表现为两块跗骨间的骨性连接。间接征象则比较细微，表现为非骨性联合时关节间隙异常狭窄、关节面不规则，X线表现类似于骨关节炎。患者的年龄可作为鉴别点，因为大多数跗骨联合出现于儿童晚期或成人早期。其他征象包括"距骨喙"（距骨头背侧的骨性突起，被认为是异常的机械应力所致）、距下关节骨融合或肥大形成的"连续C征"，以及中距下关节间隙变窄或融合所致的"中关节面消失"。MRI表现为"醉酒侍者征"，冠状面上发育不良的中距下关节面向下内侧倾斜，形似醉酒的侍者无法托盘、托盘发生倾倒。

- **跟舟联合**：也是跗骨联合最常见的类型之一，其发生率接近跟距联合。大部分为纤维性或软骨性连接，而非骨性链接。X线表现包括跟骨前突延长（"食蚁兽"征）、跟骨与舟骨形成关节或融合、舟骨外侧延长（"反食蚁兽"征）。MRI上也可能见到"食蚁兽"征和"反食蚁兽"征。

- **距舟联合**：第3常见的跗骨联合，其发生率明显低于跟距联合及跟舟联合。

■ **诊断**

跟距联合（中距下关节）。

√ **要点**

- 跗骨联合最常见的类型是跟距联合和跟舟联合，50%以上的病例为双侧性。

- 患者通常在10~20岁出现症状，主要包括疼痛、僵硬、活动受限、扁平足畸形、跗管综合征和腓骨肌肌腱痉挛。

- 常见的X线征象有跟距联合的"连续C"和"中关节面消失"征、跟舟联合的"食蚁兽"征，以及两者均可见的"距骨喙"。

- 常见的MRI征象包括跟舟联合的"反食蚁兽"征和跟距联合的"醉酒侍者"征。

■ **推荐阅读**

Crim JR, Kjeldsberg KM. Radiographic diagnosis of tarsal coalition. AJR Am J Roentgenol. 2004; 182(2):323–328

Lawrence DA, Rolen MF, Haims AH, Zayour Z, Moukaddam HA. Tarsal coalitions: radiographic, CT, and MRI findings. HSS J. 2014; 10(2):153–166

Nalaboff KM, Schweitzer ME. MRI of tarsal coalition: frequency, distribution, and innovative signs. Bull NYU Hosp Jt Dis. 2008; 66(1):14–21

病例 143

Jasjeet Bindra

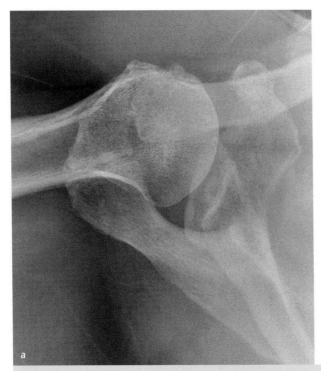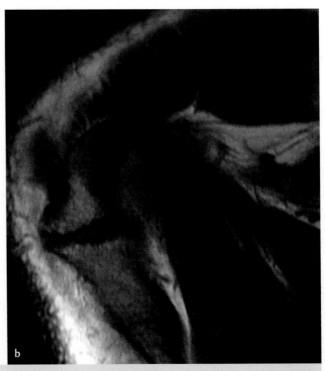

图143.1 （a）肩关节腋位X线片显示肩峰外侧三角形的骨性密度影。（b）肩关节轴位PDWI显示相应部位具有完整皮质的骨性信号灶。

■ 临床病史

56岁女性，肩部疼痛（图143.1）。

■ 关键影像学表现

肩峰外侧具有完整皮质的骨性密度影——典型的X线表现。

■ 诊断

• **肩峰小骨**：肩峰远端在出生时为软骨。随着生长，肩峰的初级骨化中心或骨化的生长板向肩锁关节移行。远端肩峰的次级骨化中心在15岁左右出现，在25岁时融合。从前至后，3个次级骨化中心依次为前肩峰次级骨化中心、中肩峰次级骨化中心及后肩峰次级骨化中心。超过25岁尚未融合的次级骨化中心称为肩峰小骨。肩峰小骨在肩关节影像学检查中相对常见，约占受检人群的5%。最常见的肩峰小骨是一个相对较大的三角形中肩峰次级骨化中心，其与初级骨化中心间有一条横向的线性分界。

　　诊断肩峰小骨的最佳方法是肩关节腋位X线片和位置较高的轴位MRI。因与肩锁关节表现极为类似，其在冠状位和矢状位MRI上诊断困难。因肩峰小骨与肩峰之间存在细微运动并形成假关节，部分肩峰小骨可产生症状。肩峰小骨被认为是引起撞击综合征的一个危险因素，可能与软骨结合处的骨赘有关。当肩峰小骨不稳定时，其上方的三角肌向下拉动使得肩峰下间隙缩小，并对下方的肩袖产生占位效应。有症状的患者MRI上可见软骨结合部周围的水肿和积液。大多数病例可行非手术治疗，大量已报道的手术治疗的病例见于有症状的肩峰小骨治疗。

∨ 要点

• 最常见的肩峰小骨是相对较大的三角形中肩峰次级骨化中心。
• 肩关节腋位X线片及位置较高的轴位MRI是识别肩峰小骨的最佳影像学检查方法。
• 在有症状的病例中，软骨结合部可见水肿和积液。

■ 推荐阅读

Motamedi D, Everist BM, Mahanty SR, Steinbach LS. Pitfalls in shoulder MRI: part 1–normal anatomy and anatomic variants. AJR Am J Roentgenol. 2014; 203(3):501–507

Zember JS, Rosenberg ZS, Kwong S, Kothary SP, Bedoya MA. Normal skeletal maturation and imaging pitfalls in the pediatric shoulder. Radiographics. 2015; 35(4):1108–1122

病例 144

Leslie E. Grissom

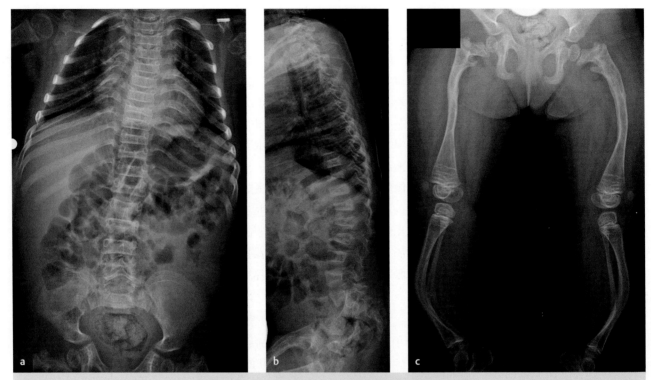

图144.1 （a）脊柱正位X线片和（b）侧位X线片显示多个椎体压缩骨折。（c）另一患者双下肢正位X线片显示双下肢纤细、骨质疏松，胫腓骨及左侧股骨弯曲，右侧股骨呈波浪状及局部骨质硬化提示已愈合的陈旧性骨折，双侧髋内翻。（ Images courtesy of Rebecca Stein-Wexler. ）

■ 临床病史

2名患者患有同一种疾病（图144.1）。

■ 关键影像学表现

骨质疏松、长骨弯曲畸形及多发椎体骨折——典型的X线表现。

■ 诊断

- **成骨不全症（OI，又名"脆性骨病"）**：该病于1788年首次报道，是一组异质性疾病，具备以下几种或所有特征：骨量减少、多发性骨折、蓝巩膜、牙齿发育不全（或龋齿）、易瘀青、关节活动过度和早老性耳聋。该病发病率约为6/100 000，由各种基因缺陷导致，可有至少16种不同的亚型。大多数病例可见异常的I型胶原。大多数OI为常染色体显性遗传，也有少数为常染色体隐性遗传或新发突变型。I~IV型OI最常见。

  I型OI患者程度最轻，表现为儿童或成人轻微损伤引起的骨折。II型OI为围生期致死性疾病，患者常在宫内被诊断出多根肋骨和长骨骨折，并导致严重畸形，颅骨骨化不全。III型OI患者常在出生时即发现骨折，也可能延迟到2岁才发生骨折；患者通常出现长大后身材矮小（中等程度）、脊柱侧弯和进行性骨骼畸形。IV型病情严重程度为中等。I~IV型（及其他）亚型的临床表现重叠，因此，该病常描述为轻型、中型、重型及致死型。

  一般情况下，患者骨质疏松、骨小梁相对变薄。致死型OI患者出生时肋骨呈串珠状，长骨弯曲、短而粗，椎体呈双凹状。重型OI患者通常出生时即发现骨折，长骨纤细、略短，椎骨呈双凹畸形导致严重的脊柱后凸侧凸畸形。中型OI患者骨脆性中度增加，部分患者身材矮小，约1/4的患者出生时伴有骨折。最后，轻型OI患者长骨纤细，也可能弯曲，下肢骨折极为常见。成骨不全的突出特征包括骨痂形成过多、骨骺周围爆米花样钙化、前额突出的巨颅、颅盖骨变薄、缝间骨和颅底扁平或凹陷。

  双膦酸盐治疗可导致干骺端形成薄条带，类似于生长障碍线。通常在骨折或骨质异常菲薄的部位置入髓内钉，为了维持功能，可能需要进行关节置换或脊柱外科手术。

  激素性骨质疏松症、特发性青少年骨质疏松症、代谢性骨病和神经肌肉疾病也可能导致骨质疏松和多发性骨折，但患者的临床表现通常可以将这些疾病与成骨不全区分开来。同样，具有其他发育不良（例如，神经纤维瘤病1型和弯肢发育不良）的患者也会表现为四肢弯曲畸形，但他们同时具备各自疾病的典型特征。最后，多处骨折可见于非意外性创伤的患者，但患者不会出现缝间骨，而且在营养正常的情况下，患者骨密度正常。

√ 要点

- 致死型OI患者表现为围生期串珠状肋，长骨弯曲，椎骨双凹畸形。
- 重型OI患者会出现严重的脊柱后凸侧凸，并且往往在出生时就发现骨折。
- 轻型OI患者可能出现骨质菲薄、弯曲，但可能延迟到儿童期或成人早期才出现异常。

■ 推荐阅读

Burnei G, Vlad C, Georgescu I, Gavriliu TS, Dan D. Osteogenesis imperfecta: diagnosis and treatment. J Am Acad Orthop Surg. 2008; 16(6):356–366

Renaud A, Aucourt J, Weill J, et al. Radiographic features of osteogenesis imperfecta. Insights Imaging. 2013; 4(4):417–429

Sillence D. Osteogenesis imperfecta: an expanding panorama of variants. Clin Orthop Relat Res. 1981(159):11–25

Van Dijk FS, Pals G, Van Rijn RR, Nikkels PG, Cobben JM. Classification of osteogenesis imperfecta revisited. Eur J Med Genet. 2010; 53(1):1–5

病例 145

Rebecca Stein-Wexler

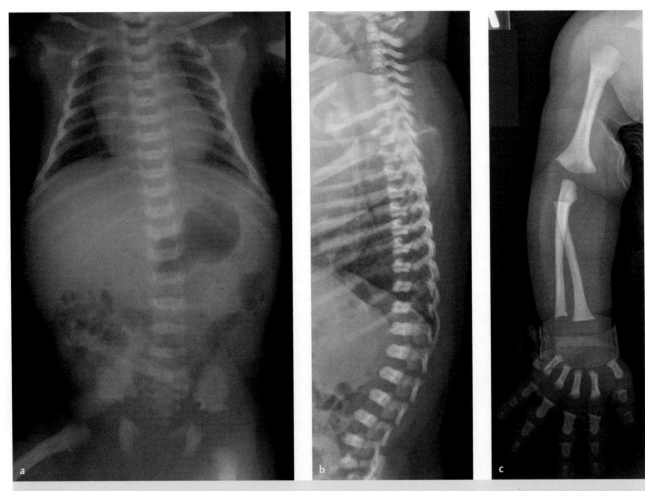

图 145.1 （a）胸腹部正位 X 线片显示下腰椎椎弓根间距变窄、髋臼角缩小所致的"墓碑"状髂骨和"香槟酒杯"状骨盆入口。（b）脊柱侧位 X 线片显示椎弓根缩短导致椎管狭小。（c）上肢 X 线片显示肢根型（近端）肢体短缩，肱骨近端异常宽大、密度减低，手呈"三叉戟"状。

■ **临床病史**

婴儿，身材矮小、四肢畸形（图 145.1）。

■ 关键影像学表现

下腰椎椎弓根间距缩小，"墓碑"状髂骨，"香槟酒杯"状骨盆入口，肢根型肢体短缩——典型的X线表现。

■ 诊断

• **软骨发育不全**：该病为最常见的非致死性骨骼发育不良，是一种由常染色体显性遗传或自发性基因突变导致的遗传性疾病，以软骨基质生成减少和软骨内骨化不足所致的骨骼异常为特点。典型表现为肢根型（近端）肢体短缩、干骺端扩大、下腰椎椎弓根间距缩窄。

  神经系统问题常见。枕骨大孔和颅底缩小，可压迫脑干。该区域脑脊液（CSF）流动受限有时会引起脑积水。颅骨盖增大。脊柱的典型表现包括椎弓根间距缩小和椎弓根缩短，可导致脊髓受压，引起下肢麻木无力。

  由于髂骨呈方形和髋臼角缩小，骨盆呈典型的"墓碑"状外观。同时骶坐骨切迹缩小，内骨盆的轮廓呈"香槟酒杯"状。

  婴儿期股骨和肱骨近端呈卵圆形、相对透亮，长骨呈短管状，干骺端倾斜。随着婴儿成长，管状骨看上去异常增厚，此时仅正常宽度增加而暂无长度缩短。干骺端肌肉附着处轮廓不规则。指骨呈子弹状，基底部变宽、上方变细。手呈"三叉戟"状。

  软骨发育不全可在妊娠25周时通过产前超声诊断，表现为胎儿股骨长度在正常长度3个百分位以下、头大、胸小、羊水过多。

  软骨发育不全的一种表现较轻的类型，被称为"软骨发育不良"。软骨发育不良的影像学改变轻微，有时仅限于脊柱。患者通常在2~4岁后出现身材矮小和四肢短缩。椎体异常仅限于腰椎椎弓根间距减小。肢体缩短通常为肢根型，但也可为肢中型（中间）。与软骨发育不全不同的是，颅骨、骨盆和手无异常。

  注意不要把软骨发育不全和"假性软骨发育不全"相混淆，两者为完全不同的综合征，"假性软骨发育不全"类似于多发性骨骺发育不良。

√ 要点

• 软骨发育不全表现为椎弓根间距缩小、"香槟酒杯"状骨盆和"墓碑"状髂骨。

• 软骨发育不良的表现比软骨发育不全要轻，可能仅出现腰椎椎弓根间距缩小，尽管部分患者也可有肢体短缩的表现。

■ 推荐阅读

Glass RB, Norton KI, Mitre SA, Kang E. Pediatric ribs: a spectrum of abnormalities. Radiographics. 2002; 22(1):87–104

Lemyre E, Azouz EM, Teebi AS, Glanc P, Chen MF. Bone dysplasia series. Achondroplasia, hypochondroplasia and thanatophoric dysplasia: review and update. Can Assoc Radiol J. 1999; 50(3):185–197

Parnell SE, Phillips GS. Neonatal skeletal dysplasias. Pediatr Radiol. 2012; 42 Suppl 1:S150–S157

病例 146

James S. Chalfant

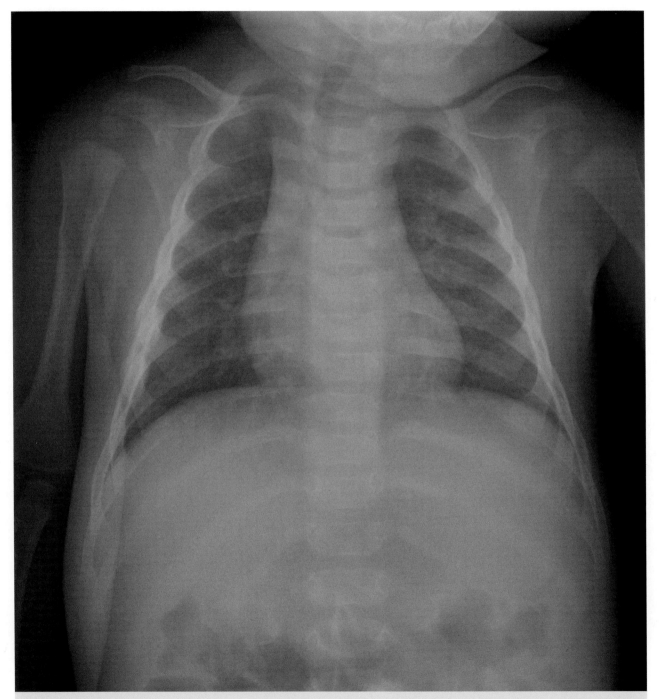

图 146.1　胸部 X 线片显示：左侧第 4 和第 5 后肋的线性透亮影，左侧第 6 和第 7 后肋骨质膨大、硬化。左侧第 5~7 前肋骨质亦可见膨大、硬化。右侧第 4~6 肋腋段周围可见云雾状密度增高影。右侧肱骨近端骨皮质轻微褶皱。（Image courtesy of Rebecca Stein-Wexler.）

■ 临床病史

5 个月大的女婴，咳嗽、气喘（图 146.1）。

■ 关键影像学表现

处于不同愈合阶段的多发性肋骨骨折——典型的X线表现。

■ 诊断

- **非意外性创伤：** 骨折为非意外性创伤第2常见的表现，仅次于皮肤损伤。代谢性疾病、骨骼发育不良和产伤可能导致类似虐待所致的骨折。对于疑似骨折，必须及时进行进一步评估，以了解有无其他病因。X线片足以诊断骨损伤，包括美国放射学会在内的多个专业协会已发布了骨骼全身检查的推荐流程，而骨骼全身检查的价值随着年龄的增长而降低。2岁以上儿童应根据临床病史、症状和体格检查进行更有针对性的检查。全身X线片（婴儿片）因不能显示骨骼的细节而不适于评估非意外性创伤。若X线片结果阴性，可行放射性核素骨显像检查。

  对于无明显外伤史的3岁以下儿童，通过肋骨骨折预测虐待的阳性预测值为95%。由于前后挤压，肋骨骨折常见于肋骨头部和颈部，而虐待造成的骨折可出现在肋骨的任何部位。急性、非移位性骨折难以发现，2周后复查可能出现硬化、骨膜反应和骨痂，从而有助于识别隐匿性骨折。

  典型的干骺端损伤（角骨折和桶柄骨折）对诊断1岁以下儿童的虐待性骨折具有高度特异性。摇晃过程中剪切力的作用使经干骺端的骨小梁断裂，从而造成此类骨折。典型的角骨折和桶柄骨折属于同一种类型的干骺端损伤，在采取不同投射方式摄片时呈不同的形态，切线位拍片时表现为角骨折（三角形骨碎片），成角度摄片时表现为桶柄骨折（新月形骨碎片）。

  不能行走的患者发生长骨骨折，应注意是否有虐待的可能。其他与虐待有关的骨折包括肩胛骨骨折、棘突骨折和胸骨骨折。多发的双侧性骨折、与提供的病史不符的损伤或延迟就医的发现也应引起警惕。对于不同时期的骨折，骨折时间的判定比较困难，考虑到其在法律诉讼中的作用，判定时应谨慎，复查可能有所帮助。

  患儿还可出现腹腔内损伤，如肝脾撕裂伤和十二指肠血肿。非意外性创伤也可导致缺血缺氧性脑损伤，以及硬膜下或脑实质出血。如果有高度怀疑，可行断层成像。尽管是否行断层成像应视病例情况而定，但美国放射学会的适宜性标准认为，非增强头颅CT常规适用于24个月以下有高危征象（肋骨多发骨折、全身多发性骨折、面部损伤和受伤6个月内）的儿童，即使患儿没有局灶性神经体征或症状。

∨ 要点

- 肋骨骨折和典型的干骺端损伤高度提示非意外性创伤。
- 对于2岁以下儿童的非意外性创伤，应进行全身骨骼检查。
- 对于2岁以上儿童，可根据疑似受伤部位进行更具有针对性的检查。
- 对于不常见部位的骨折、不同时期的骨折或与病史不符的骨折，医生均应提高警惕。

■ 推荐阅读

Kraft JK. Imaging of non-accidental injury. Orthop Trauma. 2011; 25:109–118

Offiah A, van Rijn RR, Perez-Rossello JM, Kleinman PK. Skeletal imaging of child abuse (non-accidental injury). Pediatr Radiol. 2009; 39(5):461–470

Stoodley N. Neuroimaging in non-accidental head injury: if, when, why and how. Clin Radiol. 2005; 60(1):22–30

（方军杰　段莹星　杨珍珍 译）

索 引

关键影像学表现索引